암,
너는
누구냐?

암을 알면 이겨낼 수 있다! 지암지기 백암백승

암, 너는 누구냐?

문창식 지음

담아 Books

차 례

3장 백암

지피지기면 백전백승 할 수 있습니다

손자 병법에 적을 알고 자신을 알면 모든 전쟁에서 이긴다고 하였습니다. 그럼 암의 경우는 어떨까요? 암치료를 하려는 환자가 얼마나 암에 대해 알고 치료에 임할까요? 사실 암이라는 용어를 모르는 사람은 거의 없습니다. 그러나 암이 무어냐고 물었을 때 몸 안에서 만들어진 혹이고, 생명을 위협하는 병이라는 정도로 생각하는 사람이 많을 것입니다. 이렇게 추상적 의미 정도로만 이해하고 있습니다.

모든 사람이 자신이 병에 걸렸을 때 그 병에 대해 자세히 공부를 하고 이해를 할 필요는 없습니다. 의학을 전문으로 하는 의사가 알아서 잘 치료를 해줍니다. 그러나 어떤 질환은 환자가 병에 대해 알고 이해를 하여야 치료에 도움이 되는 경우가 있습니다. 예를 들어 맹장염에 걸렸어요. 우측 하복부가 아파 병원에 가서 검사를 하니 맹장염이라는 진단을 받았습니다. 이런 경우 그냥 수술하면 나을 수 있습니다. 그런데 굳이 맹장염이 무언지 환자가 직접 공부를 하고 원인을 찾을 필요가 없습니다. 그냥 의사한테 맡겨 놓으면 알아서 잘해 줍니다. 그런데 어떤 병은 환자가 그 병에 대해 이해를 하고 그 이해가 바탕이 되어야 치료에 도움이 되는 경우가 있습니다. 그러한 병중에 하나가 바로 암입니다.

암이란 병은 현재 그 어떤 의사, 박사나 전문가들도 암을 완벽하게 이해하지는 못하고 있습니다. 이 글을 쓰는 저자 본인도 당연히 완벽하게는 모릅니다. 암을 완벽하게 이해하지 못했기 때문에 암은 아직 해결이 안 되고 있으며 완전히 이기지도 못하고 있는 병입니다. 다시 말해, 암이 완전히 정복되지 않는 것은 완전한 '지피'도 완전한 '지기'도 안 되기 때문입니다. 우리는 암이 어떻게 발생하는지에 대해 많은 연구를 통해 접근해 들어가고 있지만 완벽한 기전을 정확히 설명하지는 못하고 있습니다. 또한 암을 유도하는 인체 기능이나 미세환경에 대해서도 완전히 파악하지 못하고 있습니다. 현대의 과학은 달을 넘어 화성에 우주선이 가고, 인간의 유전자를 모두 분석하는 데까지 이르렀지만, 아직도 암의 실체에 관하여 다 파악하지 못하고 있습니다.

코끼리의 모습을 암에 비유하자면, 과거에는 암을 이해하는 수준이 코끼리의 다리를 만지는 수준이었지만 점차 코끼리의 윤곽을 그려 가고는 있습니다. 그러나 우리가 그려 가는 코끼리의 모습은 아직은 전체적인 윤곽이라기보다는 드문드문 퍼즐을 맞추어 가는 정도라고 할 수 있습니다. 이 퍼즐이 언제 다 맞추어질지는 모르지만, 세월이 흐르고 과학이 더 발달하면 퍼즐이 모두 맞추어지리라고 기대합니다. 다만 이 퍼즐이 언제 완성될지, 아니면 영원히 맞추기 힘든 퍼즐이 될지는 알 수 없습니다.

현재까지 맞추어진 암의 퍼즐은 암에 대한 접근에 많은 영향을 주고 있으며 암의 치료율 또한 높이고 있습니다. 과거에 암 환자의 5년 생존율이 40% 수준밖에 되지 않던 때가 있었습니다. 그런데 이제는 약 70% 수준에까지 이르렀고, 과거에는 암이 죽음을 연상하게 하는 병이었지만 지금은 불치병이 아닌 만성 질환으로 여겨지는 세상이 되었습니다. 그리고 '죽느냐 사느냐'의 병이 아니고 '관리하는 병'이 되었습니다. 이는 조금씩 암에 대한 퍼즐을 맞추어 가고 있기 때문입니다. 즉 '지피'의 퍼즐을 찾고 '지기'의 퍼즐을 찾는 노력의 결과입니다.

그럼 암이란 병은 왜 환자가 암에 대해 알아야 할까요?

그것은 환자가 치료에 관여될 필요가 있기 때문입니다. 즉 환자가 맡아야할 부분이 있기 때문입니다. 그 이유를 살펴보겠습니다.

첫째, 암이라는 병은 외부에서 병원성이 침투해 들어온 것이 아니고 자신의 몸 안에서 원인이 발생하기 때문에 그 원인을 찾아 그 원인을 제거하는 과정에는 자신의 노력이 필요하기 때문에 알아야 합니다.

둘째는, 암이란 병은 하나의 원인에 의해 발생하지 않는다는 것입니다. 그 말은 하나의 치료법으로 해결되지 않는다는 뜻이고, 다양한 치료법이 있다는 것을 의미하며 이를 선택하는데 있어 스스로의 선택이 필요하다는 것입니다.

셋째는, 인간은 치료에 있어서 1+1=2라는 개념이 아닌 1+1=3이 될 수 있습니다. 이것은 그 환자의 의지와 자신감이 관여하기 때문입니다. 자신이 가진 병에 대해 모르는 상태에서 어떻게 의지나 자신감이 나오겠습니까?

넷째는, 치료에 대한 책임감입니다. 자신이 잘 알고 스스로 선택한 치료에 대해서는 후회가 적습니다. 그러나 자신의 의지로 결정되지 않는 치료법은 후에 후회와 원망을 낳을 수 있습니다.

마지막으로, 암이란 재발 전이가 더 힘들고 무섭고 두려운 병입니다. 이러한 재발이나 전이를 막기 위해서는 의사의 역할도 있겠지만 자신이 해야 할 부분이 더 많다는 것입니다.

그래서 자신이 암에 대해 잘 알아야 합니다.

지암지기의 퍼즐을 찾는 노력에 암의 미래가 달려 있다고 할 수 있습니다. '지암'과 '지기'의 퍼즐이란 무엇일까요? '지암'은 암의 정체를 파악하는 것이고, '지기'는 암에 대항하는 자신의 면역, 세포의 환경, 대사 과정, 유전자의 변이, 마이크로바이옴(장내 미생물과 환경), 정신 신경계, 전인적 항상성(생체가 여러 가지 환경 변화에 대응하여 생명 현상이 제대로 일어날 수 있도록 일정한 상태를 유지하는 성질. 또는 그런 현상) 등과 관련하여 암을 앓는 주인 즉 환자를 파악하는 것입니다.

암 진단을 받은 환자는 암에 관한 정보에 대해 무지한 상태에서 순간적으로 엄청난 충격을 받게 됩니다. 그리고 암이라는 충격에서 정신을 차리기도 전에 자신의 의지와는 관계없이 의사라는 타인의 손에 맡겨져 힘든 치료의 여정을 시작합니다. 두렵고, 자신에 맞는 치료인지 아닌지도 모르고, 자신의 의지가 반영된 프로그램인지도 모르면서 마구 끌려다니며 정신없이 치료가 진행됩니다. 여기에 자신의 지암지기는 끼어들 틈이 없습니다. 자신의 지암지기가 아닌 타인의 지암지기에 의해 치료가 진행되는 것입니다.

얼마 전 폐암 진단을 받은 환자와 상담을 하는데 환자가 하는 말이 "제가 암 진단을 받은 후 가장 힘든 것은 의사마다 이야기가 다른 것입니다.", "제가 중심을 잡을 수가 없습니다.", "의사들이야 자기가 하고 싶은 말이고 자기 소신에서 하는 말이지만 나는 선택을 해야 하는데 어떤 선택을 할지 모르겠습니다."라고 호소였습니다. 맞습니다. 의사는 자기 나름의 판단으로 치료에 접근하지만 추구하는 방향이 의사마다 다를 수가 있습니다. 그리고 환자가 선택하도록 설득 혹은 강요를 하게 됩니다. 그러나 선택을 해야 하는 환자의 입장에서 어느 의사가 말하는 치료가 자신에게 최선인지를 파악하기는 어렵습니다. 자신은 암에 대해 무지하기 때문입니다.

제가 얼마 전 'Fighting cancer from within'이라는 심신 요법 책을 번역 출간한 적이 있습니다. 이 책을 번역하면서 미국 의료에 한 가지 부러운 사실이 있었습니다. 미국 의료시스템은 암에 관한 객관적인 정보를 알려주고 가장 적절한 치료 의사와 병원을 찾아주는 정보센터가 있다는 것입니다. 이 정보 센터는 전국의 모든 암 치료 병원의 자료 및 치료 결과 그리고 전문의에 대한 자료를 객관적으로 분류를 하고 이를 바탕으로 가장 적절한 병원과 의사를 찾아주는 역할을 하고 있습니다. 지암지기에 무지한 환자를 대신하여 그 환자의 현상태의 정보를 바탕으로 가장 적절한 병원과 의사를 찾아주는 것입니다.

그렇다면 '우리나라도 이러한 정보기관을 만들면 되지 않을까?' 반문하는 분이 계시리라 생각합니다. 그런데 그게 쉽지가 않습니다. 이러한 정보기관이 신뢰를 받을 수 있으려면 이 기관에 정보를 제공하는 암을 치료하는 병원이 정확하고 객관적인 자료를 제공하여야 한다는 전제가 우선되어야 합니다. 미국은 그러한 시스템이 바탕이 되어 있지만, 아직 우리나라는 그러한 신뢰성 있는 정보를 제공하는 곳이 부족합니다. 그러다 보니 그런 정보를 제공하고 적절한 치료 병원이나 의사를 찾아주는 시스템이 만들어지지 않고 있습니다.

이러한 신뢰성 있는 정보기관이 없기 때문에 우리나라 암 환자들은 정보를 지인이나 친지들을 통하여 얻을 수밖에 없습니다. 병원에서 의사를 통하여 얻는 정보 보다 오히려 주변의 비의료인의 정보를 더 신뢰하는 경향이 있습니다. '누가 어느 병원에서 수술했는데 치료가 잘 되었다.'더라 아니면 '어느 병원이 크고 유명하다.'더라 라는 식입니다. 오히려 의사가 소개하면 '저 사람들이 서로 짜고 그곳으로 가라고 하는 게 아닌가?'라는 식으로 곡해를 하는 경우도 많이 있습니다. 이러한 불신 속에서 얻어진 정확하지 못한 정보를 바탕으로 하는 치료는 차후에 많은 부작용을 낳을 수 있으며, 치료 후에야 후회하고 '왜 이런 정확한 정보를 알지 못했을까!'라는 한탄을 하는 경우도 많습니다.

지암지기 즉 암을 알고 나를 알면 정확한 정보가 나오고 적절한 병원과 전문의를 찾을 수 있습니다. 그래서 저는 암에 관한 정보에 목마른 환자들에게 알려주기 위한 방송을 하고 있습니다. 암에 관한 의학 지식(현대의학, 통합의학 등을 망라함-암알지 방송)과 정보를 알려주어 정보가 정확하지 않아 후회를 남기는 우를 범하지 않도록 도움을 주고자 노력하고 있습니다.

지암 지기는 자신의 병에 정확한 이해를 하고 치료에 임하기 때문에 스스로 선택에 대한 후회가 없으며 치료를 하는 의사들에 대하여 신뢰를 할 수 있고 치료 중간마다 예기치 못한 문제가 발생하더라도 이 신뢰를 바탕으로 새로운 돌파구를 찾아 해결을 할 수 있습니다. 환자와 의사간의 신뢰는 치료에 아주 중요한 요소입니다. 신뢰가 없는 치료는 사소한 부작용도 커다란 문제를 야기할 수 있습니다. 플라시보 효과가 있습니다. 이것은 환자가 의사를 믿는 데서 나오는 효과입니다. 이러한 신뢰는 단순히 의사를 무조건 믿는 데서 오는 것이 아니라 자신이 어느 정도 자신의 병에 대해 알고 이해를 하여야 나오는 것입니다.

또한 정확히 암과 자신의 상태에 대해 알고 치료에 임하면 어떠한 치료가 필요한지 정확한 선택을 할 수 있는 기준을 만들어 줍니다. 이러한 바탕 위에서 시행하는 치료는 훨씬 더 치료율을 높일 수 있습니다. 그리고 필요 없는 시술이나 치료를 줄일 수 있습니다.

암은 시간과 싸움이라는 말을 많이 합니다. 여러 가지 시행착오를 겪을 시간적 여유를 가질 수 없습니다. 왜냐하면 이것저것 시도하는 여유를 주지 않는다는 것입니다. 잘못된 선택은 그 선택에 안배된 시간 만큼 치료의 가능성을 갉아 먹는 것입니다. 과학적 근거에 따라 계산된 치료만이 좀 더 완치를 향한 가능성을 보여주는 것입니다.

암이라는 병은 목숨을 걸고 치료하는 병입니다. 암을 알고 자신을 알고 치료에 임하면 완치에 대한 희망이 보입니다.

우리는 항상 건강한 것이 아니다. 어느 면에서는 항상 질병에 걸려있다고 할 수 있다. 의학적으로 매일 암세포가 우리 몸 안에서 발생하고 있다고도 한다. 이러한 암세포를 우리의 몸의 방어 체계인 면역기능이 매일 공격하고 그 암세포를 제거하고 있다고 한다. 다시 말해 우리는 모두 암 환자일 수도 있다. 다만 그 암 세포의 수가 적어서 암으로 진행 않거나 현대 의학 진단 수단으로 발견되지 않고 있는 것일 수도 없다.

이러한 시점에서 암을 제대로 알고 대처하는 것은 매우 중요하다. 그래서 문창식 원장님의 금번 저서 '암, 너는 누구냐?'는 매우 시기 적절하고 암 환자뿐만 아니라 일반인도 꼭 차근차근하게 읽어 봐야 할 내용이다.

추천사

최일봉

대한 온열의학회 회장
아시아 온열학회 회장
대한 온열의학회 치료연구센타 원장
국립 제주대학교 의과대학 석좌교수
가톨릭대학교 의과대학 외래교수

문창식 원장님은 암 환자 뿐만 아니라 암환자 가족 및 보호자들 사이에 널리 알려진 암 치료의 권위자이다. 이러한 암 전문가가 실제로 환자 치료를 하면서 꼭 암 환자 분들이 알아야 할 암의 정체와 그 대처법을 소개하고 있다. 건강과 면역 유지에 초점을 맞춘 문창식 원장님의 대처법에 대해 적극 지지를 보낸다.

지 암

암을 알고

지암 지기
백암백승

지암, 적을 알고 암을 알고

암은 어느 날 갑자기 하늘에서 뚝 떨어진 덩어리도 아니고 하느님이 벌주기 위해 내린 폭탄도 아닙니다. 내 몸을 사용하는 나 자신이 자신을 잘 못 다루고, 혹사하고, 괴롭히고, 아무데나 방치를 하고, 관리를 안 하고, 배려를 안 하고, 휴식을 안 주고, 사랑하지 않음으로써 배신을 하여 발생한 것입니다.

우리는 암을 무조건 적으로 알고 없애려고만 합니다. 그러나 암은 자신의 세포가 반란을 일으킨 자신의 일부입니다. 무조건 없애려 하면 할수록 더욱 반발하고 독하게 되는 것입니다. 일단 반란군이 어떠한 연유로 반란을 했는지 연유를 들어보고 알아보아야 합니다. 그래서 지암이 중요합니다. 지암을 하지 못하면 암 치료는 코끼리 다리를 만지며 암을 치료하겠다는 돈키호테가 되는 것입니다. 이제 암의 실체에 대해 살펴보겠습니다.

암이란

암이란 용어를 가장 간략히 설명하면 우리 몸의 어느 조직이나 기관에 하나의 이상 세포가 발생하고 성장을 하여 덩어리를 만들게 되는데 이 덩어리가 검사상 발견되면 바로 이 덩어리를 암이라고 합니다. 환자가 물어보면 우리 의사들은 대부분 이렇게 답을 합니다.

그러면 왜 암세포가 발생하는가? 왜 암세포는 쉬지 않고 성장을 하는가? 왜 암은 치료가 어려운가? 등의 많은 의문점이 궁금하리라 생각을 합니다. 그럼 이 장에서는 지암을 위하여 암을 이해하기 위한 실타래를 하나하나 풀어볼까요.

1) 지구와 생명체의 탄생

암을 이해하려면 우리 세포의 흥미로운 진화 스토리를 알아야 합니다. 1967년 6월 린 마굴리스라는 과학자가 이론생물학 학회지(Journal of Theoretical Biology)에 발표한 다세포 생물의 기원에 관한 논문에 기고된 다세포 생물의 사이좋은 공생에 관한 이야기를 소개합니다.

지금으로부터 60억 년 전 이 지구상에는 산소가 없고 주로 질소로 채워져 있었습니다. 그리고 처음으로 생명체가 나타납니다. 이때 나타난 세균은 발효를 통해 에너지를 얻어 생활하는 혐기성 세균인 고세균입니다. 이 고세균은 약 40억 년 동안 지구를 점령하고 생활을 합니다. 그런데 지금으로부터 약 20억 년 전에 지구상에는 드디어 산소가 등장합니다. 산소가 등장함으로써 이 산소를 이용하여 에너지를 만드는 세균도 모습을 드러냅니다. 이제 지구상에는 혐기성 세균인 고세균과 호기성 세균인 프로테오박테리아라는 두 무리가 지배합니다. 이때까지 지구상에는 다세포 생물은 존재치 않았습니다. 단지 세균이 지배하는 세상이지요. 그리고 이 두 무리는 치열한 영역 싸움을 합니다.

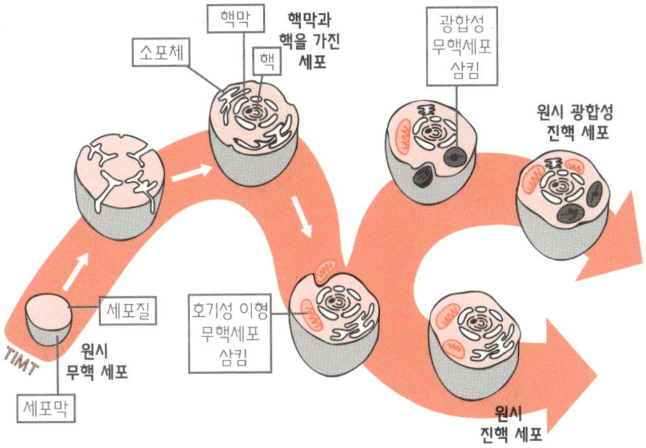

그러던 어느 날 정말 우연히 이 지구상에 대격변을 일으키는 우연한 사건이 터집니다. 이 사건은 지구를 뒤흔드는 빅뱅 같은 사건이었습니다. 그리고 아주 조그마한 사건에서 빅뱅은 시작합니다. 어느 한 곳의 조그만 고세균 한 마리가 우연히 호기성 세균인 프로테오박테리아 한 마리를 통째로 삼킵니다. 평소에 덩치가 큰 고세균은 덩치가 작은 프로테오박테리아를 그냥 삼켜 버리면 이 프로테오박테리아는 바로 고세균의 밥이 되어 버립니다. 그런데 우연히 삼켜진 이 프로테오박테리아는 고세균 몸속에서 죽지를 않고 살아남습니다. 고세균이 죽지 않은 프로테오박테리아를 찬찬히 들여다보다가 신기하게도 녀석이 생각보다 많은 에너지를 만드는 것을 목격하게 됩니다.

"어 나는 덩치만 컸지 에너지를 많이 못 만드는데 요 조그만 녀석이 에너지를 엄청 많이 만드네!"하고 신기해합니다.

그래서 이 고세균은 한 가지 꾀를 냅니다. 프로테오박테리아에게 제안을 합니다.

"앞으로 내가 너를 보호해주고 에너지를 만들 먹이를 충분히 줄 테니 너는 나에게 에너지를 나눠주면 어떻겠냐?"

그러자 덩치가 작은 프로테오박테리아가 깊은 생각을 합니다. 덩치가 작아 항상 잡아먹힐 위험 속에서 사는데 보호해주는 보디가드가 생기고 가만히 있어도 음식을 충분히 갖다주는데 결코 나쁜 제안은 아니라는 생각을 합니다. 그래서 "좋아"라고 응답을 합니다.

그런데 곰곰이 생각을 해보니 한 가지 불안한 구석이 있습니다. '이러다가 알맹이만 쏙 빼먹고 나를 죽이면 나만 골탕 먹는 거잖아'라는 생각을 하게 됩니다. 그래서 이 프로테오박테리아는 고세균에게 다시 제안을 합니다. "좋다, 그럼 그렇게 할 테니 대신 나도 무언가 나를 지킬 무기는 하나 있어야 공평하지 않겠냐? 만약 네가 나를 공격한다면 내가 불리하니 공평하게 너는 나에게 이 공동체의 생사여탈권을 나에게 달라."라고 제안을 합니다.

다시 이번에는 고세균이 고민합니다. 그러면 괜히 에너지 좀 얻으려다가 목숨을 빼앗기겠다 싶은 생각을 하게 됩니다.

고세균은 고민하고 고민을 한 끝에 마지막 제안을 합니다.

"그럼 좋다. 공동체의 생사여탈권은 너에게 주겠다. 그러나 너는 네가 가지고 있는 유전자 중에 에너지를 생산하는데 필요한 DNA만 가지고 나머지는 모두 다 나한테 넘겨라, 그래야 서로 공평하지 않겠나?"

그 후 이 두 개의 세균이 합쳐진 공동체는 이때부터 덩치가 크면서도 충분한 에너지를 갖게 되는 세포가 됩니다. 이 세균 공동체는 에너지가 넘쳐나자 이제와는 다르게 지능이 발달하여 머리를 쓰게 됩니다. 이 세포 하나로는 더 클 수가 없다는 것을 깨달은 것이죠. 그래서 이제 여러 세포가 모여 커다란 덩치 큰 생명체를 만들게 되고 세포 하나하나는 전체를 위한 하나의 구성 세포가 되고, 각자의 업무를 분담하게 되고, 전체의 통제 속에 제어가 되는 커다란 생명체를 만듭니다. 바로 이것이 다세포 생물이 탄생하게 되는 출발선이자 대혁명이었습니다. 그러나 이러한 지능을 얻고 커다란 체격을 가진 생명체가 된 대가로 무한한 생명에서 유한한 생명으로 바뀌게 됩니다. 단 자손을 낳아 생명을 유지하는 방법으로 자신의 유전자를 보존하게 되었습니다. 이제 이 2개의 세균이 합쳐져 만들어진 세포 하나하나는 전체를 위한 일부로서 기능하고, 전체의 통제 속에 제어를 받는 세포로서 기능하게 되었습니다.
바로 고세균이 우리의 세포질과 핵을 포함하는 세포의 전반적인 부분이고 프로테오박테리아가 바로 미토콘드리아입니다. 우리 인간도 여기에 해당합니다. 즉 인간의 세포도 세균으로부터 시작했다는 의미입니다. 참 아이러니하죠?

2) 인간은 세균으로부터 진화되었다.

암은 브레이크 없는 자동차와 같습니다. 계속 세포가 분열하여서 하나가 둘이 되고 둘이 4개가 되고 4개가 8개가 되어 쉬지 않고 눈덩이 커지듯이 커집니다. 자신의 주인이 죽고 나면 자신도 죽는다는 것을 모르는 천치 바보입니다. 주인이 계속 살 정도로는 유지해야 자신도 사는데 말입니다. 그러면 왜 암은 그토록 무리한 무한 질주를 하는 것일까요?
암세포의 무한 질주를 이해하려면 우선 알아야 하는 것이 앞에서 소개한 다세포 생물의 진화 과정입니다. 그러면 번쩍 뇌를 스치는 무언가가 없는가요?...! 눈치챈 분이 있을 것 같은데요.
맞습니다. 바로 인간 세포 기원이 세균으로부터 유래하였기 때문일 가능성이 높습니다.
정상적인 세포는 미토콘드리아에서 주로 에너지를 만들어 공급합니다. 그런데 암세포는 미토콘드리아의 기능이 사라집니다. 자 여기서 한 가지 질문을 드리면 "세포에서 미토콘드리아를 빼면 무엇이 남나요?"
세균이 남지요. 이제 아시겠죠. 애초에 두 세균이 합쳐져서 다세포가 되었는데 미토콘드리아가 빠지면 단세포 상태로 가는 거지요. 즉 이런 상태가 되면 이 세포는 단세포가 되고 이때부터는 단세포의 속성을 보입니다. 단세포의 성장은 계속 분열을 하여 개체 수를 늘리는 것입니다. 암세포의 속성도 이와 같습니다. 그리고 다세포는 서로 간의 정보를 교환하여 제어가 가능합니다. 그런데 단세포는 정보 교환이 없어집니다. 암세포도 그렇습니다. 단세포는 발효에서 에너지를 얻습니다. 암세포도 그렇습니다.
암세포를 현미경으로 들여다보면 미토콘드리아가 많이 소실되고 없습니다. 또한 미토콘드리아가 남아 있어도 정상적인 기능을 잘 못 합니다. 미토콘드리아가 있으나 마나한 상태인 것이지요. 이것을 바르부르크 효과라고 합니다.

자 이제 암세포는 세균이 되었어요. 그럼 이제는 다세포에 속한 하나의 일부분 기능을 담당하는 부속이 아니고 이제부터는 스스로 하나의 개체가 되었어요. 이제 스스로 자력으로 성장을 해야 합니다. 누구도 자신을 돌보아주지 않습니다. 그리고 주변의 모든 세포는 적입니다. 호시탐탐 노리는 적만이 존재합니다. 그래서 스스로 숨는 법을 배웁니다. 면역세포에 잡히면 생명이 끝나기 때문에 암세포는 면역세포에 "나는 적이 아니야"라고 하는 위장을 합니다. 암 치료 중에서 이러한 위장을 못 하게 하는 치료가 면역 항암제(키투르다, 옵디보, 여보의)입니다. 이제 세균이 된 암세포는 그 누구와도 대화하지 않습니다. 그래서 표면에 있는 안테나(당단백질 또는 글리코 영양소; 이 표면에 있어 인섭해 있는 세포 간에 정보를 교환하고 제어를 하는 물질로 암에서는 이 물질이 소실되어 버립니다)를 다 없애 버립니다. 이점에 착안하여 치료하는 방법이 안테나의 주성분인 글리코 영양소를 다시 암세포에 붙여 주어 암세포를 제어하는 치료법입니다.

세균이 되었으니 한곳에 고정되어 있을 필요가 없습니다. 정상 세포는 자신이 속한 기관이나 조직이 아니면 생존을 할 수 없습니다. 그러나 암세포는 그 자체가 하나의 개체이기 때문에 어느 곳이든 옮겨가 살 수 있습니다. 그래서 암세포는 그 자리에서 성장하기도 하지만 다른 곳으로 이동을 하기도 합니다. 조직 속으로 파고 들어가면 조직 침투(invasion), 림프관을 타고 가면(림프절 전이), 혈관을 타고 먼 기관이나 조직으로 이동하면(전이) 등의 변화가 일어나는 것입니다.
이 세균은 위에서 고세균에 해당한다고 언급하였습니다. 고세균은 산소가 필요 없는 혐기성 세균입니다. 암세포는 혐기성 세균과 같습니다. 그래서 암세포는 산소를 싫어합니다. 오히려 산소가 많은 곳에서는 생존이 어렵습니다. 암을 치료하는 의사나 전문가들이 암 치료를 위해 공기 좋은 산속으로 자주 가라고 합니다. 왜 그럴까요? 바로 암세포가 산소를 싫어하기 때문입니다. 산소가 많은 곳에서는 암세포가 잘 성장하지 못합니다.
암세포는 이제 하나의 개체가 되었으므로 지금까지 속해있던 주인을 무시하고 내 주인이 아니지요. 그러므로 세균이 된 암세포는 더는 주인을 의식할 필요가 없습니다. 그래서 이제부터는 자신의 생명 유지를 위한 번식을 시작합니다. 아무도 의식할 필요가 없습니다. 그러다가 미련하게 주인도 죽지만 저도 죽을 텐데 번식만 하면 영원히 살 줄 아는 바보 같은 짓을 하는 거지요.
암세포는 세균처럼 발효를 통해 에너지를 만들고 부산물로 젖산을 생산합니다. 그래서 항상 암세포 주변에는 산성이 됩니다. 그래서 암을 가진 환자는 몸이 산성화가 되는 것입니다.

타액이나 소변에서 검사하면 상당히 산성도가 높게 나옵니다. 그래서 암이 심해지면 산성도가 높아지고 혈액 검사를 하면 요산 수치가 높게 나옵니다. 요산은 우리 몸에서 강력한 항산화 기능을 하는 물질입니다.

3) 모든 생명체는 유전자 정보에 의해 만들어진다.

요즘 자동차를 생산하는 공장을 가보면 공정이 컨베이어 시스템에 의해 자동화되어 시작부터 끝까지 프로그램화된 시스템에 의해 만들어집니다. 자동차 하부를 놓고 엔진을 얹히고 시트를 달고 운전석을 달고 마지막 천정을 얹고 도색을 하고 출고하기까지 전 공정이 두서없이 되는 게 아니라 공정의 순서에 의해 하나의 오차도 없이 만들어집니다. 우리 인간도 마찬가지입니다. 아빠의 정자와 엄마의 난자가 수정되면 이 수정된 수정란은 분열하기 시작합니다. 이 분열도 유전자의 정보에 의해 단계적으로 이루어집니다. 분열된 수정란은 배반포를 만들고, 배아를 만들고, 태반을 형성하고, 태아 단계로 넘어가 서서히 사람의 형태를 만들고 태어납니다. 그리고 유아기, 소아기, 청소년기, 청년기, 장년기, 노년기, 사망에 이르기까지 전 과정을 유전자의 정보에 의해 진행이 됩니다. 유전자의 정보 없이는 아무것도 하지를 못합니다. 여기서 재미있는 것이 사람도 하나의 기계라는 생각을 하게 합니다.

이야기가 조금 빗나가는데 사람이 기계와 같다고 생각하게 하는 근거가 몇 가지 있습니다. 우리가 어떤 물건을 사면 고장 날 때 사용하라고 덤으로 잘 고장 나는 부속품을 몇 개 주는 경우가 있습니다. 사람도 그러한 부속품을 가지고 태어납니다. 눈이 2개, 콩팥이 2개, 귀도 2개, 간은 10분에 1만 있어도 충분한 기능을 하는 두 근 반 서 근 반이고, 여기에 어느 조직이 손상을 입으면 손상을 회복기 위하여 조직의 구석구석에 성체 줄기세포라는 것을 만들어 언제라도 조직 재생을 하도록 만들어 놓았습니다. 이 정도 되면 우리 인간도 기계라는 생각이 들지 않습니까?. 단지 하나 차이가 있는 것이 정신 심리적인 부분 그리고 스스로 자신을 교정할 수 있다는 점이 기계와 다르지 않나 생각합니다. 그런데 그것도 최근에 AI가 개발되면서 그것도 기계의 일부로 생각할 수 있어서 인간도 기계의 부류에 넣을 수 있다고 생각합니다.

이야기가 원론에서 약간 빗나갔는데 다시 원점으로 돌아가면 정자와 난자가 수정되는 순간부터 성인이 되기까지 모든 과정은 유전자라는 핵의 정보센터에서 보내는 정보에 의하여 만들어집니다. 우리 인간의 유전자는 23쌍이며 이는 모든 세포에서 동일합니다. 그런데 각 장기의 세포별로 그리고 분화의 단계별로 활동하는 유전자만 다릅니다. 맡은 역할에 따라 세포별로 그리고 분화의 단계별로 필요한 유전자만 스위치가 켜지고 나머지 유전자의 스위치는 모두 꺼져 있습니다. 이러한 스위치의 활동이 메칠레이션 또는 탈메칠레이션을 통하여 일어납니다.
이제 막 수정된 세포는 분열과 성장에 필요한 유전자만 활동합니다. 이때는 분화 기능을 하는 유전자는 필요가 없음으로 전혀 활동하지 않습니다. 그런데 만약 단계에서 분화 기능을 하는 유전자가 활동한다면 너무 빨리 분화가 이루어져 기형아가 만들어집니다. 여성이 임신하면 엽산을 먹는다는 것은 상식으로 알고 있는 사실입니다. 임산부가 엽산을 먹는 것은 기형아를 예방하기 위해서 인데, 임신 초기에 조기 분화가 일어나지 않도록 하기 위하여 분화에 필요한 유전자를 메칠레이션이라는 과정을 통하여 활동하지 못하도록 합니다. 이 메칠레이션을 하도록 메칠기(CH3)를 공급해주는 것이 바로 엽산입니다. 만약 엽산이 부족하면 이 과정에 문제가 발생하고 기형아가 발생할 수 있습니다. 또한, 임신 초기에 비타민A 제품(여드름약)을 먹지 못하도록 하는 이유는 비타민A가 세포의 분화를 유도하는 기능을 하기 때문인데 비타민 A를 임신 초기에 산모가 섭취하게 되면 너무 이른 분화를 일으켜 오히려 기형아를 유도할 수 있습니다.
이제 성장과 분열의 과정이 어느 정도 진행을 하면, 배반포가 되고 이때도 이에 필요한 유전자만 활동합니다. 다시 배아가 되고 태아가 되고, 그리고 유아 소아 청소년 성인이 되는 과정에서 각 과정에 필요한 유전자만 활동하고 활동을 마친 유전자는 그 스위치가 꺼지고 휴면 상태에 들어갑니다. 이것이 정상적인 유전자의 활동입니다. 그런데 이러한 유전자의 활동은 외부의 어떠한 원인에 의해 교란이 일어날 수 있습니다. 즉 유전자의 교란이 일어나면 정보가 달라지고 달라진 정보는 세포의 기능을 교란하게 되고 질환으로 발전할 수 있습니다.

암도 이러한 정보의 교란 때문에 발생을 합니다. 최근에는 암의 발생을 유전자의 돌연변이보다는 후성 유전학적인 유전자 활동의 교란에 의한다는 것이 밝혀지고 있습니다. 여기서 중요한 것은 유전자의 돌연변이에 의한 암의 발생은 돌이킬 수 없지만 후성 유전학적인 표현형 발현의 교란 때문에 일어난 암의 경우는 가역적이어서 원인을 제거하면 치료할 수 있다는 것입니다.

4) 세포에서 만들어지는 산화물이 세포의 손상을 일으킨다.

우리 몸속의 세포에서는 항상 에너지를 만드는 공장이 24시간 가동이 됩니다. 세포질에서 조금 만들고 대부분의 에너지는 미도콘드리아에서 생산합니다. 미토콘드리아는 우리 몸의 발전소에 해당합니다. 미토콘드리아 안에는 TCA사이클이라는 에너지 중간 재료를 만드는 공정이 있고 최종적으로 이 재료와 산소를 이용하여 에너지인 ATP를 만드는 전자전달계가 있습니다. (산화물이 세포의 손상을 일으킵니다)
이 과정에서 가장 중요한 기능은 ATP를 만드는 기능이지만 그 외 약간의 부산물도 생산합니다. 체온을 유지하도록 열을 만들어 내고 약간의 산화물을 생산합니다. 이때 생산된 산화물은 세포 내 신호전달물질로 작용을 하기도 하고 면역세포에서는 항균, 항바이러스 등의 기능을 하기도 합니다. 산화물은 무조건 안 좋다는 개념을 가지고 있는데 약간의 산화물은 세포의 정상적 기능을 위하여 필히 있어야 합니다. 호흡을 통하여 공급된 산소의 약 1% 정도가 산화물을 만드는 데 소모되는 것으로 알려져 있습니다. 여기서 한 가지 암 치료에서 중요한 Tip 하나가 너무 항산화제를 많이 사용하면 오히려 세포의 기능이 떨어질 수 있으며 면역 세포의 기능도 감소하여 암 치료에 악영향을 줄 수도 있다는 점입니다. 너무 항산화제를 많이 투여하면 기본적 생리적 신호전달 기능에 필요한 산화물마저 없어져 버릴 수 있으며 산화물이 전혀 없으면 산화물을 이용하여 항암이나 항바이러스 기능을 하는 면역 세포의 기능이 떨어져 버릴 수 있습니다. 오히려 항산화제가 암 치료를 방해할 수도 있습니다.

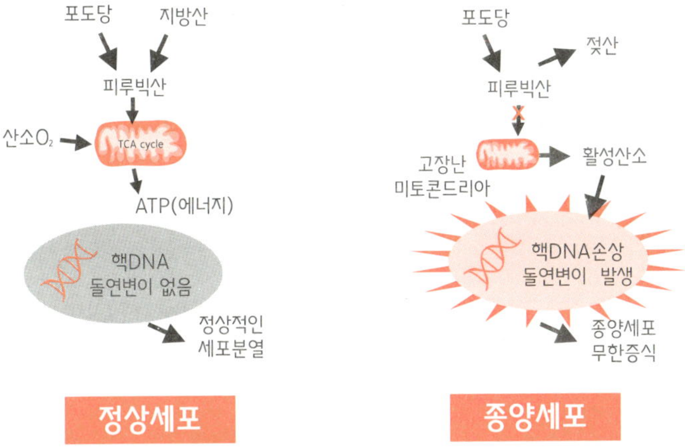

그런데 어떠한 원인에 의해 미토콘드리아의 전자전달계에 이상 소견이 발생하면 갑작스러운 산화물이 마구 만들어집니다. 이러한 산화물을 만드는 원인은 대부분 외적인 부분이 많습니다. 외적인 원인으로는 자외선, 방사선, 환경 호르몬, 스트레스, 오염물질, 정크 푸드, 인스턴트식품, 패스트푸드, 불규칙한 생활 습관, 가전제품에 의한 전자파 등이 산화물을 만드는 원인을 제공하고 내적으로는 세포의 염증, 대사 장애, 항산화제의 결핍 등이 원인으로 작용합니다.

이러한 원인에 의해 만들어진 산화물은 주변의 조직에 손상을 입힙니다. 미토콘드리아 막에 손상을 주고, 전자 전달계 손상을 주고, 세포막에 손상을 주고, 세포핵을 손상하는 역할을 합니다. 그리고 이러한 손상은 동맥경화, 노화, 대사성 질환, 그리고 암을 유발하는 원인이 됩니다.

5) 산화물로 인한 손상에 대해 우리 몸은 어떻게 방어를 할까요?

우리 몸에서 이러한 산화물이 많이 만들어지면 산화물에 의한 미토콘드리아나 세포의 손상을 막고 핵의 유전자 손상을 막기 위하여 항산화 물질을 투입합니다. 우리 몸 안에서는 이러한 산화물을 항산화시키기 위하여 많은 항산화물을 만들어냅니다. NRF2, 요산, SOD, 글루타치온, 황화합물, 알파리포익산, 코큐텐 등의 다양한 항산화물을 만들어 산화물의 손상에 대비합니다. 외부에서 공급하는 항산화제는 비타민C, 비타민A, 토코페롤, 폴리페놀 등이 있습니다. 우리가 항산화제 하면 제일 먼저 떠오르는 것이 비타민C입니다. 그리고 미토콘드리아에서 가장 중요한 역할을 하는 항산화제가 비타민C입니다. 비타민C는 우리 인간이 진화하는 과정에서 비타민C를 만드는 유전자가 선택에서 빠졌습니다. 다른 동물이나 식물은 대부분 자체 생산을 하지만 유독 인간만이 생산하지 못합니다. 이러한 원인으로, 진화 이론에서는 수백만 년 전 비타민C는 외부에서 구하기가 너무 쉬울 때가 있어서 이때는 굳이 자체 생산할 필요가 없는 것으로 여기고 이 비타민C를 생산하는 효소인 gluconolactone oxidase라는 효소를 만드는 유전자가 변이를 일으켜 생산을 못 하게 된 거라고 설명을 하고 있습니다.

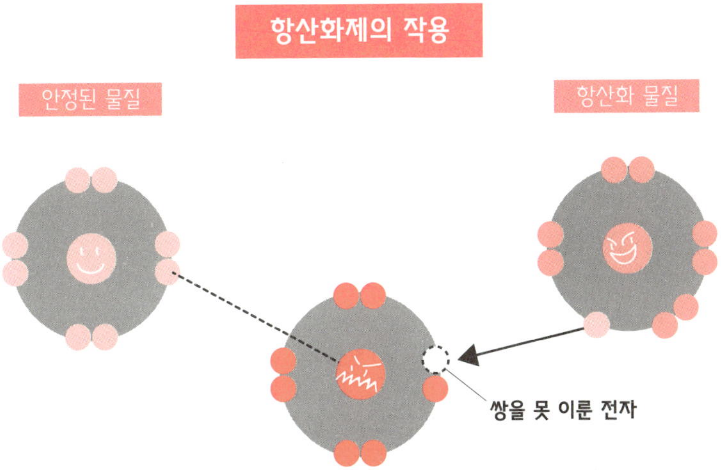

이러한 항산화제를 일단 급히 투입하여 미토콘드리아, 핵, 세포질 그리고 세포막의 손상을 예방합니다. 일종의 소방수 역할을 하는 것입니다. 일단 급한 불을 끄고 보는 것입니다. 그런데 여기에서 하나의 문제점이 발생합니다. 일단 급한 불을 끄기 위하여 투입한 항산화제는 영구적으로 산화물을 제거한 것이 아니라 임시방편으로 날카로운 칼날을 무디게 만든 것과 같은 효과를 냅니다. 시간이 지나면 이 무디게 구부려 놓은 칼날은 다시 펴지면서 나쁜 짓을 다시 할 수 있습니다. 이때 다시 하는 못된 짓은 처음에 산화물이 손상을 주는 정도보다 훨씬 강한 나쁜 짓을 합니다. 바늘 도둑이 소도둑 되어 나온 꼴이 되는 것이지요. 이때 만들어진 소도둑을 ROS(반응성 산화물질)라고 합니다. 이 ROS는 이곳저곳 돌아다니며 온갖 나쁜 짓은 다 하고 다닙니다. 이때 등장하는 구원군이 글루타치온, 황화합물, 아세칠기 등이 등장을 합니다. 이들은 ROS가 더 사고를 치지 못하도록 격리를 하는 차단제에 해당합니다. 이러한 과정을 거쳐 산화물을 제거합니다.

6) 손상당한 세포의 운명은?

일단 항산화제로 급한 불을 끈 우리 세포에서는 복구 작업을 시작합니다. 세포내가 산화물로 인하여 엉망진창이 되었습니다. 이제 이 세포에서는 대책 회의를 시작합니다. 손상이 어느 정도인지 파악을 하고 분석을 합니다. 미토콘드리아는 어느 정도 손상인지, 세포질은 어느 정도 손상을 입었고, 공장은 얼마나 파괴되었고, 그리고 가장 중요한 세포의 지휘부인 핵은 어는 정도 손상을 입었는지를 파악합니다. 자 이제 분석을 마쳤습니다. 그리고 핵심 멤버들이 모두 모여 머리를 싸매고 대책을 논의합니다. 이것을 어떻게 살려내야 하는지 아니면 도무지 살릴 방법이 없다면 없애야 하는지를 심각하게 고민을 합니다. 손상이 약하면 살리는 방향으로 결정을 합니다. 세포막을 수선하고 미토콘드리아를 생산하고 핵의 유전자가 손상된 부분을 수선합니다. 그리고 재가동을 시켜 봅니다. 잘 가동하는 세포는 정상적으로 가동하고, 재가동을 해도 성능이 시원치 않은 세포는 다시 상의합니다. “자 이대로는 도무지 안 되겠어. 아무래도 정리하는 것이 좋을 것 같아. 자 이제 자살 프로그램을 가동하자고!" 그리고 비장한 마음으로 자살프로그램이 작동합니다.

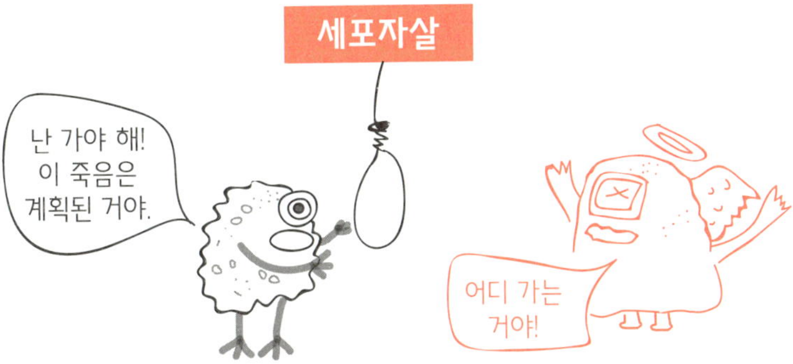
세포자살
난 가야 해!
이 죽음은
계획된 거야.
어디 가는
거야!

핵에서는 P53이라는 유전자가 미토콘드리아에 자살 신호를 보냅니다. 자살하자는 신호를 받은 미토콘드리아는 사이토크롬 C라는 물질을 미토콘드리아 막에서 떼어내 미토콘드리아 밖으로 보냅니다. 이 밖으로 쫓겨난 사이토크롬 C는 이제 아폽토솜이라는 자살 특공대를 만들어 계획대로 장렬히 자살합니다. 이러한 과정이 손상된 세포의 정상적 과정입니다.

7) 손상된 세포가 어떻게 암세포가 되나요?

노화나 손상을 입은 세포가 더 기능할 수 없다고 판단을 하면 이들은 최종회의를 거쳐 전체를 위하여 스스로 자살을 결정하고 이를 실행에 옮깁니다. 우리 인간의 세포가 약 60조 개에 달합니다. 인간은 이 60조 개의 세포가 모인 연합집단(숙주)이라 할 수 있습니다. 그리고 하루에 200억 개의 세포가 이러한 노화나 손상을 통하여 사망하고 새로 200억 개의 세포가 다시 만들어집니다.

손상된 세포가 암으로 발전

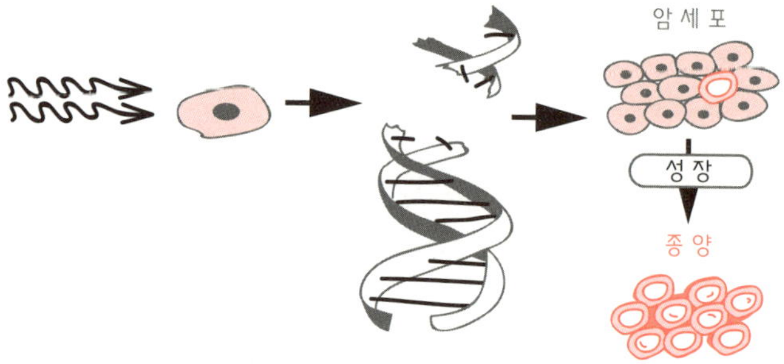

이 거대한 연합집단(앞으로 이 연합집단을 숙주라 표현하겠습니다)에서는 비정하지만 이런 과정을 통하여 생명을 유지해 갑니다. 그리고 이러한 방법으로 노화를 막습니다. 그런데 가끔이 숙주의 한구석에서는 '이대로 죽기는 너무 억울하다. 나는 못 죽겠다.'라는 반란이 일어나기도 합니다. 새로운 세포가 만들어지는 과정에서 불량품이 발생하거나 노화된 세포가 자살프로그램에서 살아남거나, 자살 프로그램의 시동을 거는 P53이라는 유전자에 이상이 생겨 자살프로그램 신호가 오작동을 일으키면 이 세포는 죽지 않고 살아남을 수 있습니다. 여기서 살아남은 세포는 이제 숙주의 일원이 아닌 반란군이 되는 것입니다. 실제로 이 숙주에서는 이러한 반란 세포가 하루에 3,000~4,000개가 만들어집니다. 그리고 이 숙주에서는 이들을 죽이기 위하여 추적자를 보냅니다. 수많은 그물망 같은 검문소와 경찰력을 동원하여 발본색원합니다.

한 나라에서 반란을 일으킨다는 것은 정말 힘든 결정입니다. 수많은 핍박을 받고 수탈을 당하고 억울함이 하늘을 찌를 듯하여 '못 살겠다 갈아보자'라는 심정으로 거리로 뛰어나와 반란을 일으키기도 하고 아니면 자신의 부귀영화를 위하여 반란을 일으키기도 합니다. 세포에서의 반란도 엄청난 힘든 환경에서 견디다 못해 일으키기도 하고, 나만 혼자 죽기 억울하다고 반란을 일으키기도 합니다. 이 반란군은 이제부터는 스스로 살아야 하는 문제가 발생합니다. 숙주는 모든 추적시스템을 가동하여 추적하고, 반란군이 발견되면 바로 그 자리에서 즉결 처형을 당합니다. 이러한 반란 세포가 암세포이고 이 추적자가 우리의 면역 세포입니다. 그리고 이 암세포가 끝까지 추적자를 피하여 도망을 다니면서 성장을 하여 10~15

년 후 검사상 발견이 되면 이것이 암입니다.

8) 암세포의 생성

하나의 암세포가 만들어져서 암으로 진단되어 발견되기까지 가능한 확률은 0.000000… 1%입니다. 로또에 당첨될 확률보다 가능성이 작습니다.

암이란 좋은 환경에서 성장하는 것이 아니라 힘든 환경에서 성장합니다. 예를 들어 산소가 많은 곳, 혈액 순환이 좋은 곳, 영양소가 충분한 곳 등에서는 잘 자라지를 않습니다. 산소가 부족한 곳, 혈액순환이 잘 안 되는 곳, 영양이 불균형 된 곳, 산성지역 등에서 자랍니다. 암세포는 대부분 험난한 곳에서 만들어지기 때문에 이런 곳에서 살려면 암세포는 여러 가지 꾀를 냅니다. 단순히 자살 프로그램이 이상이 생겼다고 해서 계속 생존할 수는 없습니다. 생존하기 위해서는 무언가 스스로 생존을 위한 조건을 만들고 환경을 만들고 에너지를 만들기 위한 시스템을 만들어야 합니다.

이제 반란을 일으킨 암세포는 엉망으로 망가진 세포를 가지고 살기 위하여 어떻게 살아나가야 할지 생존을 위한 시스템을 재편성해야 합니다. 우선 기능을 할 수 있는 부속들을 점검합니다. 미토콘드리아는 이미 거의 초토화되었으므로 가동을 포기합니다. 세포질 내의 라이보솜을 점검하고 일단

endoplasmic reticulum은 폭탄에 가까우므로 터지지 않도록 조심을 하고, 골기체도 점검을 하고, 세포의 지주대인 마이크로 튜불의 골격 손상이 어느 정도인지를 점검합니다. 세포질 주변을 청소하고 마지막 핵의 유전자를 점검합니다. 이제부터는 혼자 살아야 하므로 혼자 운영할 수 있는 유전자 시스템으로 전환을 하여야 합니다. 지금까지는 연합제국의 일부로써 부여된 임무만 하면 되었지만, 이제부터는 하나의 개체로써 모든 업무를 다하여야 합니다. 그러나 미토콘드리아가 망가진 마당에 이제는 세포질에서 조금씩 만드는 에너지 가지고는 연합제국과 같은 시스템을 운영할 수가 없습니다. 그래서 유전자를 현 시스템에 맞도록 개편을 해야 합니다. 전체 중 일부로서 기능했던 유전자들을 점검하여 필요 없는 유전자는 스위치를 꺼버리고 현재의 환경에 필요한 유전자를 찾아 스위치를 켜게 됩니다. 일단 생존을 유지하기 위한 유전자를 활성화합니다. 어느 유전자를 다시 켜야 할지 고민을 합니다. 이 환경에서 가장 적절한 유전자를 찾아 창고를 뒤집니다. 세포의 기능을 유지하기 위한 유전자는 꺼버리고 현재 생명을 유지하고 현재의 상태에서 살아남기 위해 필요한 유전자를 찾습니다.

세포를 재생시키고 수선을 하고 생명을 유지하기 위해 필요한 성장을 촉진하는 유전자를 찾는 것이지요. 가만히 보니 이러한 유전자가 엄마 배 속에 있을 때 사용하던 유전자 구역을 뒤지니 나옵니다. "아! 이제 되었다." 생각하고 이들을 다 깨웁니다.

이제는 죽지 않고 생명을 연장하는 최소한 필요한 구성을 할 수 있을 것 같습니다. 이제 번식을 시작합니다. 이 개체의 번식이란 둘로 갈라지는 분열을 하는 것입니다. 숙주에서는 영생이란 없습니다. 세포의 수명이 다하면 세포가 죽는 것이고 전체의 기능이 다 하면 숙주는 사망하는 것입니다. 단지 자기와 같은 유전자를 가진 후손을 남겨 번식하는 것이지요. 다세포 생물은 다세포 생물이 되므로 인해 영생을 포기하고 한정된 삶을 선택하게 되었습니다. 단순한 세균의 삶보다는 한정된 삶을 살더라도 더 알차고, 보람되게 살고자 하는 생을 택한 탓이지요. 우리가 자주 쓰는 '짧고 굵은 삶'을 말하는 것입니다. 그런데 이 반란을 일으킨 세포는 한정된 삶이 아닌 영생을 하고자 반란을 한 것입니다.

이렇게 혼자 잘 살려고 하고 살 수 있는 방법을 찾았는데 계속 숙주에서 경고가 옵니다. "너 더 까불지 말고 지시에 따르라"라는 경고와 명령이 들려옵니다. 두렵기도 하고 짜증이 나기도 합니다. 안 되겠다 싶어 이제는 세포막에 있는 통신선(세포막에는 주변의 세포와 연락을 취하는 통신선인 당단백질이 있습니다)을 전부 파괴해 버립니다. 이제는 주변 세포와 연락도 차단되었고 숙주와도 완전히 단절합니다. 일단 아쉬운 대로 이러한 유전자를 찾아 가동하고 새로운 생명체로서의 출발을 시작합니다.
그리고 새로운 생명체를 유지하고 성장을 하기 위한 변신을 시작합니다. 이제부터는 숙주로부터 어떻게 들키지 않고 살 수 있는가를 생각하여야 합니다. 그리고 척박한 환경에서 어떻게 살아남아야 하는지도 고민을 하여야 합니다. 이제부터는 모든 수단과 방법을 가리지 않고 동원을 하여야 합니다.

9) 직업이 없고 집이 없는 노숙자 신세

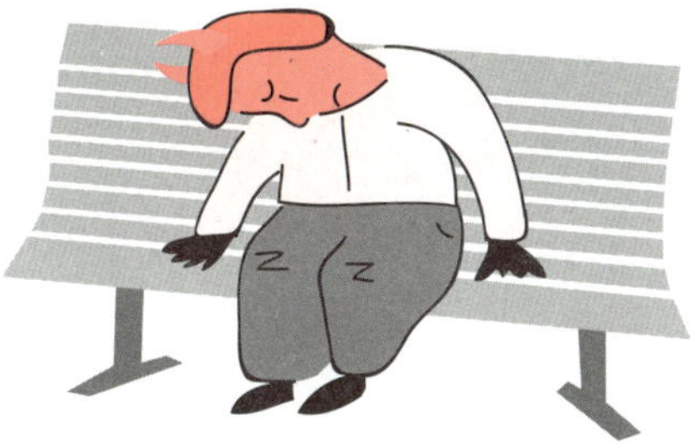

반란을 일으킨 암세포는 일단 본인이 할 수 있는 일이나 기능이 없습니나. 즉 직업이 없습니다. 그리고 자신을 반겨줄 가족도 없고 의탁할 집도 없고 숙소도 없습니다. 그래서 암세포는 떠돌이 노숙자입니다. 이제 막 암세포로 새로운 삶을 시작하는 생명체는 외롭고 고독한 혹독한 삶을 위한 출발을 합니다. 우선 가까스로 끼워 맞춘 구닥다리 세포를 가지고 생활을 하다 보니 하나하나 조직들의 기능이 상실되어 갑니다.

이를 우리는 암의 분화도라 하는데 그래도 에너지가 제법 생산이 되고 부속이 제법 남아 있으면 좋은 분화도(well differentiated)라 하고, 부속들이 점점 더 소실되고 에너지 생산이 줄어들면 부속을 가동할 힘이 떨어집니다. 부속이 중간 정도밖에 보이지 않고 기능을 잘 못 하는 상태가 되면 보통 분화도(moderately differentiated)라 하고, 이제 에너지 생산 능력이 떨어지고 부속도 거의 보이지 않는 상태가 되면 저 분화도(poorly differentiated)라고 합니다. 그리고 아예 세포 내에 부속이 안 보이고 그냥 공 모양의 개구리알 같은 몽글몽글한 모양으로만 보이는 경우를 미분화도(undifferentiated)라고 합니다. 이는 어떠한 기능을 한다기보다는 그냥 생명을 유지하기 위하여 그저 분열하여 개체 수를 키우는 일만 하는 것입니다. 하는 일이 없는 즉 기능하지 못하므로 직업이 없는 것입니다.

숙주의 일원은 어느 세포도 타 장기나 조직으로 이동을 못 합니다. 어느 세포든 자신의 조직이나 기관을 떠나서 그 세포의 생명을 유지하지는 못합니다. 그러나 단세포가 된 암세포는 스스로 하나의 개체를 이루었기 때문에 어느 곳이든 이동을 할 수 있는 자유로운 몸이 되었습니다. 그래서 새로운 곳으로 이동을 하여 새로운 보금자리를 찾기도 합니다. 우리는 이것을 전이라고 합니다. 그러나 어느 곳에서도 환영을 받지를 못합니다. 그래서 암세포의 또 다른 이름은 '노숙자' 입니다.

10) 도망자

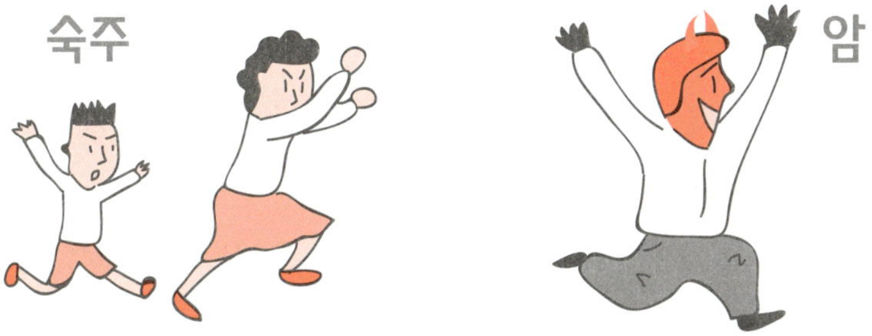

암세포는 이제부터는 숙주의 추격을 피해 도망을 다녀야 합니다. 그러기 위해서는 숙주의 검문을 피하여야 합니다. 그런데 이 숙주의 경찰이 워낙 까다롭게 검문을 하고 검문소가 곳곳에 촘촘히 있어 웬만하면 빠져나가기가 어렵습니다. 숙주의 모든 세포는 고유의 MHC라는 주민등록번호를 가지고 있습니다. 그리고 검문 시 이 주민등록번호를 확인하여 숙주의 일원인지 아닌지를 구분합니다. 반란을 일으킨 세포는 원래 숙주의 일원이었으므로 같은 주민등록번호를 가지고 있습니다. 그러나 반란을 일으키면 이 주민등록번호에 약간의 표시가 납니다. 한마디로 주홍글씨가 새겨지는 것입니다. 그러므로 돌아다니다 검문을 하면 걸리게 되어 있습니다. 그래서 이 반란을 일으킨 세포는 꾀를 냅니다. 즉 주민등록번호를 감춰 버립니다. 주민등록번호를 감추고 조용히 구석에 숨어있습니다. 이렇게 되면 연합제국의 군인들이 잘 알아차리지 못합니다. 그리고 암세포가 주민등록번호를 가지고 있더라도 원래 연합제국의 일원이었기 때문에 훈련을 제대로 받지 않은 연합제국의 면역 세포는 반란군의 주민등록번호를 같은 동료로 오인하는 경우가 많습니다. (암 치료가 어려운 이유가 바로 이런 부분 때문입니다.)

숙주에서는 주민등록번호를 감추는 반란군을 잡기 위하여 이제는 주민등록번호와 관계없이 이상한 모양이라고 생각되면 가차 없이 즉결처분하는 추적자(이 추적자가 바로 NK세포입니다)를 보냅니다. 많은 반란군은 이 추적자에 의해 즉결처분을 당합니다. 반란군은 이 추적자들에 의해 거의 생명을 보존하지 못합니다. 그런데도 빠져나가는 도망자가 있습니다. 반란군은 더욱더 힘든 지경에 이릅니다. 이 무시무시한 추적자를 따돌리기도 힘든데 또 하나의 복병이 있습니다. 주변의 환경입니다. 그렇지 않아도 힘들어 죽겠는데 주변의 환경도 생명을 유지하는데 만만치 않습니다. 그래서 이제는 어려운 환경과 싸워야 합니다. 음식을 통하여 들어오는 독성물질을 이겨내야 하고, 산성 지역에서 견뎌야 하고, 산소가 부족한 환경에서 생명을 유지해야 하고, 에너지 효율이 떨어지는 시스템으로 살기 위하여 포도당을 확보하여야 하고, 성장을 위하여 철분을 비롯한 많은 영양소를 확보하여야 합니다.

11) 나는 암이요!

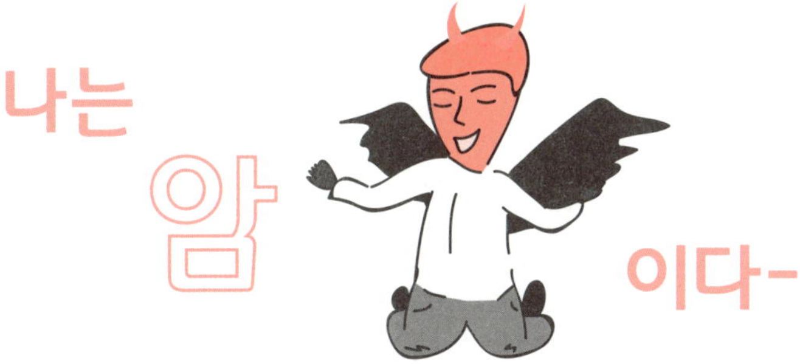

어찌하였든 생존에 성공한 반란군은 서서히 욕심이 나기 시작합니다. 주변을 둘러보니 환경이 엉망입니다. 공기도 안 좋고, 쓰레기 더미가 여기저기 널려 있고, 젖산으로 인해 산성 지역으로 변해 있습니다. 반란군은 내가 이 어려운 환경에서 투쟁하여 여기까지 왔는데 여기서 멈출 순 없다. 그리고 용기를 내어 여기서 무언가를 이루고 싶다고 생각합니다. 오히려 여기가 자신에게는 더 좋은 환경이 되지 않을까 하는 생각을 합니다. 그래서 다시 유전자를 뒤집니다. 한참 뒤지다 보니 저쪽 구석에서 드디어 답을 찾았습니다. 숙주가 배아 단계에 있을 때 모혈 영양이 안 되어 산소가 부족하던 시절에 활동하던 유전자를 찾아낸 것입니다. 이 유전자를 깨우고 보니 이제는 어떤 외적 영향에도 죽지 않고 버틸 힘을 얻게 되었으며 여러 가지로 변신할 힘도 얻게 되었습니다. 이제는 추적자와 대결해 볼만 하다고 생각합니다. 그리고 이 유전자는 엄청난 비대칭 전력에 해당하여 숙주의 추적자를 속이거나 오히려 반란군을 돕도록 만드는 능력을 안겨주었습니다. 즉 추적자들을 우군으로 만들어 오히려 반란군을 보호하는 경호 요원으로 바꿔버리는 능력(태아의 절반은 아빠 것이므로 엄마 입장에서 볼 때는 태아는 이물질인 셈입니다. 태반이 만들어지면 탯줄에서 엄마와 아기의 혈액이 구분되므로 상관이 없지만, 탯줄이 만들어지기 전까지는 엄마의 면역에 의해 위해를 당할 수 있습니다. 그러나 실제로 위해를 당하지 않고 임신을 유지 할 수 있는 것은 배아의 상태 즉 산소 공급이 잘 안 되는 저산소 상태가 만들어지면 엄마의 면역 세포는 태아를 공격하지 않고 오히려 보호하는 역할을 합니다. 이러한 기능을 암세포가 이용하는 것입니다.)을 얻은 것입니다.

이 유전자를 찾은 반란군은 이제 신이 납니다. 이제는 숙주의 추적자를 따돌릴 수 있으며 심지어는 추적자를 자신을 보호하는 경호원으로 이용할 수도 있다고 생각하니 마음 놓고 성장할 수 있다는 자신감을 느낍니다. 그리고 무럭무럭 자랍니다. 그동안 많은 숙주의 추적자들이 호시탐탐 노리지만 계속

성장을 합니다. 그러나 많은 반란군이 이러할 때도 숙주의 추적자들에 의해 잡혀 죽는 것을 목격하였기 때문에 항상 불안한 가운데 티를 내지 않고 조용히 힘을 키워갑니다.

그러던 어느 날 반란군은 '자 이제는 여기에서 안주하기보다는 더 넓은 세상으로 나가고 싶다.'라는 욕망을 갖습니다. 숙주의 일원으로 있을 때는 한쪽 구석에서 평생 한 가지 일만 죽도록 하고 여행 한번 가보지도 못하고 거주 제한까지 받으면서 살았는데 이제 힘이 생겼으니 좀 더 멀리 여행도 가보고 영역도 넓히고자 하는 욕구가 치밀어 오릅니다. 그래서 다시 유전자를 뒤집니다. 뒤지다 보니 EMT에 관여하는 유전자(상피세포를 중배엽 세포로 바꾸는 유전자 즉 한마디로 옆에 붙어있는 세포에서 자유롭게 떨어져 나올 수 있는 능력을 갖추게 하는 유전자)가 있는 것입니다. 상피 세포는 세포와 세포 간에 움직이지 못하도록 묶어진 족쇄가 있어 움직이지 못합니다. 그런데 이 유전자는 이 족쇄를 풀 수 있는 열쇠입니다. 이 유전자도 예전에 사용하고 지금은 한쪽 구석에 처박혀 있던 유전자인데 이 유전자를 깨우니 지금까지 꽉 묶어져 있던 손목 발목의 족쇄가 풀리는 것입니다. '와' 이제는 날아갈 것 같다고 생각합니다.

이제 숙주의 아무 곳이나 헤집고 갈 수 있는 능력이 만들어집니다. 그래서 반란군은 척후병을 여기저기 보냅니다. 지금까지 숙주를 건드리지 않고 조용조용히 살았는데 이제 한번 숙주를 슬쩍 건드려 봅니다. 벽을 차고 약간 들어가는데 숙주가 전혀 눈치를 채지 못합니다. '어 괜찮네!' 조금씩 야금야금 밀고 들어갑니다. '와 신난다.' 반란군은 이제는 자신감을 얻고 숙주의 다른 지방으로 척후병을 보낼 방법을 생각합니다. 그리고는 혈관으로도 보내보고 림프관으로도 보내 봅니다. 그런데 대부분 염탐하러 나간 척후병이 대부분 죽었는데 어느 날 살아서 돌아온 척후병이 있습니다. 척후병이 보고하기를 "다른 데에 우리가 살 수 있는 넓은 세상이 얼마든지 있습니다."라고 보고를 합니다. 미국이 과거에 역마차를 타고 서부를 개척하듯이 이주자들을 모집합니다. 그리고는 이주민들을 보내기 시작합니다. 일부는 혈관을 통하여 이주를 시키고, 일부는 림프관을 통하여 이주를 보냅니다. 이것이 전이입니다. 이때 드디어 숙주에서는 대대적인 반란군 색출 작업을 실시합니다. 지금까지는 추적자를 통하여 찾았는데 이제는 숙주 전체적 차원에서 여러 가지 색출하는 장비들을 이용하여 찾기를 시작합니다. 이것이 숙주가 받는 종합검진 내지는 암 검진입니다. 그리고 드디어 숙주에게 들통이 나고 "나 암이요." 하고 표식을 받게 됩니다.

12) 암 덩어리는 무서운 독액을 뿜어내나요?

암이란 용어는 다른 질환하고는 다르게 정확한 병명이라고 할 수 없습니다. 우리 몸에서는 이 암은 단지 세포가 쉬지 않고 분열만 계속하는 것뿐입니다. 자신의 숙주에게 목숨을 앗아가는 치명적인 병이 될 거라는 것을 생각하지도 않습니다. 어떠한 독액을 뿜어내지도 않습니다. 단지 죽지 않고 성장만 하는 것입니다. 그러다가 덩치가 커져 장기를 압박하고 기능을 손상해 문제가 되는 것입니다. 예를 들어 위 안에 있는 덩어리를 위암이라 하지요. 그리고 위 안의 덩어리는 커지면 음식이 위에서 십이지장으로 내려가는 것을 막고 더 커지면 옆집인 간이나 아니면 멀리 뇌나 폐로 이사를 합니다. 이것을 우리는 전이라고 합니다. 그곳에서도 단순한 덩어리입니다. 그런데 한 가지 다른 점은 멀리 간 암세포는 상당히 약삭빠르고 독합니다. 즉 일당백을 자랑하는 놈들입니다. 어려운 환경에서 만들어져 힘든 여정을 거쳐 이사를 하므로 독하게 마음을 먹고 이사를 하는 놈입니다. 이사를 할 때 그냥 쉽게 이사를 하지 못합니다. 그래서 이때는 독한 환경에 적응하는 변신을 합니다. 이를 우리는 암 줄기세포라고 합니다. 이러한 줄기세포가 되면 요놈은 옮겨 가는 동안에 여러 가지 방해 요소나 적에게 노출이 안 되고 손상을 입지 않고 옮겨 갈 수 있습니다.

다른 암들도 마찬가지입니다. 암 덩어리가 무슨 독한 물질을 뿜어내서 문제를 일으키기보다는 덩어리가 커지면서 주변을 압박하여 장기의 기능을 손상해서 문제를 만드는 것입니다. 뇌암의 경우를 볼까요. 뇌는 바깥이 뼈로 되어 있어서 덩어리가 커질 수 없는 한계가 있습니다. 뇌 안의 공간은 일정한데 덩어리기 커지면 뇌 안에서는 압력이 올라갑니다. 압력이 올라가면 뇌압 상승을 일으켜 구토나 구역질이 나고 두통이 나옵니다. 경련을 일으키고 혼수에 빠져 사망에 이르게 되는 것입니다. 즉 뇌라는 좁은 공간에서 커지는 덩어리를 감당하지 못하고 뇌압이 올라가 치명적 작용이 되는 것입니다.

지기#

자신을 알고

지 암 지 기

백 암 백 승

지기, 자신을 알고

암을 연구하는 교수가 암을 연구하는 데 있어서 가장 어려운 일이 암을 증식하는 것이라 합니다. 암을 증식하는 환경은 우리가 보는 관점에서 보면 가장 안 좋은 환경을 만드는 것입니다. 환경을 좋게 만들기도 어렵지만 나쁘게 만들면서 암을 키우기도 참으로 어렵다고 합니다.

어느 날 암이라는 선고를 받은 환자는 하늘이 무너지는 충격을 받습니다. 그리고 죽음을 연상합니다. "암 환자가 죽음에 대해 한 번도 생각지 않았다." 한다면 그건 거짓말 아닐까요?

그런데 이런 죽음을 연상하고 목숨을 담보로 하는 치료를 암 환자들은 아무 준비 없이 시작합니다. 자신의 의지와는 무관하게 치료의 중심에서 배제된 상태로 진행을 하는 현실이 참으로 안타깝습니다. 치료의 결과는 결국 우리의 생존 여부이기 때문입니다.

일단 암 진단을 받은 환자에게 가장 먼저 권하고 싶은 말은 자신을 알았으면 하는 것입니다. 자신이 어떠한 상태인지를 알고 왜? 암에 걸리게 되었는지를 아는 것이 중요합니다. 현대 의학적 암 치료를 보면 자신의 전신적 요인을 그대로 놔둔 채 속에 있는 알맹이(암 덩어리)만 쏙 빼는 치료를 합니다. 그리고 암을 일으킨 원인이나 내외적인 환경 등은 그대로 방치한 상태로 그냥 둡니다. 멍들고 찌들고 지친 몸은 또 다른 암을 만들거나 한쪽 구석에 숨어있던 암세포가 커져 다시 눈앞에 재발 전이라는 무서운 놈으로 나타날 수도 있는데... 암을 찍어내는 로봇 팔은 누가 치울 것인가?
그래서 지금부터 지기에 대해 말씀드리고자 합니다.

지기를 하려면

- ☐ 자신의 항상성은 유지가 잘 돼야 합니다.
- ☐ 자신의 면역을 알아야 합니다.
- ☐ 주변의 환경 요소를 알아야 합니다.
- ☐ 자신의 영양 상태를 파악하여야 합니다.
- ☐ 자신의 음식 섭취를 파악하여야 합니다.
- ☐ 자신의 생활 습관을 알아야 합니다.
- ☐ 해독 상태를 파악해야 합니다.
- ☐ 스트레스를 파악해야 합니다.
- ☐ 가족력을 파악해야 합니다.
- ☐ 자신의 직업적 요소를 파악하여야 합니다.
- ☐ 유전적 상태를 파악하여야 합니다.
- ☐ 자신의 장 기능을 파악하여야 합니다.
- ☐ 운동에 대한 정보를 파악하여야 합니다.
- ☐ 자신의 의지를 파악하여야 합니다.
- ☐ 죽음에 대한 자신의 개념을 생각해 보아야 합니다.
- ☐ 주변의 의료 조력자를 파악하여야 합니다.

지 암 지 기
백 암 백 승

01

내 몸은 잘 조절(항상성)되나요?

1) 내 몸이 산성화가 되어 있지 않나요?

우리 몸이 산성화가 되면 암세포가 잘 성장할 수 있는 환경이 됩니다. 또 역으로 암 조직에서는 젖산을 만들어 산성화를 유도합니다. 어쨌든 산성화가 된다는 것은 암에는 이롭고 환자에게는 불리한 상황이 됩니다.

그럼 산성화가 되면 암에는 무슨 일이 일어날까요?

암세포 주변이 산성화가 되면 근처에 모이는 면역 세포들은 암세포를 억제하기보다는 암세포를 보호하는 역할을 할 수 있습니다. 즉 면역이 억제되어 버립니다. 또한, 산성지역에서 암세포가 훨씬 빨리 성장을 합니다. 그리고 저산소 상태가 지속하면서 암 줄기세포가 만들어지고 더욱 악성의 암으로 발전을 하게 됩니다.

그래서 어떻게 해서든지 몸을 산성화시켜서는 안 됩니다. 그

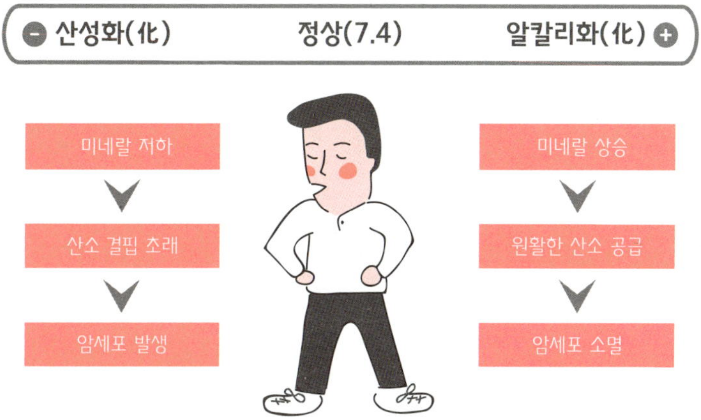

러면 일단 내 몸이 산성화가 되어 있는지 안 되어 있는지를 파악해야 합니다. 일단 가장 쉽게 파악할 방법은 소변을 관찰하는 것입니다. 소변을 볼 때 변기에서 거품이 많이 나는 사람은 일단 산성화된 소변이 나온다고 생각해야 합니다. 산성화된 소변이 공기와 접촉하면 거품을 많이 만들어 냅니다. 다음은 소변의 pH를 직접 측정하는 방법이 있습니다. 만약 소변의 pH가 5~6.5 정도가 정상치인데 5 이하의 pH가 측정된다면 산성화를 의심해야 합니다.

좀 더 정확한 검사를 위해서는 타액(침)을 이용한 pH를 측정하는 방법입니다. 소변은 혈액의 상태를 반영하는 것이고 침은 간질액이나 세포 내의 상태를 반영합니다. 암세포의 산성도는 세포 내의 산성도가 중요하므로 침의 pH를 측정하는 것이 가장 정확한 산성도를 측정하는 방법입니다. 타액의 pH가

7 미만이면 세포의 산성화를 의심해야 합니다.
이러한 산성화를 예방하는 방법으로는 알칼리성 미네랄을 섭취하는 것이 중요합니다. 칼륨, 칼슘 또는 마그네슘 같은 미네랄이 알칼리성 미네랄이고 이러한 미네랄이 많이 함유된 토마토, 바나나, 비트, 녹색 채소 등의 음식을 많이 섭취하게 되면 산성화를 막을 수 있습니다. 그리고 탄산음료나 정수기 물을 마시지 말고 미네랄 이온수나 생수를 마시는 것도 알칼리화를 하는 데 도움이 됩니다. 비타민C나 식초는 밖에서는 산성이지만 인체 내에서 알칼리성을 띠므로 산성화를 막는 데 도움이 됩니다.

2) 중금속이 내 몸에 축적되어 있지 않나요?

암이라는 진단을 받은 환자들은 면역이 감소합니다. 중금속이 면역을 감소시키는 하나의 원인이 될 수 있으며 중금속 중에서는 발암 물질로 작용을 하는 중금속들도 있습니다. 그리고 이러한 중금속은 면역을 감소시키고 해독에 장해를 주기도 합니다.
암 환자들은 이러한 중금속 과다 여부를 파악하여 만약 중금속 과다가 발견되면 암 치료에 앞서 중금속을 제거하여야 합니다.
문제가 되는 중금속들을 살펴보면, 가장 먼저 살펴보아야 할

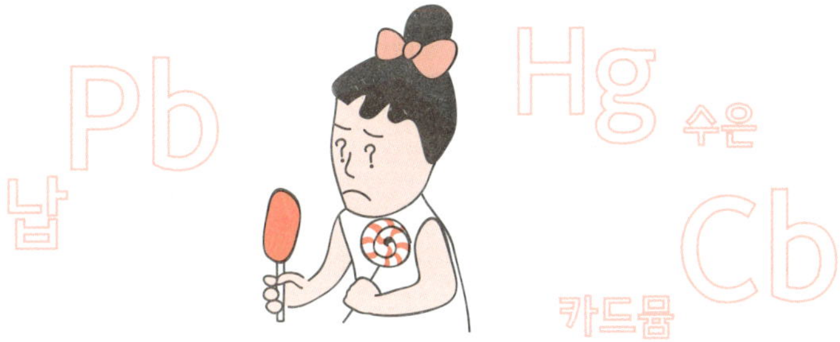

중금속이 수은입니다. 수은은 그 자체로는 발암 물질로 작용하는 정도가 높지는 않습니다. 그러나 수은은 활성형 갑상선 호르몬의 생성을 억제하여 갑상선 기능 저하를 야기하고 이로 인하여 면역 세포의 활성도가 감소하고 결국 면역을 떨어뜨리는 작용을 하게 됩니다. 그러므로 암 환자가 수은에 대해 검사를 하여 과다로 나오면 일단 수은을 가장 먼저 제거해야 합니다. 수은을 제거치 않으면 면역이 올라가지 않습니다. 또한 수은은 글루타치온의 해독 작용을 억제하여 항산화 기능을 저하하기도 합니다. 수은이 우리 몸에 들어오는 경로를 살펴보면 과거에 치아에 아말감 시술을 많이 받았는데 이 아말감에 수은이 많이 들어 있습니다. 아말감 시술을 받은 암 환자는 필히 치과에 가서 아말감을 제거하여야 합니다. 또한 바다 회를 좋아하는 사람들도 수은 과다를 의심해 보아야 합니다. 연구 논문에 의하면 바닷가에 사는 사람들이 유기 수은의 과다 축적이 다른 지역에 사는 사람들보다 높게 나온다는 보고가 있습니다. 또 다른 발암 물질로 작용하는 중금속으로는 카드뮴, 우라늄, 바륨, 크롬, 알루미늄 등이 이에 해당합니다.
중금속 과다를 확인 할 수 있는 방법은 모발검사가 유용한 검사 방법입니다. 우리 몸에 들어온 중금속은 인체에 유해한 작용을 하고 생리적으로 문제를 일으킬 수 있습니다. 그래서 인체의 방어 기전은 중금속이 생리적으로 문제를 일으키지 않도록 어디엔가 안전한 곳으로 격리 합니다. 대부분 격리를 하는 장소가 지방, 모발, 손발톱, 치아 등입니다. 이 중에서 가장 쉽게 채취가 가능한 곳이 모발입니다. 그래서 모발은 사람의 나이테와 같다고 할 수 있습니다. 이 모발을 분석하면 어떠한 중금속이 축적되어 있으며 어느 정도 축적이 되어 있는지를 확인이 가능합니다. 암 환자는 중금속에 대한 검사를 필히 하시기를 바라고 만약 중금속 과다가 나온다면 면역 저하의 요인이 되고 암을 악화시킬 수 있다는 점을 명심하고 필히 제거를 하여야 합니다.

3) 내 몸은 탈수되어 있지 않나요?

요즘 '물을 많이 마셔라'라는 말을 많이 듣습니다. "하루에 1.5~2ℓ 정도의 물을 마셔야 한다."라고 아마 한번은 들어보았을 것입니다. 이 말은 우리 몸을 탈수시키지 말라는 의미입니다. 그러면 내 몸은 탈수가 되어 있지 않을까요? 평소에 물을 잘 마시지 않는 사람은 '아 나는 물을 많이 마시지 않았으니 탈수가 되었겠구나!'라고 생각하겠지만 평소에 물을 제법 마신다고 생각하는 사람은 자신이 탈수되었을 거라는 생각을 하지 않을 것입니다. 그리고 평소에 갈증을 별로 느끼지 않는 사람도 자신이 탈수되었을 거로 생각하지 않습니다. 그런데 실제로 탈수에 관한 검사를 해보면 생각보다 많은 사람이 탈수 상태에 있습니다. 우리가 탈수라 하면 혈액의 탈수와 세포의 탈수로 구분을 하여야 합니다. 음식을 먹거나 땀을 많이 흘린 후 발생하는 갈증은 혈액의 탈수를 말합니다. 이는 물을 마시면 해결이 됩니다. 그러나 여기서 말하고자 하는 탈수란 세포 내의 탈수를 말합니다. 물만 잘 마신다고 해결되는 탈수가 아닙니다.

그럼 세포 탈수 문제에 대해 알아볼까요?
우리 몸 세포 노화의 중요한 척도가 세포 내 수분의 정도입니다. 태어날 때 수분의 함량이 가장 높고 나이를 먹을수록 세포 안에 수분 함량이 줄어듭니다. 일반적으로 세포의 구성 성분 중에 수분이 차지하는 비율을 보면 엄마 배 속에 있는 태아 때는 거의 90%가 물입니다. 막 태어날 때가 약 80%, 어린이 때가 70%, 성인 때 60% 그리고 60~70대 노인이 되면 50% 정도의 비율로 세포에 수분이 감소 됩니다.

그러면 세포 안에 물이 왜 중요한지를 먼저 우리 집에 물이 안 나온다고 가정을 해서 생각해볼까요? 집 안 청소도 안 되고 설거지도 안 되겠지요. 화장실에 물이 안 나와 냄새가 진동할 것입니다. 집안은 지저분해질 거고 그 집안에 사는 사람들은 씻지도 못합니다. 집안은 불결해 질 거고 감염이 되어 환자가 발생할 수도 있습니다.

세포도 마찬가지입니다. 세포 안에 물이 충분히 있어야 세포 안에서 일어나는 모든 생리적 기능이 제대로 일어납니다. 세포질에서 기능하는 미토콘드리아, 라이보솜, 라이소자임, RES 그리고 핵 안에서 작용을 하는 DNA, RNA 모두 물이 없으면 정상적 기능을 하지 못합니다. 세포 안에서 발생하는 산화물, 기능이 다 한 부속품들 그리고 노폐물 등을 정리하려면 물이 필요합니다. 그런데 물이 부족하게 되면 세포는 정상적 기능을 하지 못하고 염증을 일으키거나, 기능 장애를 일으키고, 만성질환을 야기하고 암도 유발하게 됩니다. 그래서 암 환자는 세포 탈수에 대한 정도를 필히 파악하여야 합니다. 세포의 탈수는 정상에서 약 1~2% 정도만 부족하여도 신체기능에는 상당한 타격을 주는 것으로 알려져 있습니다.

그럼 탈수가 오는 원인은 무엇일까요?

탈수의 가장 큰 원인은 세포막의 보습 능력의 감소와 수분 섭취의 부족입니다. 세포막이 튼튼하지 못하면 세포 내에 물을 저장하는 힘이 약해집니다. 물을 채워 주어도 다 새버리는 것이지요. 그러므로 세포막을 튼튼히 만들어야 합니다. 세포막을 튼튼히 만드는 것은 세포막을 구성하는 성분인 오메가3가 충분하여야 합니다. 오메가 3가 충분하여야 세포막의 탄력성도 유지하고 세포막의 보습 능력이 강해집니다. 다음은 물을 세포 내로 공급을 충분히 하여야 하는데 세포 내로 물을 많이 보내기 위해서는 단순히 물만을 마셔서는 해결되는 것이 아닙니다. 물은 세포 내로 자유스럽게 들어가지를 못합니다. 세포 내로 물이 들어가려면 미네랄이 있어야 합니다. 이 미네랄이 들어갈 때 물을 끌고 들어갑니다. 그중에 가장 중요한 미네랄이 칼륨, 칼슘 그리고 마그네슘입니다. 특히 칼륨이 많이 함유된 음식의 섭취가 중요합니다.

마지막으로 중요한 요소는 물을 많이 마시는 것입니다. 물을 많이 마시지 않으면 세포로 갈 물이 부족합니다. 그래서 물은 충분히 마셔야 합니다. 물을 마실 때 순수한 물을 마시는 것보다는 미네랄이 함유된 물을 마시는 것을 권합니다. 우리가 주변에서 가장 쉽게 구하는 물이 정수기 물입니다. 요즘 정수기는 오히려 미네랄을 없애는 역삼투압 방식이 많습니다. 그래서 정수기 물을 섭취하는 것보다는 가능하면 생수나 미네랄 워터 아니면 약수를 드시는 것이 좋습니다. 만약 정수기

물을 섭취할 수밖에 없다면 미네랄 보조제를 이용하는 것도 하나의 방법이라 할 수 있습니다.

그럼 이제 세포가 얼마나 탈수가 되었는가를 파악하는 방법은 어떠한 방법이 있을까요?

세포 탈수를 가장 쉽게 알 수 있는 방법은 세포의 탄력성입니다. 일단 세포의 탄력성이 떨어지면 세포 탈수를 의심하여야 합니다. 세포가 쭈글쭈글 한 것은 세포의 탄력성이 떨어졌다는 의미입니다. 그러나 이러한 탄력성을 측정하는 것은 짐작으로 하는 것이고 가장 정확한 검사는 BIA(bioimpedence analysis)나 인바디라고 하는 장비를 이용하여 측정하는 방법이 있습니다. 이는 직접 세포 안의 수분의 비율을 정확히 측정하는 방법입니다.

4) 내 몸은 청소가 잘 되어 있나요?

암이 발생할 수 있는 인체 환경이란 인체가 가질 수 있는 최악의 환경입니다. 암이 발생했다고 하면 일단 이러한 환경이 조성되었다는 것을 의미합니다. 세포 내의 환경을 비롯하여 세포막, 혈액, 간질액, 지방세포, 림프관, 폐, 콩팥 그리고 장 등의 모든 기관이나 조직에 노폐물이 끼어 있다고 보아야 합니다. 이러한 노폐물은 암의 발생이나 치료에 장해 요인이 되고 일단 암 덩어리를 제거하여 관해 된 상태가 되더라도 언제라도 재발이나 전이를 일으킬 수 있는 환경이 되는 것입니다. 그래서 암 환자는 자신의 몸 안에 청소가 제대로 되어 있는지를 파악을 하고 청소를 하여야 합니다. 이러한 청소를 우리는 해독이라 합니다.

우리가 해독이라 하면 가장 우선으로 생각하는 것이 장과 간 해독입니다. 그리고 폐, 신장, 림프관, 혈관 등도 해독이 필요합니다.

해독에 있어 가장 기본적인 기관이 간입니다. 간은 우리 몸에 들어오는 모든 물질에 대해 일차적인 해독을 하는 곳으로 강력한 항산화제를 이용한 1단계 해독, 1단계에서 만들어진 ROS를 수용성으로 전환하는 2단계 해독을 주로 담당하는 기관입니다. 우선 간의 해독이 필요한지 알려면 가장 쉽게 알 수 있는 것이 피로도입니다. 간에 노폐물이 쌓이면 쉽게 피곤해지고 소화력이 감소합니다. 간으로부터 나오는 소화액이 감소하기 때문입니다. 정확한 정도를 알려면 혈액 검사가 가장 정확합니다. 특히 혈액 검사상 해독의 지표가 되는 것이 감마 지티피입니다. 일반적으로 58u/l까지가 정상인데 40u/l 이상이면 해독이 필요한 것으로 여깁니다

두 번째는 장의 해독입니다. 장 찌꺼기는 우리가 일반적으로 숙변이라고 말을 합니다. 숙변이란 장에 오래 묵은 대변을 말한다고 생각하기 쉽습니다. 오래 머문다고 하는 것은 맞으

나 눈에 보이는 변은 아닙니다. 장 점막에 얇은 비닐 막처럼 단단하게 붙어 있는 막인데 이는 장내 유해균들의 군집으로 이루어진 막입니다. 이 막은 유익균의 투입을 어렵게 하고 항생제도 쉽게 투과하지 못하게 해 단순한 치료로 제거가 되지 않습니다. 그리고 이 막 밑에 숨어있는 유해균들은 장 점막을 손상해 장 누수증을 일으키고 장내 세균 불균형을 일으킵니다.

이러한 숙변이나 장내 세균의 문제로 인한 증상으로 대부분 속이 더부룩하거나 속이 쓰림, 소화 장애, 변비 등의 가벼운 불편함이 발생할 수 있습니다. 그래서 대부분 사람은 조금 불편한 정도로 여기고 가볍게 넘기는 경향이 많습니다. 그러나 이러한 대수롭지 않은 증상은 장에 수많은 문제를 만들고 전신적 질환을 일으키는 원인으로 작용하고 암에도 상당한 영향을 미칩니다.

세 번째는 혈관 해독도 암과 관련해 중요한 요소입니다. 혈관벽에 산화물이 많이 침착이 되면 동맥 경화를 일으키기도 하지만 중요한 산소 공급 통로가 차단이 됩니다. 이는 세포에 산소 공급이 줄어들게 되고 결국 저산소 지역을 만드는 역할을 하게 되고 암세포의 성장을 돕게 됩니다. 혈액의 저밀도 지방산, 중성 지방 등이 찌꺼기에 해당하므로 이들을 줄이는 노력이 필요하고 정확한 수치는 혈액 검사를 통하여 알 수 있습니다.

네 번째는 콩팥에도 청소가 필요합니다. 콩팥은 우리 몸의 수용성 노폐물을 최종적으로 처리하는 종말 처리장이라 할 수 있습니다. 지용성은 대부분 간을 통하여 처리하고 수용성은 콩팥이 처리합니다. 그래서 콩팥에도 찌꺼기가 쌓일 수가 있고 이에 해당하는 것이 결석입니다. 칼슘이나 옥살산 등의 침전에 의해 결석이 만들어집니다. 또한 사구체를 통하여 혈액의 모든 노폐물을 걸러내는데 이 걸러내는 과정에서 만들어진 찌꺼기가 사구체를 막게 되면 콩팥의 기능이 떨어지게 됩니다. 이는 혈액 검사상 크레아티닌 수치를 측정하거나 사구체의 여과율을 측정하면 확인이 가능합니다.

다섯 번째는 폐를 보면 폐는 산소를 우리 몸으로 받아들이는 중요한 역할을 하는 곳 입니다. 우리가 코를 통하여 산소를 마시면 이는 기관지로 들어가서 모세 기관지 그리고 허파꽈리를 거쳐 혈액으로 들어갑니다. 그런데 이 과정에서 기관지나 모세 기관지에 찌꺼기가 쌓이면 산소를 제대로 전달을 하지 못합니다. 담배의 니코틴, 미세먼지, 석면, 중금속과 같은 물질들이 이곳에 침착을 하고 이것들이 산소의 공급을 차단합니다. 그리고 또한 이들은 발암 물질로도 작용할 수 있습니다.

여섯 번째는 림프관의 해독도 신경써야 할 부분 중에 하나입니다. 세포와 혈관 사이에 있는 공간을 간질이라 하고 여기에 있는 물질을 간질액이라 합니다. 이 간질에서는 혈액에서 오는 영양소를 세포로 전달하고 또한 세포에서 나오는 찌꺼기를 정맥으로 보내거나 분자량이 큰 물질 특히 단백질 등은 림프관을 거쳐 흉관에서 정맥으로 들어가게 됩니다. 그러므로 림프관은 세포에서 나오는 노폐물이나 찌꺼기를 제거하는 중요한 역할을 합니다. 또한 림프관은 면역세포의 이동 경로이기도 합니다. 즉 면역에 중요한 역할을 합니다. 림프관의 문제는 림프관이나 림프절의 염증, 수술이나 시술에 의한 림프절 손상으로 인한 순환 장애, 림프부종, 종양 등이 있습니다. 림프관의 해독은 면역과 연관이 많으며 세포의 건강과 직결이 됩니다.

림프관의 해독이 필요한 경우로서 원인 모르게 부종이 오는 경우, 피부 트러블이 잦은 경우 등에는 림프관 해독이 필요합니다. 마사지나 해독 쥬스 셀레늄이 많이 함유된 음식이 도움이 됩니다.

우리 몸은 수많은 기능을 가진 기관이나 조직의 집합체입니다. 어떠한 병이 발생을 하면 하나의 기관이나 조직의 문제만이 아닌 전신적인 기능의 장애가 오기도 하고, 역으로 전신적인 기능 장해나 손상에 의해 하나의 장기나 조직에 병이 발생할 수 있습니다. 암도 마찬가지입니다. 어느 한 조직에 암이 발생하면 그곳만의 문제가 아닌 전신적인 문제가 됩니다. 그러므로 암이 있는 조직만이 아닌 모든 조직이나 기관의 문제점을 찾아야 합니다. 즉 우리가 어느 곳에 노폐물이 쌓여 있는지 그리고 어느 곳이 청소가 필요한지를 알아야 하는 이유입니다.

5) 내 몸의 세포에 염증이 있나요?

암이나 자가 면역 질환, 당뇨, 동맥경화 등 다양한 만성 대사성 질환은 모두 사촌지간이라고 여겨집니다. 즉 몸 안에서 일어나는 세포의 염증 과정에서 발생하는 질환이라는 의미입니다. 여기서 말하는 염증이란 박테리아나 바이러스 감염에 의한 감염성 염증을 말하는 것이 아니고 세포벽에서 일어나는 산화나 대사로 인한 염증 반응을 말합니다. 세포벽에 있는 인지질에서 일어나는 생합성 과정은 염증을 유발하기도 하고 염증을 억제하기도 하는 반응인데 이때 염증을 유발하는 반응이 활성화될 때 이 염증 반응으로 인하여 많은 만성 대사성 질환이 발생합니다.

환자의 과거력을 조사하여 이러한 대사성 질환이 의심된다면 환자의 세포나 혈액 그리고 조직의 환경은 많은 산화물에 노출되었다고 볼 수 있습니다. 암을 치료하기 위해서는 이러한 세포의 염증을 제거하거나 원인을 제거하는 조치를 하여야 합니다. 이를 알기 위해서는 혈액, 타액 소변의 산성도를 알아야 하고, 혈액 검사상 염증 지표인 ESR, CRP 그리고 알칼리인 포스파타제 등을 측정하는 방법이 있고, 장 기능을 살펴보는 것도 세포의 염증을 간접적으로 예측을 할 수 있으며, 소변의 유기산 검사도 간접적인 예측이 가능합니다. 세포의 염증은 정상 세포가 암세포로 바뀌는 원인을 제공할 수 있으며, 유전자의 변이를 일으키는 역할을 할 수 있으며, 암세포의 성장을 도와주는 역할도 가능합니다. 그러므로 세포의 염증을 제거한다는 것은 암을 예방하고 암을 치료하기도 하는 역할을 하므로 염증을 찾아 제거하는 것은 암 치료를 위해서 꼭 필요합니다.

6) 자율신경의 균형이 중요합니다

자율 신경이라 하면 교감신경과 부교감 신경을 합쳐 자율신경이라 합니다. 교감 신경은 뇌에서 척추를 따라 인체에 분포하고 부교감 신경은 뇌 신경인 미주 신경을 따라 인체에 분포합니다. 우리 인체의 균형을 유지하는 가장 중요한 기능이 자율신경 발란스입니다.

우리 몸은 긴장과 이완이라는 리듬을 가지고 있습니다. 긴장은 교감신경이 이완은 부교감 신경이 담당합니다. 몸이 집중하거나 위험에 처할 때 이에 대처하기 위한 기전이 교감 신경이고 이는 에피네프린, 노아에피네프린, 도파민과 같은 신경

호르몬과 코티솔 등의 호르몬이 관여 합니다. 그리고 이완의 상태를 유지하기 위한 기전이 부교감 신경이고 아세틸콜린이 관여합니다.

뇌에서 교감 신경과 부교감 신경은 스트레스를 다루는 기능을 합니다. 과도한 스트레스는 교감 신경 항진을 유도하여 면역을 억제하고 이완은 부교감 신경을 항진하여 림프구를 활성화 해 면역을 높이는 역할을 합니다. 그러나 여기서 과도한 부교감 신경 항진은 오히려 면역을 억제할 수 있다는 것도 염두에 두어야 합니다.

장에서 일어나는 교감 신경과 부교감 신경의 관계는 장의 안정을 유지하는 데 중요한 기능을 합니다. 소화 기능, 장운동 기능, 성 기능, 과민성 대장 증상 등이 이 두 신경의 관계에 의해 달라집니다.

특히 교감 신경은 척추의 척수에서 나오는 신경으로 척추나 골격근의 영향도 받을 수 있음으로 인체의 근 골격의 부조화가 교감 신경에 이상 반응을 야기 할 수 있음을 알아야 합니다. 즉 근골격계 이상이나 불균형도 장이나 뇌에 영향을 줄 수 있으며 면역에도 영향을 주고 결국 암에도 영향을 줄 수 있습니다.

여기서 교감 신경과 부교감 신경은 어느 한쪽이 항진되거나 너무 저하되는 경우는 항상성이 교란되고 병적인 상태로 전환이 될 수 있습니다. 그러므로 균형이 중요합니다. 이 것이 자율신경 발란스입니다. 이 발란스가 균형을 이룰 때 가장 건강하다고 할 수 있습니다.

7) 호르몬 상태를 파악하여야 합니다.

암과 호르몬과는 밀접한 관계가 있습니다. 이러한 호르몬을 뇌에서부터 살펴보면 성장호르몬은 뇌하수체에서 나오는 성장에 관여하는 호르몬으로 암을 억제하는 기능이 있습니다. 그러나 간에서 대사가 되는 과정에서 성장 호르몬은 IGF라는 인슐린 유사 성장 요소로 바뀌는데 이 물질은 암을 성장시키는 역할을 합니다. 육류에는 많은 성장호르몬이 함유되어 있는데 이를 많이 섭취하게 되면 IGF가 증가하게 되고 암의 성장을 촉진할수 있습니다.

멜라토닌은 송과체에서 분비하는 호르몬으로 밤에 불빛이 어두워지면 분비됩니다. 주로 수면을 유도하는 기능을 합니다. 더불어 암을 억제하는 기능을 하기도 합니다. 불면증이 있는 환자가 수면유도제를 많이 복용하는데 암환자에게는 가능한 수면유도제보다는 멜라토닌 제제를 권합니다.

갑상선 호르몬은 직접적으로 암에 영향을 주는 호르몬은 아닙니다. 그러나 갑상선 호르몬은 인간이 환경에 적응하고 에너지 생산에 관여하는 호르몬으로 미토콘드리아에 에너지 생산을 하도록 하는 신호를 보내는 호르몬입니다. 면역 세포도 제 기능을 하기 위해서는 충분한 에너지가 필요합니다. 그러므로 갑상선 기능이 저하되면 면역 기능도 저하됩니다. 그러므로 갑상선 기능에 관한 파악이 중요하고 특히 수은 과다 소견이 있는 환자는 갑상선 기능 검사가 필요합니다.

여성 호르몬 중에서 암과 관련된 중요한 호르몬은 에스트로겐입니다. 에스트로겐은 여성의 성징을 나타내는 호르몬이지만 암과 관련해서는 암을 성장시키는 역할을 합니다. 에스트로겐은 동화 호르몬 중의 하나입니다. 동화호르몬이란 인체에서 무언가를 만들고 성장시키는 호르몬을 말하는데, 그러므로 동화 호르몬은 암을 성장시키고 암을 만드는 역할을 합니다. 이러한 동화 호르몬은 에스트로겐 뿐만 아니라 성장 호르몬, 부갑상선 호르몬, 인슐린 등도 이에 해당합니다. 그러므로 이러한 호르몬들은 모두 암을 성장시키는 역할을 합니다. 여기서 에스트로겐은 유방암, 자궁암, 난소암 등의 원인이 되기도 합니다. 이러한 이유로 유방암은 에스트로겐을 먹고 산다고 합니다.

인슐린은 췌장에서 만들어져 혈당을 조절하는 호르몬입니다. 암과의 관계에서는 암을 성장시키는 역할을 하는 호르몬입니다. 당뇨 환자가 일반인보다 약 30% 정도의 암 발생률이 높다고 하는데 바로 이 인슐린 때문입니다. 이 인슐린은 IGF라는 물질로 전환이 되고 암세포를 성장시키는 역할을 합니다. 그런데 이 IGF는 암 줄기세포를 형성하는 신호를 전달하는 물질로 작용을 하기도 한다는 것이 더 중요합니다. 비만에서도 인슐린 저항이 발생하고 인슐린과 IGF가 높아지므로 암의 원인이 될 수 있습니다.

코티솔(스테로이드 호르몬)은 우리가 정상적 생활을 하는 데 있어 맑은 정신을 갖도록 하는 각성 호르몬입니다. 아침에 기상하면 5~10분안에 정신이 맑아지도록 하는 물질이 바로 이 코티솔입니다. 그런데 이 코티솔은 면역을 억제하는 기능이 있습니다. 암 환자가 스테로이드 호르몬을 장기간 투여하게 되면 면역이 억제되고 암의 성장을 촉진하는 역할을 합니다.

호르몬은 직접적으로 암의 발생에 관여하는 역할은 아니지만, 직간접적으로 암을 성장시키는 호르몬도 있고 억제하는 호르몬도 있습니다. 암을 치료하는 데 있어 이러한 호르몬을 투여하거나 호르몬과 관련된 질환을 앓고 있다면 이에 관하여 잘 살펴보아야 합니다.

지 암 지 기
백 암 백 승

02

면역

1) 면역이란 체력이나 기력이 아닙니다.

제가 환자들과 상담을 하면서 느끼는 아이러니 중 하나가 대부분의 환자는 면역을 체력이나 기력으로 생각을 한다는 것입니다. 자신은 체력이 너무 좋고 기력이 좋다는 것입니다. 아직 젊은 친구들 이상으로 체력이 좋아 웬만한 젊은 친구들하고 팔씨름해도 지지 않는다는 것입니다. 그러므로 면역이 강하다는 것입니다. 그런데 면역이란 애석하게도 체력이나 기력이 아닙니다. 체력이 좋고 기력이 좋은 사람이 면역이 좋을 수는 있겠지요. 그러나 면역과 체력은 비례하지 않습니다. 면역이란 우리 몸 안에서 우리 몸을 지키는 면역 세포들을 말합니다. 아주 복잡한 구성 요소로 되어 있으며 아주 정밀한 과정을 이루고 있습니다. 즉 추상적인 힘을 말하는 것이 아닙니다.

그리고 또 환자들과의 상담에서 느끼는 오해 중 하나가 많은 환자가 "나는 지금까지 잔병 한번 앓은 적이 없이 튼튼한데 내가 왜 암에 걸렸는지 모르겠다."라고 억울해하는 것입니다. 그러면 저는 "환자분은 그래서 암에 걸렸습니다."라고 답을 합니다. 즉 잔병이 없었다는 것은 살아오는 동안 그 환자의 면역 세포들이 할 일이 없었다는 것을 의미합니다.

어느 정도의 자극을 받아야 면역 세포가 일하고 병력을 충원하고 적에 대해 대비를 할 텐데 그럴만한 계기가 없었던 것이지요. 즉 잔병을 앓지 않았다는 것은 면역을 키울 필요가 없었다는 것이지요. 그래서 전혀 잔병을 앓은 적이 없다는 것도 암성 체질이라는 말을 하곤 합니다. 제 경험에 의하면 상담을 할 때 항상 과거 병력에 관해 물어보는데 전혀 과거 병력이 없는 환자가 약 70% 이상이라고 생각합니다. 결론적으로 면역이란 기력이나 체력이 아니고 면역 세포의 힘을 말합니다.

2) 면역 세포란 무얼 말하는가요?

우리가 면역 세포라 하면 가장 간단하게 백혈구를 말합니다. 적혈구는 산소를 나르는 세포이고 혈소판은 혈액 응고에 관여하는 세포입니다. 백혈구는 혈관이나 림프관을 통해 돌아다니며 우리 인체에 적이라고 생각되는 세균이나 바이러스, 곰팡이, 기생충 그리고 암에 대해 저항을 하는 세포를 말합니다.

백혈구의 종류로는 세균을 상대하는 호중구가 있으며 바이러스나 암세포 그리고 기생충에 저항하는 림프구와 NK세포 등이 있으며 그 외 대식세포, 수지상 세포 등은 정보를 전달하는 기능을 하는 면역 세포입니다. 즉 암이나 세균 바이러스 등에 관한 정보를 호중구나 림프구에 알려주는 역할을 합니다.

3) 암과 관련된 면역 세포는 어떤 것이 있나요?

암에 관련된 면역체계를 들여다보면 흥미롭고 아주 치밀합니다. 또한, 시스템이 한나라의 국방이나 경찰 시스템과 거의 유사합니다. 국방부도 있고 사단도 있고 경찰청도 있으며 국정원도 있고 정보과도 있습니다. 안보를 위한 구성이 우리 인체에서도 그대로 적용이 됩니다.

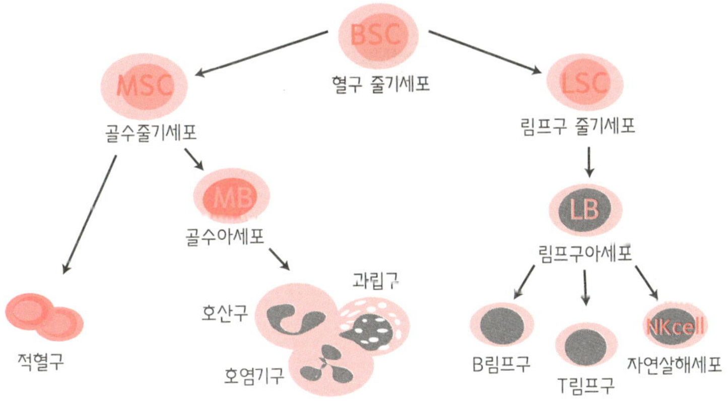

그러면 암 환자들은 자신의 면역이 어느 정도인지 자세히 알까요? 나라를 지키려면 국민들이 국방에 대하여 잘 알아야 하듯이 암 환자들도 자신의 면역에 대해 잘 이해하고 파악을 하여야 하는데 실제 우리 암 환자들은 자신의 면역에 대해 잘 알지 못합니다.

암에 관하여 가장 중요한 면역 세포는 NK와 T-림프구입니다. 그리고 수지상 세포와 대식세포입니다. NK세포와 T-림프구는 암세포를 직접 살해하는 기능을 하고, 수지상 세포는 정보를 제공하는 역할을 합니다. 그리고 대식세포는 면역세포와 암세포 간의 전쟁에서 만들어진 사체를 처리하는 역할을 하고 또한 이 사체를 분석하여 정보를 얻어 면역시스템에 전달하는 기능을 합니다.

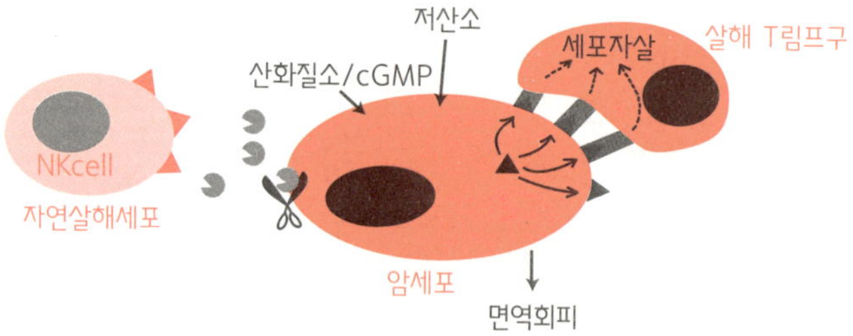

우리의 면역 체계의 기본을 살펴볼까요?

인체의 모든 세포는 주민등록과 같은 MHC-1이라는 표식을 가지고 있으며 만약 세포 안에 어떠한 이상 소견이 발생하면 이 소견에 대한 정보를 이 MHC-1에 올려놓게 되어 있습니다. 세포 내에 바이러스가 침투되었거나 암세포가 되면 MHC-1에는 이에 관한 정보가 표시됩니다. 그리고 이 정보를 알리는 면역 세포가 수지상 세포나 대식세포입니다. 수지상 세포나 대식 세포로부터 정보를 얻은 T-림프구가 달라진 MHC-1을 가진 세포를 공격합니다.

이런 과정을 통하여 암세포는 T림프구로부터 엄청난 공격을 받습니다. 그런데 여기서 암세포는 이상한 짓을 합니다. 자신이 암세포가 되었다는 것을 MHC-1에 알리니 T 림프구가 이것을 보고 공격하는 것을 알고 어떤 암 세포들은 이 MHC-1을 감춰버립니다. 그러면 T림프구는 암세포를 찾지 못하게 됩니다.

이때 등장하는 면역 세포가 NK세포입니다. NK세포는 MHC-1의 정보가 필요 없이 스스로 세포의 이상 여부를 파악합니다. MHC-1을 감추는 세포나 세포에서 조그만 흠이 발생한 세포를 스스로 찾아 공격합니다. NK세포가 중요한 이유는 바로 수지상 세포나 대식 세포로부터 정보를 얻지 않더라도 스스로 암세포를 찾아내 제거를 하는 기능이 있기 때문입니다.

NK세포와 T림프구 사이에는 기능에 상당한 차이가 있습니다. NK세포는 T세포와는 다르게 스스로 정보 없이 암세포를 찾아내 제거를 하는 기능이 있습니다. 그러나, T림프구는 정보가 있어야만 움직이기 때문에 조금 즉각적인 반응에는 약합니다. 암 환자들이 면역 세포라고 하면 우선 떠 올리는 세포가 NK세포인 이유입니다.

이 NK세포와 T림프구를 국가기구로 비교하자면 NK세포는 경찰이고 T림프구는 군대라 할 수 있습니다. 경찰은 아무 데나 돌아다니며 검문을 하고 수상한 사람이 있으면 체포를 합니다. NK세포도 인체를 돌아다니며 수상한 세포(암세포나 바이러스에 감염된 세포)를 발견하면 바로 제거하는 역할을 합니다. 특히 MHC-1을 감춘 암세포는 NK세포만이 잡을 수가 있습니다.

그럼 다음은 T림프구인데 이놈은 돌아다니지 않고 림프절에 대기하여 있다가 적이 출몰했다는 정보를 받으면 전선으로 뛰어가 싸우는 세포들입니다. 정보를 얻지 않으면 한 걸음도 움직이지 않는 녀석들입니다. 무척 게으르지요. 스스로 정보를 찾으러 돌아다니지도 않습니다. 대식세포나 수지상 세포와 같은 정보를 알려주는 세포로부터 정보를 얻어야 움직입니다. 군대라고 볼 수 있습니다. 군인들은 대부분 군부대 내에서 대기하다가 적이 출몰했다는 정보가 있어야 출동을 합니다. 대신 강력한 화력을 가지고 있어서 완전 박살을 내어버립니다.

"말기 진단을 받고 3개월밖에 살지 못한다고 선고를 받은 환자가 모든 것을 포기하고 산속으로 들어가 산속에 있는 약초나 캐 먹고 죽을 날만 기다리고 있는데 수개월이 지나도 안 죽어서 내려와 검사를 받아보니 암이 없어졌더라."라고 하는 이야기를 종종 듣곤 합니다. 바로 T림프구의 역할이 이루어진 경우라 할 수 있습니다. 산속에서 특별한 무엇을 먹거나 무슨 특별한 치유과정을 했는지는 모르나 T림프구에 암에 관한 정보가 전달 된 것입니다. 그리고 정보를 전달 받은 T림프구가 강력한 화력을 발휘하여 순식간에 암을 초토화 시키고 암을 제거 해버린 결과입니다.
다음은 대식세포와 수지상 세포입니다. 이 두 세포의 공통된 주작용은 정보의 전달입니다. 외부에서 적이 침투하거나 적으로 의심되는 징후가 있으면 즉각 이 정보를 T-림프구에 전달을 하는 역할을 합니다. 대식세포는 이단이라고 생각되는 세포나 바이러스를 삼켜서 잘근잘근 씹어 하나하나 분석을 합니다. 그리고는 이것이 어떠한 놈인지를 철저히 분석합니다. 이 분석된 자료를 헬퍼 T 세포라고 하는 면역세포에 보냅니다. 이 헬퍼 T세푸는 이 정보를 다시 분석하고 판단을 합니다. 그리고는 최종 분석한 자류를 세포독성 T림프구에 보내고 이 정보를 받은 세포독성 T림프구는 드디어 출동하여 정보망에 잡힌 암을 박살을 냅니다.

그러면 암 환자가 자신의 면역을 파악하기 위해서는 어떠한 검사를 하여야 할까요? 우선 자신의 면역이 감소한 것을 의심할만한 증상은 바이러스 질환이 자주 발생하는 것입니다. 감기나 헤르페스와 같은 바이러스 질환이 자주 발생한다는 것은 면역 저하와 관련을 의심해 보아야 합니다.

다음은 혈액 검사로 NK세포와 림프구를 파악하는 방법입니다. 림프구는 백혈구 중에서 약 30~40%가 가장 적당합니다. 30% 이하는 면역 감소라고 볼 수 있고 45%가 넘으면 너무 과잉이어서 이것도 좋은 것은 아닙니다. NK세포는 두 가지로 파악을 합니다. 일단 림프구 중에서 어느 정도를 차지하는지를 봅니다. 즉 NK세포의 개수라고 할 수 있습니다. 일반적으로 6~29%가 정상인데 가능하면 30% 정도를 유지하는 것이 좋습니다. 또 한 가지는 NK세포의 활성도를 보는 것입니다. 이는 각 NK세포 하나하나의 살해 능력을 알아보는 것입니다.

4) 왜 대학병원에서는 호중구만을 강조하나요?

대학병원은 현대 의학적 암 치료 즉 수술, 항암 약물치료, 그리고 방사선 치료를 주 치료로 하고 있습니다. 이러한 치료는 암세포를 없애기 위한 치료이지만 많은 부작용을 야기하기도 합니다. 그중에서 감염이 가장 위험한 부작용입니다. 수술 후 상처에 감염되면 문제가 심각해집니다, 항암 약물치료 하다가 골수 기능 저하로 호중구가 떨어지면 세균에 대한 감염이 가장 위험합니다. 호중구는 바로 이러한 감염을 일으키는 세균에 대항하는 백혈구입니다. 만약 감염된다면 패혈증에 빠지고 운이 나쁘면 이로 인해 사망할 수도 있습니다. "빈대 잡으려다 초가삼간 태운다."라는 말이 있습니다. 항암이 빈대는 아니지만 어쨌든 잘못하면 암이 문제가 아닌 게 됩니다. 그래서 대학병원의 의사들은 다른 면역 세포보다도 호중구에 관심을 둡니다. 암 환자들은 이 점에서 항상 혼돈에 빠지는 경향이 있습니다. 제가 상담을 하면서 면역 이야기를 하면 어떤 환자는 "저 면역은 좋다고 주치의가 말했어요. 호중구가 5,000이나 된다고 했거든요."라는 말을 하는 경우를 자주 봅니다. 그런데 호중구는 우리가 말하는 암에 대한 면역하고는 전혀 무관하다는 것을 알아야 합니다. 암하고 관련된 면역 세포는 NK세포와 T-림프구입니다.

일반적으로 항암 약물치료를 하는 경우 시행 여부를 결정하는 기준치는 백혈구 2,000, 호중구 1,000입니다. 즉 백혈구가 2,000 이하로 감소하면 항암 약물치료를 중단합니다. 그리고 호중구(백혈구 중 호중구가 차지하는 비율이 50~60% 정도)로 계산을 하면 약 1,000에 해당하고 만약 500 이하가 되면 호중구를 증가시키는 약물을 투여합니다. 만약 호중구가 너무 떨어져 200 이하가 되면 무균실에 격리합니다.

대학병원에서는 암에 관한 면역에 대해서는 전혀 언급하지 않습니다. 관심이 없다고 생각할 수도 있으며 면역이 중요치 않다고 생각하는지도 모르겠습니다. 결론적으로 호중구는 단순히 항암 약물치료로부터 감염이 되는 것을 막기 위한 지표일 뿐이고 암과 관련된 면역은 아닙니다.

5) 체온을 자주 체크하세요

암 환자분들은 대부분 암 치료를 한다고 하면 수술, 항암 약물치료, 방사선, 면역 향상제, 의료 장비를 이용한 암 치료 등 거창한 타이틀이 주어진 요법에만 관심을 둡니다. 그런데 실제 이러한 치료들은 내 몸의 바탕에 해당하는 중요한 생리적 현상이나 면역을 충분히 확보한 상태에서 이루어져야 합니다. 여기서 기본적인 면역을 올리는 중요한 요소 중의 하나가 체온입니다. 환자들이 대부분 체온에 대해서는 무관심한 경우가 많은데 체온은 면역에 직접적인 영향을 주는 중요한 요소입니다. 암 치료에 있어서 그 어떤 약이나 요법보다 중요하다는 것을 환자들은 알아야 합니다.
체온은 우리 몸의 에너지 대사의 기본적 정보이며 기능의 척도입니다. 체온이 낮다는 것은 우리 몸에서 제대로 에너지를 만들지 못한다는 뜻입니다. 에너지가 충분치 않으면 면역 세포들의 기능이 감소하고 면역이 저하됩니다.

일본의 아보도오루 박사의 이론에 의하면 체온이 1도 상승하면 면역이 100% 상승하고, 1도 감소하면 30% 면역 감소가 일어난다고 하였습니다.

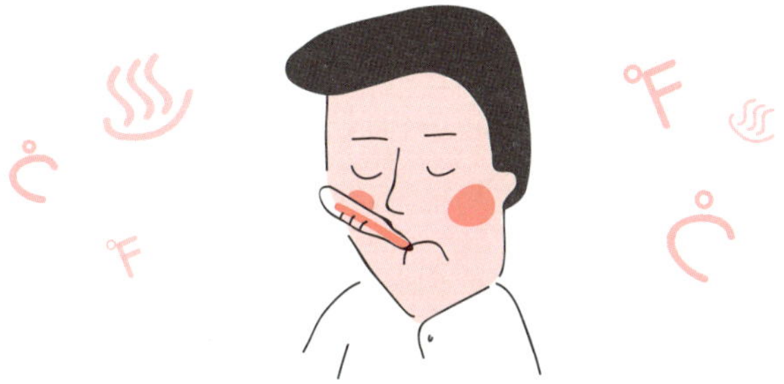

가장 이상적인 체온은 아침 기상 시 36.5도 오후 4~5시 경에 36.8도가 정상입니다. 그리고 37.2도까지가 정상 체온의 한계입니다. 아침에 일어나서 36.5도 이하의 체온이 계속된다면 일단 면역 저하를 의심하고 원인을 찾아야 합니다. 영양이나 비타민 섭취에 관하여 살펴보아야 하고 갑상선 질환과 미토콘드리아 기능에 관한 검사가 도움이 될 수 있습니다.

한국인들은 오래 전부터 체온과 건강과의 관계를 중시하였습니다. 온돌 문화가 그렇고 찜질방, 솥가마, 매운 고추, 한증막 등은 모두 체온을 상승시켜 건강을 유지하려는 노력이었습니다. 특히 암과의 관계에서 체온이 중요하다고 하는 과학적 근거가 밝혀지면서 우리 조상들의 지혜를 다시금 생각하게끔

합니다. 이러한 체온이 면역을 올린다는 전제하에 치료로 개발 된 방법이 온열 치료인데 현재 암 치료 병원에서 사용하는 고주파 온열 치료나 전신 온열 치료 등이 이에 해당합니다.

6) 과거 병력에서 바이러스 질환의 체크

앞에서 과거에 병을 전혀 앓아 본 적이 없다는 것도 면역 저하의 원인 중의 하나라고 이야기 했습니다. 그런데 과거에 앓았던 질환 중 면역 저하를 의심해 볼 수 있는 질환들이 있습니다.

일반적으로 감기에 잘 걸리면 면역 감소를 의심해 보아야 합니다. 감기는 바이러스 질환이기 때문에 면역하고 관련이 많습니다. 암과 관련된 면역은 바이러스에 관한 면역과 유사합니다. 즉 바이러스에 취약하다면 암에 대한 면역도 약해져 있을 가능성이 높습니다.

대상포진도 그러한 질환에 포함됩니다. 서양에서는 대상 포진이 있으면 잠재된 암이 있을 수 있다는 가능성 때문에 암에 관한 검진을 하는 것으로 알려져 있습니다. 즉 대상 포진이나 암 모두 면역 저하 상태에서 오기 때문이라 생각합니다. 바이러스 질환은 면역 저하 시 잘 발생할 수 있음으로 항상 이러한 질환이 자주 발생한다면 암에 대한 경각심을 가질 필요가 있습니다.

바이러스와 암은 많은 상관관계를 가지고 있습니다. 면역과의 상관관계를 떠나서 바이러스로 인하여 암이 발생하는 경우가 많습니다. 우리가 가장 잘 아는 질환으로 B형 C형 간염의 경우 간암으로 진행되는 경우가 많으며, 인유두종 바이러스는 자궁경부암이나 구강암을 잘 일으킵니다. 카포시 육종은 AIDS 환자에서 헤르페스 바이러스에 의해 발병이 됩니다.

최근에는 오히려 바이러스를 이용하여 암을 치료하는 방법이 바이러스 면역 항암제로 개발되기도 하였습니다.

지 암 지 기
백 암 백 승

03

환경

저자는 암 환자를 상담하면서 환자가 사는 환경이나 직장의 여건, 출퇴근하는 동안의 주변 환경에 대한 질문을 많이 합니다. 대부분 환자는 이러한 부분에 대해 공감을 하면서도 "까짓 이 정도가 큰 문제가 있겠냐?"하는 반응을 보이는 분들이 의외로 많습니다. 언론에서 환경에 대한 경고 방송이 많이 나오지만, 환자들은 이러한 환경으로 인한 영향을 환자들은 피부로 직접 느끼지 못하고 대수롭지 않게 생각합니다. 그러나 환경이 우리의 건강에 미치는 영향이나 암을 일으키는 기전에 중요한 역할을 한다는 것을 각인해야 할 필요가 있습니다. 암이 없는 사람은 예방 차원에서, 암에 이환된 환자는 재발 전이 예방을 위하여 그리고 치료를 위하여 환경에 대한 부분을 염두에 두어야 합니다.

수년 전 어느 환자와의 상담 때입니다. 나이는 약 40대 후반 유방암 환자인데 자기 주변이 공단 입구여서 집 앞에 대형 트럭이 다니고 공장에는 굴뚝에서 연기가 많이 나고 냄새가 많이 난다는 것입니다. 그래서 모발 미네랄 검사를 권유하였고 검사 결과 수은과 카드뮴이 높게 나왔습니다. 여기서 저는 카드뮴은 공장이나 대형 트럭과 관련이 있다고 생각을 하고 해독을 권유하였습니다. 환자가 평소에도 집주변이 마음에 걸렸다고 해서 "그러면 이사를 해야겠네요."라고 농담으로 말을 했습니다. 그로부터 약 2달 후 그 환자와 다시 상담하게 되었습니다. 그런데 집을 팔고 공기 좋은 곳으로 이사를 했다는 것입니다. "전에도 자기 집 주변에 대해 항상 찝찝했는데 원장님하고 상담 후 결단을 내렸는데 옮기고 나니 훨씬 기분도 좋고 공기도 좋은 것 같아 힐링이 되는 느낌이다."라고 하였습니다.

이처럼 이사까지 하는 환자들은 많지 않기 때문에 기억이 남는 환자였습니다. 이런 환자도 있지만, 대부분의 환자는 어떤 것이 암에 좋다더라 하면 귀를 쫑긋하고 관심을 두는데 직접적인 치료가 아닌 부분에 대해서는 무관심합니다. 그러나 관심을 가져야 할 중요한 부분이 환경이 아닌가 생각합니다. 이전부터 환경은 암을 일으키는데 원인으로 작용을 하였고 수술하고 항암 방사선을 하고 난 후에도 계속 내 몸을 자극하고 재발이나 전이를 일으키는 데 영향을 주기 때문이지요.

지금부터 A 씨의 일상생활을 살펴보며 우리 주변에 어떠한 환경적 위해 및 영향 요소가 있는지 알아보겠습니다.

A 씨는 조그만 회사를 운영하는 분입니다. 그리고 담배는 피우지 않습니다. 집은 변두리인데 대로변이고 주변에 축사가 몇 개 있고 영세한 공장들이 띄엄띄엄 있는 곳에서 살고 있었습니다. A씨의 일상을 들여다보면 우선 아침에 일어나면 평소에도 피로가 잘 풀리지 않는데 오늘따라 어제저녁에 먹은 술로 인하여 몸이 찌부드드하고 피로하여 일어나기가 싫습니다. (여기서 만성 피로는 면역 저하의 원인입니다.) 일어나서 화장실에 가서 양치질하고, 세안제로 얼굴을 닦고 샴푸로 머리를 감고 물비누로 샤워를 합니다. (세안제나 샴푸에는 발암 물질이나 환경호르몬이 있을 수 있습니다. 특히 물비누에 들어가는 연화제는 피부염을 일으키는 작용이 많이 있습니다.) 시원하게 샤워를 한 후 식탁에 앉아 식사합니다. 와이프가 주방에서 반찬을 준비하느라 싱크대를 주방세제로 닦고 있습니다. (주방세제도 환경호르몬이며 발암 물질이 있을 수 있습니다.) 냉장고 안에서 반찬을 꺼내 놓습니다. 반찬통을 보니 모두 플라스틱 통입니다.(플라스틱 통은 환경 호르몬을 함유하고 있습니다. 발암 물질인 phthalate가 함유될 가능성이 높습니다.) 아내가 아침 입맛 돋으라고 참치 캔을 하나 따서 찌개에 넣습니다. (캔 속에는 발암 물질인 나이트로소아민이 만들어질 수 있으며 캔이 녹슬지 않도록

하려는 환경호르몬인 비스페놀A가 발라져 있습니다.) 일단 맛있게 아침을 먹고 집을 나섭니다. 밖으로 나오니 미세 먼지가 장난이 아닙니다. 주변이 안개가 낀 것처럼 뿌옇습니다. (미세 먼지는 많은 중금속과 환경 호르몬 그리고 다이옥신을 함유하고 있습니다.) 이제 평소에 타고 다니는 조그만 트럭을 몰고 출발을 합니다. 시동을 거니 털털 거리며 매연이 쫙 뿜어져 나오고 옆을 지나는 대형 트럭에서도 퀴퀴한 냄새가 나는 검은 연기가 뿜어져 나옵니다. 숨이 탁 막히는 느낌을 받습니다. (디젤 자동차 매연은 납, 카드뮴 같은 중금속을 많이 함유하고 있으며 미세 먼지와 초미세먼지의 주범입니다.) 드디어 직장에 도착했습니다. 사무실로 들어서는데 환기가 안 되었는지 묘한 불쾌한 냄새가 납니다. (밀폐된 사무실에서는 오존이 많이 발생합니다. 그리고 환기가 안 되므로 산소 농도가 낮고 이산화탄소 농도가 높습니다. 오존은 발암 물질입니다.) 주위를 둘러보는데 아직 직원이 아무도 오지를 않습니다. 벌써 출근 시간이 지났는데 말입니다. 머리에서 짜증이 나고 화가 치밀어 오릅니다. 그리고 뒷골이 당기기 시작합니다. 요놈들 오기만 해봐라!(자주 반복되는 이 스트레스는 교감신경을 자극하여 면역을 떨어뜨리는 역할을 합니다.) 어쨌든 시간이 흘러 점심시간이 되었습니다. 오늘은 일이 많아 점심을 따로 먹을 시간이 없어 서랍 속에 넣어 놓은 컵라면을 끓여 먹어야지 하고 컵라면 뚜껑을 열고 뜨거운 물을 부었습니다. 그리고 입맛을 다시며 라면이 익기를 기다립니다. (컵라면 봉지 안에 발라놓은 LDPE'저밀도폴리에틸렌'에 열이 가해지면 환경 호르몬이 흘러나옵니다.) 그리고 맛있게 먹었습니다.

오후에 잠시 업무를 본 후 거래처 사장과 골프 약속이 있어 밖으로 나오는데 배가 출출해서 패스트푸드 점에 들려서 햄버거 하나와 우유를 사서 먹었습니다. (햄버거는 태우는 영양소인 비타민이나 미네랄이 없는 칼로리만 있는 음식입니다. 몸 안에서 산화물을 많이 만들므로 암을 유발하는 원인이 됩니다.) 맛있게 먹었는데 조금 있으니, 속에서 천둥 치는 소리가 들립니다. 이리저리 두리번거리며 화장실을 찾습니다. 다행히 화장실을 찾아 시원하게 변을 보았습니다. (이 친구는 평소에 우유를 잘 소화하지를 못합니다. 우유의 카제인을 소화하는 효소가 없는 사람은 이 카제인이 장을 손상하고 상처를 내어 장을 엉망으로 만들고 면역에 이상이 발생하고 결국 암을 악화시킬 수 있는 상황을 유도 합니다.) 거래처 사장을 데리고 가려고 거래처 사장 공장에 들어서니 공장 굴뚝에서 시커먼 연기가 올라옵니다. (이 연기 속에는 일산화탄소 미세먼지 석유화학 찌꺼기인 환경호르몬 그리고 바륨과 같은 중금속 등이 많이 함유되어 있습니다.) 거래처 사장과 신나게 몸을 풀어볼 생각으로 골프장으로 달려갑니다. 드디어 티업하고 골프채를 휘두르기 시작을 합니다. 그리고 신나게 잔디밭을 사뿐사뿐 걸으며 사업 이야기를 합니다. (이 잔디밭은 농약과 제초제로 얼룩진 밭입니다. 그리고 골프 스틱으로 신나게 쳐올리면 멋지게 농약과 제초제를 하늘로 공중 부양시키며 코로 들이마시고 몸으로 샤워를 합니다. 농약과 제초제는 가장 해로운 환경호르몬입니다.) 오늘따라 공이 잘 맞아 즐겁게 골프를 마쳤습니다. 기분이 좋아 거래처 사장과 삼겹살을 구워 먹고 술 한잔하러 음식점으로 갑니다. 그리고 드디어 참숯에 삼겹살을 구워 먹고 소주를 주거니 받거니 합니다. 거래처 사장이 "참나무 숯으로 구워 먹으니 아주 맛있네."라는 농담을 합니다. 숯불에서는 고기 굽는 냄새에 기름이 숯으로 떨어지며 나오는 연기가 피어오릅니다. (삼겹살 기름이 떨어져 피어나는 연기 속에는 다이옥신이 가득입니다.) 참나무 숯이라 하더라도 그 연기는 어떻게 감추지를 못합니다. 거래처 사장이 담배를 한 대 물고 피워댑니다. 경태 씨는 담배를 피우지 못하지만 뭐라고 말을 못 하고 냄새를 참아냅니다. (담배는 만병의 근원이라는 것을 모르는 독자는 없겠지요. 그리고 간접 흡연도 암의 원인 중에 하나입니다.) 술판이 끝나고 거나한 상태로 집으로 돌아옵니다.

집에 돌아와 씻고 잠깐 TV를 보다 잠을 청합니다. 침대 바닥에 깔린 전기장판에서 뜨뜻한 기운이 올라옵니다. (TV, 전자레인지, 전기장판, 컴퓨터, 핸드폰 등 모든 가전제품은 전자파를 품어냅니다. 이 전자파는 세포에 산화물을 만드는 역할을 합니다. 즉 암을 유발하는 요인으로 작용을 합니다.) 스르르 잠이 들었는데 몇 시나 되었을까 잠이 깹니다. 그리고 화장실을 다녀옵니다. 그런데 이때부터 잠이 안 옵니다. 이리저리 뒤척이며 잠을 청해봅니다. (수면 부족은 부교감 신경을 억제하고 교감신경을 항진합니다. 잠을 자는 동안 멜라토닌이라는 호르몬이 나오고 이 호르몬은 면역을 올리고 암을 억제하는 효과가 있습니다. 그런데 잠을 깊게 자지를 못 하면 교감신경이 항진되어 피곤하고 머리가 맑지 못하고 면역이 감소합니다.)

이렇게 A 씨는 일과를 보냈습니다. 독자 여러분 A씨는 저에게 "담배를 전혀 피우지 않는 자신이 왜 폐암에 걸렸는지 모르겠다."고 푸념을 하였습니다. 이 책을 읽는 여러분은 A 씨가 암에 걸린 것에 대하여 어떻게 생각하십니까? 담배만이 암의 주범이 아닙니다. 그리고 독자 여러분, 자신의 일과를 세밀히 들여다보고 A씨와 얼마나 차이가 나는지 살펴보시기 바랍니다.

지 암 지 기
백 암 백 승

04

당신은 잘 먹고 있나요?

우리는 하루 3끼 365일 식사를 합니다. 그럼 음식이란 우리에게 어떤 의미일까요? 단순히 에너지를 얻기 위한 수단? 먹는 즐거움을 얻기 위한 방법? 아마 음식에 대한 다양한 견해를 보이리라 생각합니다. 저는 오래전부터 '살기 위해서 먹는다.'라는 말을 많이 하였습니다. 크게 음식이 즐거움을 주는 수단은 아니었습니다. 그래서 하루에 한 끼만 먹고 사는 방법은 없나 하고 생각한 적도 있습니다. 반면에 음식을 앞에 놓으면 행복하다고 하는 사람도 있습니다. 그렇듯 음식에 대해 다양한 반응을 보이지만 음식을 약으로 먹는다는 사람을 잘 보지를 못 했습니다.

제가 의사 생활 35년을 하면서 음식이 약일 수 있다고 생각하게 된 지 불과 10년 정도 되었습니다. 환자와 상담을 하면서 음식을 강조한 것도 그때부터라고 생각합니다. 제가 환자를 처음 볼 때는 어떻게 환자에게 맞는 약을 찾을까 고민을 하였습니다. 그리고 좋은 약을 찾아주는 것이 의사가 해야 할 일이라고 생각을 하였습니다. 그런데 세월이 흐르면서 어느 날 나 자신을 보니 “약보다는 음식을 찾는다.”고 생각하게 되었습니다. 특히 암 치료는 ‘음식이 답이다.’라고 말씀드리고 싶습니다.

암 치료에 있어 수술 항암 방사선 치료는 어느 한 시기에 필요한 치료법입니다. 계속할 수는 없습니다. 그리고 통합 의학적 치료도 약물이나 의료기를 사용하는 경우는 일정한 기간뿐입니다. 그렇다면 가장 오랫동안 그리고 항상 자신을 지키는 것이 무엇일까요? 날마다 쉬지 않고 계속하는 것은 음식을 하루 세 번 먹는 것입니다. 그리고 그 음식 속에는 우리의 에너지를 만드는 영양소도 있고 미네랄도 있고 또 여기에 다양한 식물성 화학물질 등이 있습니다. 여기서 잠깐 식물성 화학물질은 우리가 찾는 약이 될 수 있습니다. 맞습니다. 바로 이 음식 속에 약이 있습니다. 그리고 그 약을 하루 3끼 365일 먹습니다. 그렇다면 어떤 약을 먹는가에 따라 자신의 건강이 결정되는 것입니다. 다시 말하면 어떤 음식을 먹느냐가 건강을 지키고 못 지키고에 영향을 줄 수 있다는 의미도 됩니다. 암 환자와 상담을 할 때 ‘앞으로 어떻게 관리를 해야 하느냐?’라는 질문에 저는 항상 ‘제일 중요한 것은 음식입니다.’라고 설명을 합니다. 음식을 매일 3번 먹는 약이라 생각하라는 말도 꼭 덧붙입니다. 음식이 암에 미치는 영향이 전체의 약 80%를 차지합니다. 우리가 암의 원인 중 가장 많은 것은 담배라고 하지만 담배는 피우는 사람에게만 영향을 주는 것이고 실제로 가장 영향을 주는 것은 음식입니다. 암을 예방하거나 암의 재발이나 전이를 예방하는 측면에서도 음식이 가장 중요한 요소라고 할 수 있습니다. 그러면 지금부터 우리는 어떻게 음식을 먹어야 하는지 살펴볼까요?

1) 골고루 음식이란?

부모님이 자식한테 편식하지 말라고 하면서 골고루 먹으라는 말씀을 많이 합니다. 그럼 정말 우리는 골고루 먹을까요? 그런데 여기서 "골고루가 어떻게 먹는 거예요?"라고 물으면 제대로 답을 할 사람이 그리 많지 않을 것입니다. 일반적으로 '골고루'를 영양학적으로 설명을 하면 탄수화물 60% 지방 20% 단백질 20%라고 말할 수 있습니다. 이건 타는 영양소를 말하는 것이고 여기에 충분한 미네랄과 비타민이 들어간 음식이어야 합니다. 그런데 요즈음 인스턴트 식품이나 패스트푸드 등을 보면 모두 타는 영양소뿐입니다. 즉 태우는 영양소인 미네랄이나 비타민이 없습니다. 미네랄과 비타민, 영양소를 밥 짓는 것에 비유하면 예전에 시골에서는 가마솥에 밥을 했습니다. 이때 가마솥에 쌀과 물을 붓고 아궁이에 장작을 넣고 불을 때었습니다. 불이 잘 안 붙으면 풍무로 바람을 넣어주곤 하였습니다. 솥 안에 있는 쌀은 타는 영양소입니다. 그리고 장작은 비타민이고 미네랄은 풍무 역할을 합니다. 그런데 요즘 음식을 보면 솥 안에 쌀은 있는데 물도 안 넣고 장작도 지피지 않은 상태로 밥을 하려는 거나 마찬가지입니다. 이리하면 제대로 밥이 될까요?

미토콘드리아에서 에너지를 만들 때 이렇듯 태우는 영양소만을 섭취할 경우 정상적인 에너지를 생산하지도 못할 뿐만 아니라 많은 산화물을 생산하는 결과를 가져옵니다. 이 산화물들은 결국 핵에 손상을 주고 암을 유발하는 원인이 됩니다. 그러므로 영양소 측면에서만 보더라도 골고루 먹는 것은 참으로 중요합니다. 그런데 이렇게 지키는 사람이 얼마나 될까요? 그리고 '잘 먹어라.'라는 말도 많이 하지요? 그러면 잘 먹는 것은 어떻게 먹는 것일까요? 밥을 잘 먹으라는 건지 고기를 잘 먹으라는 건지 헷갈립니다.. 우리는 대부분 이런 모호한 개념을 가지고 음식을 먹었습니다. 음식이 암에 대한 면역에 영향을 준다는 개념이 없었기 때문입니다.

잘 먹는다는 것은 건강한 세포를 유지하고 면역을 유지하고 건강한 생활을 영위하는 것입니다.

또한 골고루 그리고 잘 먹는 것을 생명 현상 측면에서 이유를 생각해 볼까요? 우리가 먹는 음식은 살아있는 생명체로부터 영양을 얻는 것입니다. 이러한 생명체는 항상 자신을 지키기 위한 방어책을 가지고 있습니다. 모든 동식물이 다 그런 것은 아니지만 약간은 가지고 있습니다. 특히 식물은 자신을 방어하기 위한 자체 독을 가지고 있습니다. 이 독을 우리는 파이토케미컬이라고 합니다. 식물마다 종류도 다양하고 양도 제각각입니다. 그런데 우리는 똑같은 파이토케미컬을 두고 어떤 경우는 독이라 하고 어떤 경우는 파이토케미컬이라고 합니다. 이는 적은 양인 경우 파이토케미컬이고 과량이 되면 독이 됩니다. 그러므로 음식이 독이 되지 않고 파이토케미컬이 되기 위하여 다양한 종류의 식물을 조금씩 여러 차례로 나누어 먹어야 합니다. 과유불급이라는 말을 명심하여야 합니다. 우리 환자분들이 무슨 음식이 암에 좋다더라 하면 그것에만 매달리는 경우를 많이 보는데 그것은 잘못된 방법입니다.

2) 맛있는 음식의 비밀

"집에서 밥을 먹으면 별로 맛이 없는데 외식을 하면 맛이 있다. 그래서 외식을 한다." 많은 사람이 밥맛이 없다는 이유로 외식을 하자고 하는 경우가 많습니다. 단순히 음식 맛만은 아니겠지요. 일단 바깥으로 나가면 답답하던 마음이 탁 트이는 것 같고 기분이 전환되고 이러한 기분으로 음식을 먹으면 집에서 먹는 것보다는 맛이 있지 않을까요? 이러한 심리적인 부분도 영향을 받겠지만 외식의 문제는 어쨌든 인공 조미료의 영향을 무시할 수는 없으리라 생각됩니다. 이런 화학조미료는 우리의 미각을 변화시키고 이제는 조미료가 없는 음식을 생각하기 어려울 정도가 되었습니다. 과거에 인공 조미료가 없이 천연 조미료만 사용하던 우리의 입맛은 인공 조미료의 강력한 맛에 의해 많이 변하였습니다. 인공 조미료의 자극적인 맛이 더 자연스럽고 선택받는 맛이 되어 버렸습니다. 요즘 유행하는 말로 "음식 맛은 조미료 맛이다."라고 할 정도입니다. 한때는 조미료를 음식의 혁신 상징으로 여기던 시절도 있었습니다. 조미료를 미화하고 적극적으로 권장하던 때가 바로 그때입니다. 그러던 인공 조미료가 유해 논란에 빠지면서 '유해하다, 무해하다.'는 논란으로 지금도 정확한 결론이 나지 않고 있습니다.

논란이 되는 조미료가 있는 반면에 유해한 것으로 판명이 난 인공 조미료도 많이 있는 것으로 밝혀지고 있습니다. 그러다 보니 대부분 가정에서는 인공 조미료에 대한 불신이 많고 거부감을 가지고 있습니다. 그래서 외식할 때 불안하여 가능한 외식을 자제하는 경향이 있습니다. 그러나 현실은 그렇지 못한 것 같습니다. 세상이 너무 바쁘게 돌아가서 편하게 집에서 밥을 해 먹을 수 있는 여건이 되지 않으며 맞벌이 부부가 증가하고 있어 외식은 증가할 수밖에 없는 것이 현실입니다. 직장인들은 그러잖아도 많은 건강 위험 요소들 속에 내던져져 있는 현실에서 먹는 음식마저 위험 요소로 작용한다는 것은 더욱 건강 불안감을 높이는 것이 아닌가 합니다. 그럼 이러한 논란 속에 우리는 어떻게 해야 할까요?. 외식을 많이 하는 것이 좋을까요? 아니면 외식을 자제해야 할까요? 이 논란에 관한 주요 관심사가 되는 조미료를 살펴볼까 합니다.

① MSG

MSG는 오랜 세월 동안 가장 논란의 대상이 되는 조미료입니다. MSG는 최초의 인공 조미료입니다. MSG는 1908년 일본 도쿄대학의 화학자인 이케다씨가 다시마 추출물에서 분리해낸 감칠맛을 내는 성분입니다.

MSG가 조미료로 만들어진 지 100년의 세월이 흘렀지만 지금도 그 유해 유무에 대하여 논란이 되고 있습니다. 왜 그럴까요? 무해하다고 주장하는 사람들은 MSG는 자연에 존재하는 물질이고 단순히 그것을 발효를 통하여 추출한 것이기 때문에 무해하다는 주장입니다.

그런데 여기서 약에 대한 이야기를 잠깐 할까 합니다. 요즘 약으로 개발되어온 약제들을 보면 합성을 통하여 새로운 물질을 만들어 내는 것도 있지만 자연계에 존재하는 물질을 추출하여 가공하여 만들어진 약들도 많이 있습니다. 그리고 가공을 통하여 단일 성분화된 약제들은 항상 약성 작용과 독성 부작용을 같이 가지고 있습니다. 가공하지 않고 자연물 그 자체로 먹을 때는 그 독성을 보완하는 물질들이 있어 독성을 막아주는 기능을 합니다. 그래서 자연물로 섭취를 할 때는 커다란 문제가 발생하지 않습니다. 또한 자연물로 섭취할 때는 농축되지 않아 상대적으로 적은 양을 섭취하기 때문에 부작용이 별로 없지요.

그러나 이를 농축하거나 가공을 하여 단일 성분을 추출하여 만드는 경우에는 과량의 문제와 독성을 보완해줄 보완물이 없어져 부작용을 초래할 수 있습니다. 제약회사에서 만들어진 약들은 거의 단일 성분으로 약을 만듭니다. 그러므로 제약회사에서 만들어진 약에는 항상 부작용에 대한 경고문이 나옵니다. 이것이 단일 성분 약의 문제입니다. MSG도 이러한 논리에서 생각을 해봐야 할 것으로 여겨집니다. MSG를 천연물에서 추출하여 농축하다 보니 농축과 보완물의 제거로 부작용이 나올 수 있을 것으로 생각이 됩니다.

MSG는 mono sodium glutamate의 약자인데 여기서 글루타메이트(glutamate)는 아미노산 중에서 흥분성을 갖는 특징을 가지고 있습니다. 이 아미노산은 다른 아미노산과 다르게 BBB(blood brain barrier, 뇌 혈류장벽)를 통과하는 특성이 있으며 통과된 이 글루타메이트(glutamate)는 뇌하수체에서 렙틴 대사를 교란해 비만을 유도할 수 있으며 과잉 흥분 상태를 유도할 수 있다는 연구 결과가 나와 있습니다.

MSG에 대한 논란은 화학조미료에 대한 문제와 외식의 안전성 문제를 같이 생각하게 하는 이슈를 만드는 것 같습니다. 많은 논란이 있다는 것은 그것이 의심할 만한 것이 있다는 의미입니다. 요즈음 대부분의 가정에서는 천연 조미료를 주로 사용하나 MSG가 음식점에서는 아직도 가장 많이 사용하는 조미료입니다. 그러므로 잦은 외식은 그만큼 MSG의 섭취량이 늘어날 가능성이 있습니다. 그리고 의심할 만한 부작용이 나올 수 있다고 생각합니다. MSG는 단일 성분을 농축하여 만든 화학 물질이지 천연물 복합성분이 아니며 MSG의 글루타메이트는 흥분성 아미노산이란 것을 기억하셔야 합니다. 특히 직장인들은 잦은 외식을 하는 경우가 많음으로 흥분성을 갖는 MSG는 직장인들의 흥분성을 높일 수 있다는 점과 스트레스를 높일 가능성이 있다는 점을 생각해봐야 하지 않나 여겨집니다.

② 아스파탐

아스파탐은 단맛을 내는 인공 감미료로 설탕 200배의 단맛을 내는 것으로 알려져 있으며 약 600가지 제품에 들어간다고 합니다. 아스파탐은 아스파테이트, 페닐알라닌, 메칠알코올로 구성된 단백질입니다. 열에 약한 성질 때문에 저온에서 맛을 내는 제품에 주로 들어갑니다. 이 아스파탐은 설탕의 약 200배의 단맛을 내고 있음으로 상대적으로 설탕의 200분의 1의 분량으로 단맛을 낼 수 있다는 장점이 있으며 그만큼 칼로리를 줄일 수 있는 장점이 있어 다이어트 식품에 많이 이용되고 있으며 인공 감미료 중 가장 많은 제품에 들어가는 것으로 알려져 있습니다. 아스파탐은 인스턴트 식품, 시리얼, 설탕 없는 추잉검, 커피 음료, 냉동 디저트, 우유 음료, 종합비타민, 쉐이크 믹스 등 수많은 단맛을 내는 음식이나 식품에는 거의 아스파탐이 들어간다고 봐야 합니다. 그런데 이러한 장점을 가진 아스파탐이 논란의 대상이 되는 것은 언론에 아스파탐은 GMO 박테리아에 의해 만들어진다고 알려진 데서 시작되었습니다. 이 아스파탐은 그 성분 중에 아스파테이트는 미토콘드리아에서 에너지를 만드는 과정에 이용되고, 페닐알라닌은 타이로신으로 전환되어 이용되므로 특별한 문제가 없으나 메틸알코올은 아세트알데히드로 분해되고 이 아세트알데히드는 발암 물질로 작용합니다. 아스파탐의 안전성에 대한 문제는 국가 건강 관련 기관에서 안전하다고 인정을 하고 있으나 많은 양을 투여 할때는 그 안전성을 보장할 수 없습니다. 즉 안전하다고 하는 것은 적은 양을 사용할 때이고, 많은 양을 사용하거나 장기적인 섭취를 할 때는 문제가 달라집니다.

직장인들은 거의 밖에서 생활하므로 인스턴트 음식, 패스트푸드, 커피, 음료수, 술 등을 통하여 많은 아스파탐에 노출이 될 수밖에 없습니다. 아스파탐은 심지어 건강 기능 식품에도 들어간다고 합니다. 요즘 젊은이들은 설탕보다 칼로리가 낮고 살이 찌지 않는다는 이유로 설탕이 들어가지 않는 음식이나 음료를 찾습니다. 그러다 보니 아스파탐은 거의 직장인들에게는 중독 수준에 가깝도록 섭취가 되는 것이 아닌가 하는 생각이 듭니다. 적은 양에는 안전하다고 할 수 있으나 과량은 암의 위험성을 높이는 결과를 초래할 수 있다는 것을 염두에 두시기 바랍니다.

3) 소식하는가?

'소식하면 건강에 좋다'라는 말은 한 번쯤은 들어 보았으리라 생각합니다. 언론들도 일본이나 불가리아 등은 암이 적고 장수하는 사람들이 많은데 이들의 건강 비결은 고유의 건강식품과 소식을 꼽고 있습니다. 소식하면 오래 살고 건강이 좋아진다는 것에 관한 수많은 연구가 진행되어 오고 있으며 다양한 결과를 보고하기도 하고 현재 진행 중인 연구도 있습니다.

그럼 이 책을 읽는 독자들은 어떤가요?

자신이 소식한다고 생각하는 사람이 그렇게 많지는 않으리라 생각합니다. 우리 한국 사람들은 일단 '배가 불러야 먹은 것 같다.'라는 말을 많이 합니다. 그래야 잘 먹는 거라 생각을 하죠. 그런데 배가 부르게 먹는 것은 용량 오버에요. 특히 한국 사람들은 아침은 굶고 점심은 간단히 먹고 저녁은 맘껏 먹죠. 이것을 우리는 어떻게 해석을 해야 할까요? 아침 먹고 왕성히 활동해야 하는데 굶고, 저녁은 먹고 자야 하는데 맘껏 먹습니다. 무언가 이치에 맞지 않는다는 생각이 듭니다.

그럼 과식을 하면 우리 몸에 어떠한 영향을 줄까요? 과식은 우선 위를 부담스럽게 합니다. 과식은 위나 췌장, 간, 담관 등에 부담을 주어 효소를 많이 소모합니다. 장에서 흡수된 음식의 양이 많으면 이를 처리하기 위하여 인슐린을 몽땅 만들어 내어 인슐린 과다가 됩니다. 인슐린은 당을 조절하는 기능이 있지만, 한편으로 인슐린은 암을 키우는 역할도 합니다. 그래서 당뇨병이 있는 사람이 암에 더 잘 걸린다는 것입니다. 대개 과식을 하는 사람들은 칼로리만 있는 음식들을 선호합니다. 칼로리만 있고 태우는 영양소가 없는 음식은 세포에서 불완전 산화를 일으켜 세포 내에서 수많은 산화물을 만들어 냅니다. 이 산화물은 세포 내에서 온갖 나쁜 짓을 다 합니다. 만성 대사성 질환을 일으키기도 하고 핵을 손상해 암으로 유도

하기도 합니다.

소식은 불필요한 대사를 제한함으로써 세포 내에서 산화물 생산을 억제하고 적당한 인슐린 분비로 비만이나 인슐린 저항을 막아 만성 대사성 질환의 발생을 억제하고 암세포가 만들어지는 것을 억제합니다. 소식하면 배가 고프게 되고 배가 고프면 세포 내에서는 AMPK라는 유전자가 작동하게 됩니다. 이 유전자는 ATP라는 에너지를 만들도록 하는 유전자입니다. 작동된 유전자는 세포 내에서 사용할 에너지가 부족하므로 무엇을 만들거나 성장을 시키는 모든 행위를 중단시킵니다. 그리고 암을 성장시키는 mTOR라는 유전자를 억제하고 세포 자살을 유도하는 P53이라는 유전자를 활성화합니다. 이는 모두 암을 억제하는 기능을 하게 됩니다. 즉 소식은 이러한 기전을 통하여 암을 억제하기도 하고 암을 예방하는 효과도 가져올 수 있습니다. 여러분은 소식하나요?

4) 소비자의 편리함이 화를 부른다.

우리의 식탁을 보면 과거와는 달라진 점이 많습니다. 예를 들어 상추를 보면 예전에는 여러 가지 크고 작은 사이즈의 상추가 대부분이었는데 언제부터인지 모르지만 먹기 좋게 손바닥 크기의 상추를 우리는 먹고 있습니다.

크기가 손바닥만 한 상추가 가장 먹기 좋다는 뜻입니다. 이것은 소비자가 원하는 데로 농민들이 화학 처리하여 만들어낸 작품입니다. 무언가 인위적인 조작이 가해진 것이죠. 모양이 좋고 먹기 편리하기는 하지만 이것이 건강에는 어떠할까요? 머리가 갸우뚱…….

또 예를 들어볼까요. 예전 오이를 먹으면 딱딱한 씨가 걸려 입안에서 걸리적거렸죠. 그런데 요즘에 사서 먹는 오이에서 씨가 씹히는 경우가 잘 없죠! 이것은 호르몬 처리를 한 오이라고 합니다. 과거보다 씨앗이 약한 과일이나 채소는 그럴 가능성이 높습니다. 포도도 과거에는 송이가 듬성듬성하고 크기도 작고 볼품이 없었는데 요즘 포도는 송이가 빵빵하고 모양도 예쁘고 크기도 크죠. 이것도 무언가 인공적인 조작이 가해진 것입니다.

그 외에도 씨 없는 과일, GMO, 한입에 먹을 수 있도록 개량한 과일 등 수많은 채소나 과일들이 이러한 과정을 통하여 소비자의 눈에 띄고 편리함에 맞춘 제품들로 나오고 있습니다. 즉 소비자가 먹음직스러워 보이면 그만큼 눈에 잘 들어오고 잘 팔리기 때문에 생산자는 이러한 상품을 만들어내는 것이지요. 바로 소비자 탓입니다.

그런데 건강에는 어떨까요?

이 책을 보는 독자들도 이런 소비자가 원하는 상품에 눈이 가고 선택을 하지 않을까요? 소비자가 원하는 이러한 상품에는 암이 묻어 들어올 수 있습니다. 소비자가 원하지 않으나 자연 상태로 생산을 하는 그 농민이 먹는 상품에는 암이 묻어 있지 않을 것 같습니다.

5) 유통기한

가끔 뉴스에서 유통기한이 넘는 식품을 유통하였다고 적발하는 고발 프로그램들을 종종 보곤 합니다. 이 장면을 보는 소비자들은 "어떻게 저렇게 유통기한을 넘긴 제품을 팔 수 있단 말인가?"하고 분노를 합니다. 유통기한을 넘긴 식품을 사서 먹으면 큰일 난다고 생각을 합니다. "음식으로 장난치는 사람들은 엄벌에 처해야 한다."라고 흥분을 합니다. 아마 대부분 사람이 같은 반응이라 생각합니다.

그런데 이 상황을 각 가정에 적용해 보면 어떨까요?
우리 집에 먼저 적용을 해보자면 제 아내는 음식을 잘 버리지 않습니다. 그리고 아까워 항상 냉장고에 넣어 보관합니다. 언젠가는 먹겠지 하는 마음인 것 같습니다. 몇 달 정도는 보통이고 1년이 지난 음식도 있는 것 같아요.
제 아들은 이러한 것을 잘 참지를 못해요. 그래서 종종 모자지간에 언성이 높아집니다. 아들은 냉장고에 있는 것 다 버리라 하고, 아내는 '아깝다, 안 된다.'하고 높은 톤의 실랑이가 벌어집니다. 저는 옆에서 항상 아들 편을 듭니다. 그러나 최후의 승자는 항상 제 아내입니다.

그런데 제 아내도 마트에서는 유통기한을 잘 살핍니다. 냉장고에 오래 두면 신선도가 떨어지고 영양가도 없어지고 감염에 위험도 크다고 말하는 아들에게 "괜찮아! 옛날부터 다 그러고 먹고살았어, 그래도 감기 한 번 안 걸리고 잘 컸어!"라고 핀잔주듯이 밀어붙입니다. 마트에서 유효 기간은 온갖 범죄와 감염의 주원인인 것처럼 하면서 집에서는 어떻게 관용이 되는지 그 이율배반적인 논리가 어디서 나오는지 참으로 궁금합니다. 엄마들만의 새로운 유효기간 계산법이 있지 않나 생각합니다. 제가 자주 친구 모임에서 이런 이야기를 하는데 대부분 가정에서 같은 형편인 것 같았습니다.

그럼 이 자리에서 누가 맞는지 따져봐야 할 것 같습니다. 당연히 제 아들 이야기가 맞을 것 같은데 집에서는 목소리 큰 사람이 이기니까 반박을 못 할 증거를 제시해야 할 것 같습니다.

여기서 가장 문제가 되는 것이 '냉동실에 넣으면 괜찮다.'라는 인식입니다.

냉동 보관은 고온으로 가열하는 것과는 다르게 미생물의 살균 효과가 있는 것은 아닙니다. 단지 세균의 성장을 억제하는 것뿐입니다. 그리고 또한 어떤 경우에는 저온 상태에서도 성장을 계속하는 박테리아가 있다는 것도 알아야 합니다. 그리고 냉동을 하는 상태에서도 음식의 부패는 가능하다는 것을 생각하여야 합니다. 또한 냉동한 음식은 해동하는 과정에 상당한 문제를 발생합니다. 냉동식품은 해동을 잘 못 하게 되면 위생적으로 더욱 위험할 우려가 높습니다. 특히 오랫동안 냉동을 한 음식일수록 그 위험성은 크다고 합니다. 그래서 냉동은 6개월 내지 1년 이상은 하지 않는 것이 바람직합니다.

6) 인스턴트푸드, 패스트푸드, 정크푸드를 좋아하나요?

요즘 세상이 복잡하고 빠르게 돌아가면서 음식마저도 천천히 여유를 가지고 먹을 형편이 되지 않는 현실이 되었습니다. 무엇이든 빨리빨리 하려다 보니 쉽게 만들고 빨리 먹고 입에 단 음식만을 찾게 되었습니다. 이러한 음식들의 공통점이 태우는 영양소가 없는 타는 영양소뿐이라는 점입니다. 이러한 음식은 일단 달고 기름지고 입이 좋아하는 음식입니다. 몸이 좋아하는 음식이 아니라는 것이지요. 몸은 거부하나 입이 유혹에 넘어가는 음식입니다.

이러한 음식의 특징은 타는 영양소와 태우는 영양소의 불균형으로 세포 내에서 균형 잡힌 항상성을 만들지 못하고 산화물을 만들어 세포를 쓰레기로 가득 차게 만들어 버립니다. 이러한 쓰레기로 가득 찬 세포는 정상적인 기능을 하지 못하고 염증을 만들고 암을 만들고 마는 것입니다. 특히 우려되는 것은 요즘 10대들입니다. 요즘 10대는 정말 이러한 음식에 찌들어 있습니다. 이러한 함정은 30대 암을 유발하는 원인이 되고 있습니다. 암이 발견되는데 10~15년이 걸린다고 볼 때 10대 음식 습관이 30대 암의 원인이 된다고 볼 수 있습니다. 요즈음 청소년의 비만은 우려 수준까지 올라갔습니다. 비만은 인슐린 저항을 불러오고 결국 암을 유발하는 요인으로 작용을 합니다.

7) 물은 어떻게 마시나요?

사람이 평생 먹는 물의 양이 약 50t이라고 합니다. 그리고 하루에 1.5~2리터의 물을 마시라고 권유를 합니다. 물에 대한 습관을 우리는 대부분 대수롭지 않은 것으로 치부합니다. 물은 아무 때나 마시는 것이고 목마르면 마시면 된다고 생각합니다. 그런데 최근에는 건강에 있어 물의 중요성이 갈수록 강조되고 있습니다. 물은 최근에는 5대 영양소에 물을 추가하여 6대 영양소라고 합니다. 이제 물은 영양소의 하나로 여기게 되었습니다.

우리 몸에서 물은 어떤 역할을 하고 얼마나 필요할까요?
"단식하는 사람들이 음식은 10일 이상 끊어도 살 수 있지만 물은 며칠만 끊어도 생명을 유지할 수가 없다."는 것을 모두 잘 아실 겁니다. 물은 우리 몸의 구성 물질에서 가장 많은 부분을 차지하고 있습니다.

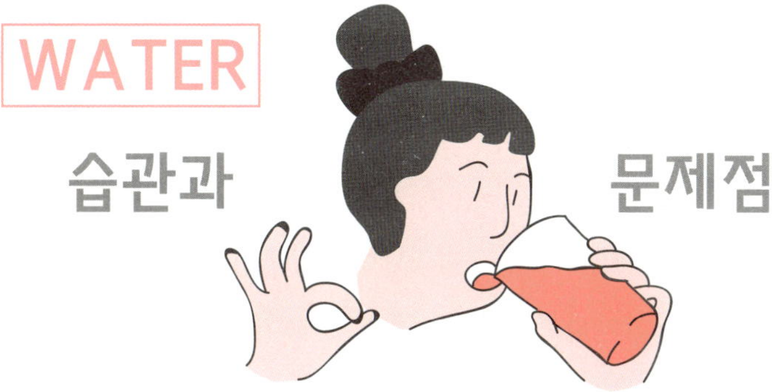

그럼 우리가 물을 먹는 방법이나 습관에는 어떤 문제점들이 있을까요?

오래전 우리는 주로 샘물을 먹었습니다. 이때는 토양의 오염도 없었고 지하수가 아주 깨끗하고 맑았습니다. 미네랄도 충분하였습니다. 지금 생각하면 그때의 물이 우리가 원하는 가장 이상적인 물인지도 모릅니다. 그러다 수돗물이 나왔습니다. 그리고 수돗물은 불소로 소독을 하고 불순물을 걸러 정수를 한 물이어서 이 물이 가장 좋은 물이라고 생각하던 때가 있었습니다. 그리고 언제부터인가 수돗물의 문제점들이 드러나기 시작하였습니다. "수도관이 노후하여 녹물이 나오고, 불소가 건강에 좋지 않다."는 연구 자료가 나오고 '오염도 되어 있다.' 하여 대안으로 나온 방법이 정수기였습니다. 그리고 이 정수기 물을 먹기 시작하면서 수돗물은 마시는 물로서 기능을 상실하였습니다. 정수기 물이 가장 좋은 물이라고 생각하고 회사의 사무실이나 가정에서 정수기를 들여놓고 있으며 지금도 거의 모든 곳에서 먹는 물은 정수기 물을 먹는다고 여겨집니다. 그런데 최근에 와서 이 정수기의 물에 대한 문제점이 대두되고 있습니다. 즉 현재 시판되는 정수기의 대부분이 역삼투압 방식의 정수기인데 이 정수기는 물 안에 있는 모든 물질을 제거하므로 거의 증류수에 가깝습니다. 그러다 보니 이 물을 계속 마시게 되면 미네랄 부족이 올 수 있다는 단점이 제기된 것입니다. 그래서 요즘에는 정수기 물에 여러 가지 미네랄이 함유된 식품을 첨가하여 찻물을 만들어 마시는 경우가 많이 있고, 또한 정수기 물보다는 시판되는 생수나 미네랄 워터를 마시는 경우가 많아지고 있습니다. 그럼 여러분들은 어떤 물을 마시고 있나요?

다음은 물을 마시는 습관에 대해 알아볼까요?
우리 한국 사람들은 밥을 먹을 때 항상 국을 같이 먹는 경우가 많습니다. 국을 같이 하지 않으면 목에 음식이 잘 넘어가지 않는다고 합니다. 습관화된 탓입니다. 그런데 장수하는 사람들을 보면 평소에 국을 즐기지 않는 사람들이 많다고 합니다. 그런데 이러한 국과 음식을 같이 하는 습관은 건강에는 썩 좋은 것은 아닙니다. 우리가 음식을 먹으면 위에서 산에 의해 일차적인 소화를 합니다. 즉, 위에서 분비되는 위액은 강산입니다. pH가 1~2 정도의 강산으로 이 정도의 산도로 음식의 단백질을 분해합니다. 그런데 국이나 물을 같이 먹게 되면 산도가 약화하면서 단백질의 소화가 제대로 되지를 않습니다. 그만큼 우리 몸에서는 무리할 수밖에 없습니다. 위산이 더 만들어져야 하고 췌장에서 소화액을 더 많이 생산하여야 합니다. 또한, 산성도가 강하면 음식에 묻어 들어오는 세균이나 다른 감염원들이 위산에 의해 제거되는데 산성도가 약하면 이러한 세균이 제거되지 않아 장내 세균의 분포가 유해균으로 가득 차게 하는 원인이 됩니다. 또한, 완전히 분해가 되지 않는 단백질은 장 점막을 손상해 장누수증과 자가 면역 질환을 일으키고 음식 알레르기를 일으키는 원인으로 작용을 합니다. 음식과 국을 같이 먹는 것은 이러한 의미에서 다시 한번 고려를 해 보아야 할 식습관이라고 생각합니다.

음식을 먹고 나면 목이 마릅니다. 그래서 우리는 당연히 물을 마십니다. 대부분 사람은 음식을 먹자마자 바로 물을 마십니다. 그런데 바로 마시는 물 또한 위에서 설명한 논리에 그대로 적용이 됩니다. 즉 아직 위안에 있는 음식이 소화되기 전에 물이 들어가면 위의 산성도가 떨어집니다. 국을 먹는 것과 같은 효과를 나타냅니다. 그럼 물은 언제 마시는 것이 좋을까요? 위안에 있는 음식이 소화되는 데 걸리는 시간이 30분에서 1시간 정도입니다. 그렇다면 물은 식사가 끝난 후 30분에서 1시간 정도 지나서 마시는 것이 가장 적당합니다.

자 그럼 이제는 물을 마시는 양에 대해 살펴볼까요?

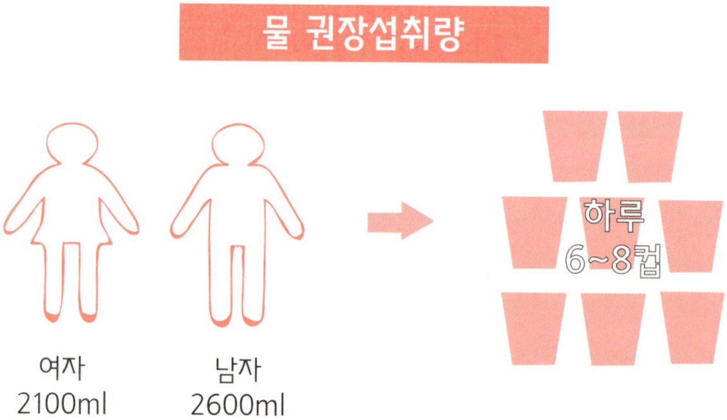

여러분은 하루에 물을 얼마나 마십니까?. 생각보다 물을 충분히 마시는 사람이 그리 많지 않은 것 같습니다. 일반적으로 환자들에게 하루에 1.5~2ℓ 의 물을 마시라고 권합니다. 보통 250cc 컵으로 6~8잔에 해당하는 물의 양입니다. 밥을 먹을 때나 녹즙이나 주스를 마실 때 포함된 물은 이에 해당하지 않습니다. 그러고 보면 상당히 많은 양에 속합니다. 그러므로 우리는 하루 마시는 물의 양에 대해 신중해야 합니다. 그냥 목이 말라 마시는 물의 양으로는 인체의 생리적 항상성을 유지하기에 부족하다는 것을 의미하며 의도적으로 물을 마셔야 한다는 뜻입니다.

그럼 물을 마시면 무조건 세포 탈수를 막을 수 있을까요?
세포 탈수란 혈액의 농도가 올라간 탈수를 말하는 것이 아니라 세포 내 탈수를 의미합니다. 우리가 갈증을 느낄 때 물을 마시면 갈증이 사라집니다. 그러나 세포 내 탈수는 물만 마셔서는 해결되지를 않습니다. 세포 안으로 물은 단독으로 들어가지를 못합니다. 미네랄이 세포 내로 들어가면서 물과 함께 들어갑니다. 여기에 관여하는 미네랄 중에 가장 중요한 미네랄이 칼륨입니다. 세포 외액에서 중요한 미네랄이 나트륨이고 세포 내에서 가장 중요한 미네랄이 칼륨입니다. 우리 세포에서는 항상 나트륨은 세포 밖으로 그리고 칼륨은 세포 안으로 밀어 넣으려고 합니다. 칼륨이 세포 안으로 들어갈 때 물이 따라 들어갑니다.

칼륨이 많은 식품	
곡류	잡곡류, 감자, 고구마, 현미, 팥, 은행
채소	근대, 무말랭이, 쑥갓, 비트
과일류	토마토, 바나나, 천도복숭아, 키위
견과류	호두, 잣, 코코아

즉 칼륨을 많이 섭취하여야 물이 세포 내로 들어갈 수 있고 탈수를 해결할 수 있습니다. 책이나 방송에서 칼륨이 많은 음식을 권장하는 이유가 이것입니다. 그냥 마시는 물은 장을 통해 혈액으로 들어오지만, 세포 내의 물을 채우지는 못하고 소변으로 빠져나가고 맙니다. 자 여러분 물 마시는 데에도 여러 가지 과학이 있습니다. 여러분은 지금까지 어떻게 하여 왔는지 돌이켜 보시기 바랍니다.

8) 오늘까지만, 내일부터

어디서 많이 들어본 말 아닌가요? 다이어트를 하는 사람, 담배를 피우는 사람, 도박을 즐기는 사람, 게임을 즐기는 사람 그리고 암을 예방하려고 하는 사람 모두 이 말을 달고 살지요. 참으로 고약스러운 말입니다.

이 말을 하며 위안을 하고 실천을 하지 못하여 나중에 엄청난 고통과 후회를 가져오지요? 저도 이 말을 참 많이 사용하였습니다. 제 고민거리가 2가지가 있었습니다. 제가 담배를 하루에 두세 갑을 피우고 커피를 하루에 여섯 일곱 잔을 마셨습니다. 그러던 담배를 25년을 피우고 2002년에 끊었습니다. 그때 제 아들하고 내기했습니다. 아들은 게임을 끊고 저는 담배를 끊기로 했습니다. 그래서 저는 그날부터 지금까지 담배를 피운 적이 없습니다. 그런데 커피는 이것마저 끊으면 낙이 없을 것 같아 수년 전부터 끊어야겠다고 생각만 하고 오늘 오늘만 하다 끊지를 못하고 타협으로 줄이자고 생각을 하였습니다. 그런데 커피는 지금도 답을 찾지 못하고 있습니다.
오늘 오늘만은 정말 안 되더라고요.

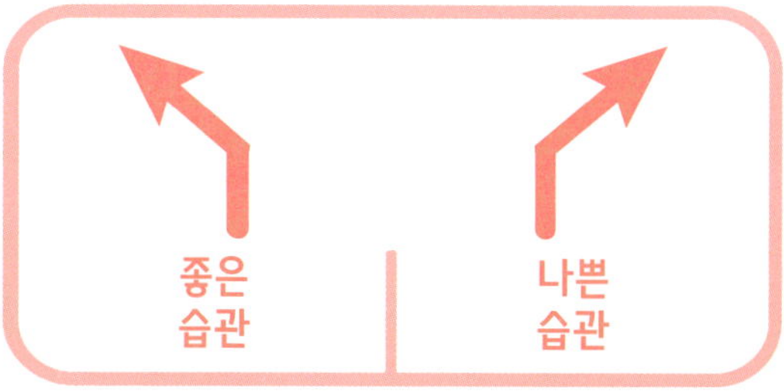

제 아들은 어땠을까요? 여전히 지금도 종종 게임을 한답니다. 당시에는 아예 유혹을 뿌리치지 못했고요. 아마 당시에는 '오늘만, 내일부터' 하다가 흐지부지되었으리라 생각합니다. 습관이란 참으로 무섭습니다. 먼 미래에 커다란 위협이나 불행이 닥칠 수 있다 하여도 오늘 말초신경 자극의 유혹은 뿌리치기가 힘든 것 같습니다.
제 환자 중에 폐암 환자가 있었는데 계속 담배를 피우고 있었습니다. 회진할 때마다 담배를 끊으라고 종용하였는데 끊지를 못했습니다. 그리고는 '내일부터 끊겠습니다.'라는 말을 날마다 반복을 하였습니다. 암에 걸려 목숨이 위태로운데도 끊지를 못하는 것을 보니 참으로 힘들긴 한 모양입니다. 그리고

대부분 땅을 치고 후회를 하였습니다. 그런데 돌이키지를 못하는 후회입니다. 여러분들도 이런 딜레마에 빠진 분들이 많을 것입니다. 머릿속에서는 끊었는데 손과 입은 내 생각과는 따로 놀지요. 담배, 커피, 인스턴트식품, 단 음식, 고기, 외식, 탄산음료 등 유혹이 대단하지요. 이런 음식이 먼 훗날 나를 어디로 데려갈지 모르는 함정이라는 것을 모르지는 않으나 오늘의 유혹이 너무 강하여 머리가 손과 입에 지고 맙니다. 그리고 내일 후회합니다. 그런데 다음날 또 '오늘만'입니다. 그럼 이러한 유혹은 어떻게 이겨야 할까요? 답은 단칼이라고 말하고 싶습니다. 제가 담배를 끊은 것도 단칼이었습니다. 아들하고 약속을 지키는 것도 있지만 단칼이 아니고 '줄여야지' 했더라면 아직도 끊지 못했을 거로 생각합니다. 제가 커피를 끊지 못하듯이 말입니다.

우리 인생이 이제 백세 시대라 합니다. 그것은 중간에 장애물이 없을 때를 가정합니다. 중간의 장애물은 가벼운 장애물부터 복잡한 장애물, 골치 아픈 장애물, 만성 장애물, 난치성 장애물, 그리고 불치의 장애물 등 다양합니다. 이러한 장애물 중에 어느 것이 나에게 치명적인 장애물일지는 모릅니다. 그럼 어느 장애물이 독자에게 치명적 걸림돌이 될까요? 자신의 100세인생을 위하여 열심히 가꾸었는데 만약에 장애물에 굴복한다면 주변 사람들이 '인품이 아까운 인물이야.', '한 인물

했는데 참 아깝네.', '이제 고생 끝내고 성공했는데 참 안타깝네.', '이제 한창인데 쯧쯧.' 이러한 소리를 듣게 되면 그 장애물 하나에 모든 것을 잃어버린 것입니다. 많은 사람이 자신이 목표로 하는 무언가에 모든 것을 걸고 자신의 본능적인 욕구도 억제하고 모든 것을 희생하고 노력하는 것을 보았습니다. 그러나 이러한 목숨보다 중요한 것도 이런 장애 하나면 다 끝나버립니다.

"돈을 잃으면 절반을 잃고 건강을 잃으면 모든 것을 잃는다." 라고 하였습니다. 목표가 중요하고 모든 것을 건다면 건강도 목표가 되어야 합니다. 특히 장애물 중에 가장 위험한 장애물이 암입니다. 사망률 1위가 암입니다. 암이라는 장애물을 넘어갈 복안이 없이는 그 어떤 목표도 의미가 없습니다. 그런데 이 암이라는 장애를 넘어서는 방법은 아직 특효약이 없습니다. 그러나 방법이 없는 것은 아닙니다. 그러면 어렵냐? 그것도 아닙니다. 돈이 많이 드느냐? 그것도 아닙니다. 그러면 시간을 많이 필요로 하느냐 그것도 아닙니다. 그러면 어려운 것은 무엇일까요? 실천이 어려운 것입니다. 간단하지만 반복이 어렵고 말초신경의 유혹이 어려운 것입니다. 자신이 발전을 위해서 유혹을 억제할 수 있는 사람이라면 이러한 장애를 넘기 위한 유혹도 이길 수 있지 않겠습니까.

여러분은 모두 100세까지 살 수 있습니다. 이 유혹만 극복한다면….
암 치료는 어렵습니다. 그러나 예방은 쉽습니다. 단지 실천이 어렵습니다.

9) 음식을 잘 씹나요?

우리 한국 사람들의 식사 시간을 보면 대부분 10분 안에 끝내버립니다. 아마 한국 사람만큼 식사를 빨리하는 국민도 드물 것입니다. 한국 문화의 특징이 '빠르게 빠르게' 아닌가요? 그래서 1950년대 세계에서 가장 가난한 나라가 선진국 대열에 들어간 원동력이 '빨리빨리'라고 합니다. 그러다 보니 음식도 '빨리빨리' 먹습니다.
제가 군대 훈련을 받을 때 무조건 식사는 5분 이내에 끝내라고 교육을 받은 적이 있습니다. 그때는 정말 입으로 들어가는지 코로 들어가는지 모르고 허겁지겁 먹었던 것 같습니다. 그러나 그때는 젊고 위도 튼튼하여 잘 소화를 시킨 것 같아 오히려 빨리 먹을 수 있는 것을 자랑으로 여겼습니다. 이러한 군대 문화도 음식을 빨리 먹도록 하는 문화에 일역하지 않았나 싶습니다. 중국이나 프랑스에서는 몇 시간에 걸쳐 음식을 먹는다고 합니다. 우리 한국 사람은 거기서 먹으면 답답해 미칠 것입니다.
그런데 이렇게 음식을 먹는 습관에도 건강에 관한 과학이 숨어 있고 암과 관련된 부분이 있습니다. 경주의 모 병원에 가면 식탁 위에 30분짜리 모래시계를 올려놓았습니다. 모래시계가 끝나기 전에는 식사를 끝내지 못하게 합니다. 즉 음식을 천천히 먹도록 하기 위해서입니다.

음식을 천천히 먹기 위해서는 어떻게 해야 할까요? 무조건 식탁에 오래 앉아 있으라는 말은 아닙니다. 오래 씹으라는 뜻입니다. 많은 전문가는 한 숟갈을 최소한 30회 이상 씹은 후 삼키라고 권합니다. 30회 이상 씹으면 음식이 잘게 부서지고 입안에 고인 침에 있는 아밀라아제 효소에 의해 탄수화물의 소화 작용이 시작합니다. 그런데 몇 번 씹지 않고 그냥 삼키면 분쇄작용이나 탄수화물의 소화 작용이 일어나지 않고 그냥 위로 넘어가 버립니다. 또한 입안에서 오래 머물게 하면 입안에 음식이 있다는 정보가 위에 전달되고 위는 이 정보를 받아 미리 소화를 위한 준비를 합니다. 위에서는 위산을 준비

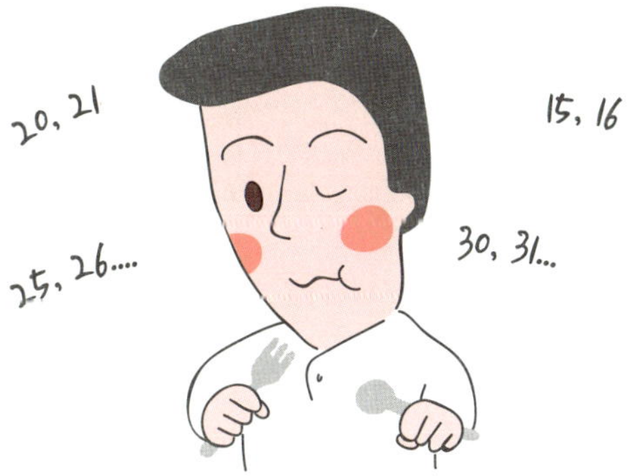

하고 펩신이라는 효소를 준비합니다. 이러한 준비가 음식이 들어오기 전에 미리 준비되면 훨씬 소화에 도움이 됩니다.
오래 씹는 습관을 지니면 장에 무리가 발생하지 않습니다. 오래 씹지 않고 삼키는 습관을 오래 하면 장에서 소화에 문제가 되어 소장에서 세균이 발생하기도 하고 장내 세균의 분포에 문제가 생겨 유해균이 장을 장악하게 되고 결국 장 누수증, 궤양성 대장염 또는 크론씨 병과 같은 자가 면역질환을 야기하기도 하고 면역에 문제가 발생하고 결국 암을 일으키는 원인이 되기도 합니다. 여러분은 어느 정도 씹고 삼키는지 한번 헤아려 보시기 바랍니다. 아마 대부분 사람은 입에서 몇 번 씹고 우물우물하다 넘길 것입니다. 30회씩 씹는 사람들은 보고 있자면 처음에는 아주 답답하고 이상하게 보일 정도입니다. 바로 눈에 뜨입니다. 그러나 바로 그 이상하게 보이는 움직임이 건강을 담보하는 보험이 됩니다.

10) 고기를 많이 먹나요?

암 환자분들과 생활을 하다 보면 육식과 채식 문제로 많이 다툽니다. 우리는 가능한 채식을 권하고 환자는 가능한 육식을 원합니다. 암을 예방하고자 하는 경우에도 마찬가지 문제에 봉착합니다.
아마 채식이 맛이 없긴 없는 것 같습니다. 우리의 입맛을 돋우는 것은 지방입니다. 지방이 들어가지 않는 음식은 일단 별로 맛이 없습니다. 소고기도 지방이 있어야 맛이 있고 지방이 없으면 별맛이 없습니다. 그래서 유독 한국 사람들은 소고기의 마블링을 찾습니다. 그런데 외국에서는 마블링을 크게 여기지 않는다고 합니다. 채소를 먹어도 참기름을 쳐야 맛이 있고, 기름에 튀긴 음식이 맛이 있고 생선도 기름기가 많은 생선이 맛이 있습니다.

일단 채식과 육식의 맛을 비교하기에 앞서 암하고 관련을 지어 어느 것이 더 암을 치료하거나 예방하는 데 도움이 되는지를 살펴볼까요.

많은 의사가 육식을 금하라는 이야기를 많이 합니다. 왜 그러는지 궁금하지요? 육식이 실제 칼로리가 높고 먹으면 든든하고 맛도 좋은데 왜 먹지 못하게 하는지 궁금하지요. 일단 어떻게 키우는지를 잠깐 살펴볼까요?

요즈음 소, 돼지, 닭, 오리, 생선 모두 사육을 하거나 양식을 합니다. 대량 생산을 위해서 좁은 공간에 가두어 키우기 때문에 세균 오염이 문제가 됩니다. 그래서 항생제를 사용하지 않을 수 없습니다. 그리고 빨리 성장을 시켜야 채산성이 나오기 때문에 성장 호르몬이나 성장 촉진제를 사용합니다. 특히 성장 호르몬이나 성장 촉진제는 암세포도 성장을 촉진합니다. 즉 암을 가지고 있는 사람이 이러한 육식을 계속 섭취하게 되면 몸 안에 잠재된 암 덩어리를 성장시키는 역할을 하고 암 환자에게는 암의 치료에 해가 될 수 있습니다. 또한 사육이나 양식을 하는 경우 옥수수 사료를 많이 사용하는데 이는 GMO(유전자 조작 식물)일 가능성이 높습니다. GMO는 인체에 유해할 가능성이 높은 유전자 조작 식물입니다.

소고기나 돼지고기의 지방 성분은 대부분 포화지방산이 많아 건강에 유익하지 못하고, 붉은색 고기는 철분이 많다는 것을 의미하는데 철분은 암세포가 성장을 하기 위해서 꼭 필요한 성분입니다. 양식하는 생선은 모두 엄청난 양의 항생제를 투여하므로 문제가 있고 고기와 마찬가지로 성장 촉진제의 문제도 있습니다. 그리고 자연산 생선에는 수은의 문제가 있습니다. 특히 수명이 긴 생선은 바다의 중금속 오염으로 인해 수은이 과다하게 나오는 경우가 많이 있습니다. 수은은 직접적으로 암을 일으키는 정도는 심하지 않으나 갑상선 기능을 저하해 면역을 억제하기도 하고, 해독을 억제하기도 합니다.

그럼 식물성 음식을 왜 많이 먹도록 권할까요?

동물은 자신이 부족한 영양분을 찾아다니면서 스스로 보충을 할 수 있습니다. 그러므로 스스로 모든 것을 완벽하게 갖출 필요는 없습니다. 심지어 사람의 경우 비타민C는 항산화 물질로 대사 과정에 가장 중요한 성분입니다. 그런데도 사람은 비타민C를 만들지를 못합니다. 모두 외부에서 공급을 받아야 합니다. 다른 동물들은 비타민C를 만들 수 있다고 합니다. 그런데 진화적으로 볼 때 처음부터 인간이 비타민C를 생산하지 못한 게 아니라 "오랜 옛날 인간이 살던 지역에 숲이 우거지고 다양한 과실이 많은 지역에서 생활하였다."고 합니다. 그래서 굳이 비타민C를 직접 생산을 하지 않아도 되었기 때문에 비타민C를 만드는 유전자를 버렸다고 진화론을 연구하는 학자들은 설명하고 있습니다. 즉 쉽게 움직여 구할 수 있기 때문이었다는 것입니다. 성경에 나오는 "아담과 이브가 살았던 에덴동산이 그런 곳이 아니었겠나." 생각이 듭니다. 그곳에서는 풍성한 과일이나 채소가 풍부하여 비타민C를 굳이 몸안에서 생산할 필요가 없었겠지요. 여담으로 이것은 정설이라고 할 수는 없지만, "비타민C를 생산하는데 사용한 에너지를 지능이 발달하는데 사용하지 않았나."라고 추측하는 학자들도 있습니다.

그러나 식물은 씨앗이 뿌려지고 싹이 터서 성장하고 삶을 유지하는 동안 한 곳에서 생명을 유지해야 합니다. 그러므로 스스로 완벽한 시스템을 갖추지 않으면 생명을 유지할 수 없습니다. 자신의 뿌리 주변에서 영양분이나 미네랄을 구하여야 하고 외부의 적으로부터 스스로 지킬 수 있는 방어막도 가지고 있어야 합니다. 그래서 식물은 완전체가 되어야 합니다.

어느 것 하나라도 부족하면 그 종은 생명을 유지할 수가 없습니다. 현재 왕성하게 번성하는 식물들은 모두 이러한 요구 조건을 충족한 종 입니다. 그런데 식물이 하기 어려운 부분은 번식입니다. 그래서 식물은 이러한 번식을 위해 꽃을 피우고 열매를 맺는 것입니다. 꽃을 피워 벌이나 나비를 유혹하고 이들에 의해 꽃가루를 운반하여 먼 곳에 있는 식물과 교배를 할 수 있도록 대안을 세웁니다. 또한 열매를 맺어 이 열매를 먹는 동물이나 사람에 의해 자기 후손을 옮겨 심어 번식합니다. 그것도 여의치 않은 식물은 자웅동체라 하여 수컷과 암컷이 한 식물 안에 있어 스스로 번식을 하기도 합니다.

만약 식물의 입장에서 동물이 자신을 먹어 치우는 적이라고만 생각을 한다면 식물은 강력한 독을 만들어 동물을 죽이도록 하였을 것입니다. 그러나 식물의 입장에서는 모든 동물을 다 죽이면 자신도 종족을 유지하지 못한다는 것을 알고 있는 것입니다. 동물이 있어서 자신의 씨앗을 옮겨주고 수정을 하도록 도와주기 때문입니다. 그래서 식물은 적당한 독을 표피에 두는 것입니다. 적당히 먹고 대신에 자신의 종족 보존을 도와달라는 뜻입니다. 그런데 너무 많이 먹으면 이 또한 자신의 종족을 유지하는데 위험 요소가 되므로 과량을 먹으면 그 동물을 죽이는 독으로 작용하도록 하는 것입니다.

자 여기서 골고루 먹고 잘 먹어야 하는 이유가 또 나옵니다.

대부분 식물이 나름의 독을 가지고 있어서 한 가지 음식만 편식하는 경우에 이 독으로 인해 문제가 될 수 있음으로 음식은 골고루 먹고 편식을 하지 말라고 하는 것입니다.

결국 동물성 음식과 식물성 음식의 차이에서 가장 이상적인 음식은 식물성이라 생각을 합니다. 동물성 음식에서는 칼로리를 올리는 영양소밖에는 얻을 수 없는 반면에 식물성 음식에서는 칼로리를 올리는 영양소, 태우는 영양소, 그리고 내 몸을 지키는 파이토케미컬 성분을 모두 갖추고 있기 때문입니다.

여러분은 어떤 음식을 주로 선호하시나요? 깊은 고민을 하시기 바랍니다.

지 암 지 기
백 암 백 승

05

여러분의 장은 어떤가요?

장은 우리 몸과 외부가 만나는 시작점인 동시에 가장 대립하는 곳이기도 합니다. 또한 우리의 몸에서 일어나는 사건의 많은 발단이 장에서 시작합니다. 외부에서 영향을 주는 요소는 장을 통하여 들어오는 경우가 가장 많기 때문입니다.

"장을 어떻게 관리하느냐?"에 따라 내 몸을 잘 지키고 못 지키고가 판가름 난다고 할 수 있습니다. 장은 우리 몸에서 단순히 음식을 먹고 소화를 시키고 배변을 하는 기관만이 아닙니다. 그 이상 우리 인간을 지배하는 중요한 기관입니다. 장내 세균에 대한 과학적 연구는 "장내 세균이 우리 인체 건강에 중요한 역할을 하고 있다."는 것을 설명하고 있습니다.

1) 여러분 장은 불편하지 않는가요?

저자가 상담하면서 장 문제에 대해 질문을 하면 대부분 환자는 장에 대해 크게 불편하지 않다고 말을 합니다. "저는 장 문제는 별로 없습니다." "그런대로 잘 지내고 있습니다."라고 대답을 합니다. "장으로 인해 병원에 가본 적이 없습니다."

대부분의 환자는 장 문제라 하면 복통이 나오거나 자주 설사를 하거나 위장병이나 위경련 같은 눈에 띄는 증상으로 고생을 하는 경우를 문제가 있다고 생각합니다. 그리고 이러한 증상이 있어야 장 문제가 생겼다고 검사와 치료를 합니다.

그러나 정작 문제가 되는 증상은 아주 사소한 증상에서 시작

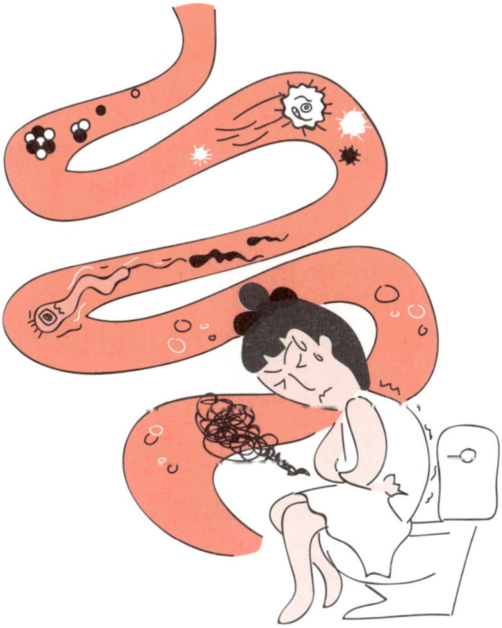

합니다. 오히려 속이 더부룩하거나, 트림이 나거나, 방귀가 자주 나오거나, 방귀 냄새가 고약하거나, 변비가 있거나, 잦은 설사와 변비가 반복하거나, 이유를 알 수 없는 피부 트러블이 생기는 경우 등의 문제가 오히려 커다란 문제를 안고 있을 수 있습니다. 이러한 증상을 대부분 사람은 대수롭지 않게 생각을 하고 치료가 필요하다고 생각을 하지 않습니다. 그러나 증상의 이면에는 무수한 장 문제들이 일어나고 있습니다. 즉 장내 세균들 사이에서 치열한 전투가 일어나고 있습니다. 인스턴트식품, 패스트푸드, MSG, 육류, 알코올, 탄산음료 등의 이러한 음식은 유해균의 손을 들어줍니다. 규칙적인 식사, 유기농, 채식, 유산균, 식이섬유 등은 유익균의 승리를 돕습니다. 그리고 이 싸움터에서 '누가 승리하느냐?'에 따라 결과가 달라집니다. 즉 유익균이 승리하면 건강이란 전리품을 얻는 것이고 유해균이 승리하면 dysbiosis(위장관 부조화), 장누수증, Food allergy, 아토피, 만성 대사성 질환, 그리고 암 같은 질병을 전쟁에 패한 대가로 치르게 됩니다.

그런데 장에서의 전쟁은 치열하고 그 결과는 엄청난 결과를 초래하지만, 그 과정에서 우리가 느끼는 정도는 위에서 말한 정도의 미미한 증상밖에 나타나지 않습니다. 증상이 미미하기에 대부분 사람은 이를 대수롭지 않게 여기고 방치하는 경우가 대부분입니다. 가랑비에 옷 젖는 것입니다.

2) 장과 인간의 유전자

우리 인간의 세포의 수는 60조 개라고 합니다. 그런데 장내 세균의 숫자가 100조 개에 달합니다. 인간의 세포의 숫자보다 훨씬 많습니다. 수년 전에 인간의 유전자 분석을 한 게놈 프로젝트를 통한 인간의 유전자 지도가 완성되고 난 후, 세계의 많은 과학자가 실망하는 탄성이 나왔습니다. 유전자 지도만 나오면 수많은 질환의 원인을 규명하리라는 커다란 기대에 찬물을 끼얹는 결과가 나왔습니다. 즉 결과를 들여다보니 너무 단순하고 초라한 결과에 실망하고 말았습니다. 인간의 유전자가 모든 것을 관장한다는 관점이 잘못되었다는 것을 의미합니다.

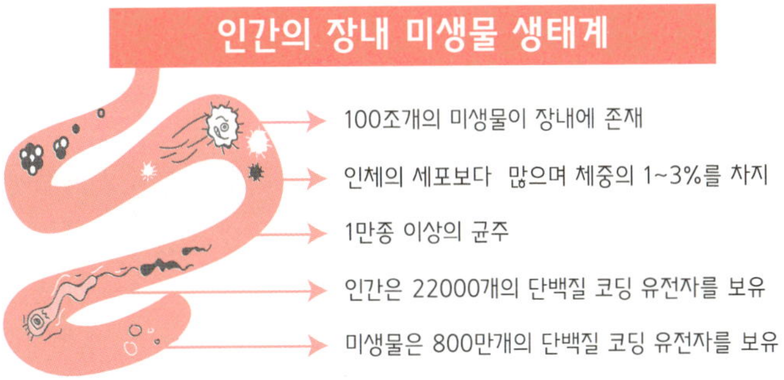

이러한 유전자의 특성에 하나의 추가된 증거를 보면 '인간이 유전자와 장내 세균이나 바이러스가 가지고 있는 유전자 간에 유사한 점이 많다.'라고 합니다. 진화론으로 볼 때 두 세균

의 결합으로 이루어진 다세포 생명체는 진화하면서 단순히 이 두 생명체가 가지고 있는 유전자로만 되어 있다면 지금과 같은 고등 생물이 되기는 어려웠을 것입니다. 즉 이 다세포 생물은 진화하면서 새로운 기능을 만들기 위하여 이러한 기능을 가진 많은 유전자를 세균이나 바이러스로부터 얻어 자신의 유전자로 활용을 하였을 거라고 추측을 합니다. 사용해 보고 그 기능이 좋으면 자신의 것으로 만들고 별로 탐탁지 않으면 버리거나 한쪽 구석에 처박아 넣어버리는 작업을 진화하는 동안에 수없이 반복하여 왔으며 '이러한 수많은 시행착오를 통하여 현재의 다세포 생명체는 어느 정도 완성단계의 생명체가 되었다.'라고 주장하는 학자들이 많이 있습니다. 이러한 완성 단계에 도달한 인간이나 동물은 흉선이 만들어짐으로써 자기와 비자기 세포를 구분하게 되었습니다.

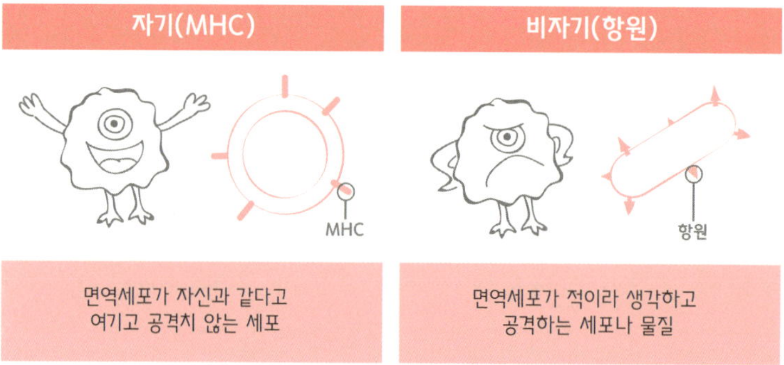

이러한 흉선의 기능에 의해 더는 유전자가 쉽게 들락날락하는 현상은 없어지고 개체의 특성에 따른 유전자가 결정되었습니다. 흉선이 만들어지기 전 수시로 드나들던 세균이나 바이러스가 흉선이 만들어진 이후에는 더 들락날락하지 못하고 이물질로 여겨지게 된 것입니다. 인간이나 동물의 유전자와 장내 세균이나 바이러스의 유전자를 비교해보면 상당한 유사점이 있다고 합니다. 이러한 유사점이 이를 뒷받침하는 근거라 생각합니다.

우리 인간의 유전자 염기쌍이 30억 개라고 합니다. 그중 2만 2천 개의 유전자만이 단백질을 암호화한 유전자이고 나머지는 단백질을 코딩하지 않습니다. 이러한 유전자를 '정크 유전자' 또는 '쓰레기 유전자'라고 명명하고 "인간의 유전자는 2%만이 기능을 한다고 하였습니다." 즉 "98%는 쓸모없는 유전자로 차 있다."라고 생각을 하였습니다. 98%의 유전자가 바로 진화의 과정에서 '시행착오를 겪은 가운데 필요 없다.'고 '처박아 놓은 유전자가 아닌가?' 생각한 것입니다.

그러나 최근 "정크 유전자가 쓸모없는 유전자가 아니고 이 중에서 많은 유전자는 나름의 기능을 가지고 있다."는 것이 밝혀지고 있습니다. 쉽게 설명을 하자면 한 공장에서 직접 물건을 만들 때 2%의 기술자가 전담합니다. 그리고 나머지 98%는 논다고 생각한 것이 정크 유전자인데 지금은 2%의 기술자가 생산하지만, 나

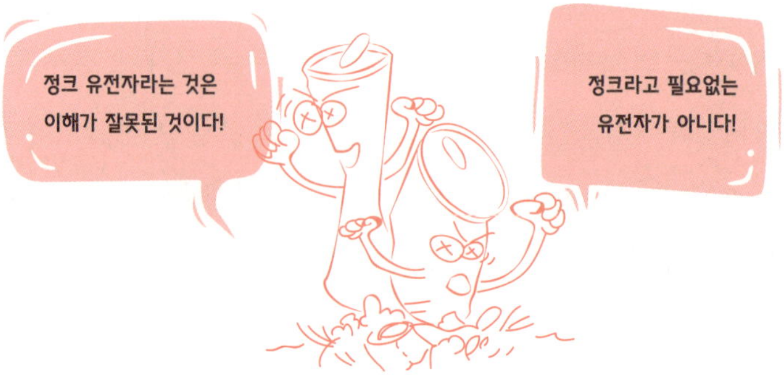
정크 유전자라는 것은
이해가 잘못된 것이다!
정크라고 필요없는
유전자가 아니다!

머지 98%의 직원은 나름대로 잔심부름도 하고, 주방도 맡고, 경리도 보고, 홍보도 하고, 청소도 하는 등 나름의 기능을 가지고 있다는 것입니다. 그러므로 지금까지 98%의 정크 유전자는 모두 정크는 아니라는 것입니다. 오히려 유전자 발현 조절, DNA 손상 복구, 단백질 생산을 조절하고, 단백질 운반 등 굉장히 다양한 과정에 관여하고 있을 뿐 아니라, 인간의 복잡성을 설명해 주는 핵심이라는 연구 자료들이 나오고 있습니다.

이야기가 어쩌다 머리 아픈 진화론까지 흘러갔습니다. 다시 장문제로 돌아가겠습니다. 인간 게놈 지도를 완성하고 난 후 많은 과학자는 우리 인간의 유전자에서 그리 많은 정보를 얻지 못함에 큰 실망을 합니다. 과학적으로 풀 수 없을 만큼 복잡하리라 생각했던 유전자가 단 2만2천 개의 유전자밖에 없다는 점에 의문을 품은 과학자들은 이 해답을 장내세균을 연구함으로써 답을 찾으려고 시도하기 시작했습니다.

3) 장이 인간을 지배합니다.

장은 제2의 뇌라고 합니다. 그런데 우리는 장에 대해 너무 단순하게 생각을 합니다. 장내 세균은 단순히 장안에 있는 세균들이 모여서 소화를 담당하고 유익균과 유해균이 있습니다. 그러므로 가능한 유익균을 늘려야 합니다. 그래서 '유산균을 많이 먹어야 건강에 좋다.' 정도로 우리는 생각합니다.

그러나 장은 그리 단순하지 않습니다. 사람은 뇌가 모든 정보를 수집하고 분석을 하고 명령을 내린다고 생각 합니다. 그러나 최근 연구에 의하면 이러한 뇌 기능을 조절하는 곳이 장이라는 것입니다. 장내에 존재하는 미생물 군집은 영양소의 흡수와 대사, 병원균에 대한 방어 기능과 면역 조절, 신경계와의 상호 작용, 질병의 발생 조절 등 인체의 생리 활동에 매우 큰 영향을 미치고 있으며 장내 마이크로바이옴이 암을 비롯한 비만, 염증성 질환, 자가면역 질환 등 질병과의 상관관계가 있다는 것이 밝혀지고 있습니다.

우리 뇌에 작용하는 세로토닌 신경호르몬은 뇌에서 생산하는 양이 5%이고 나머지 95%는 장내세균에 의해 장에서 만들어진다고 합니다. 즉 뇌의 기능은 장이 조절한다고 할 수 있습니다. 그래서 요즘에는 ENS(Enteric Nourvous system 장 신경계)라는 용어를 사용하고 뇌의 CNS(Central nervous system 중추신경계)와 비교하여 '제2의 뇌'라 하고 있습니다. 이 장 신경계는 중추 신경계의 지배와 영향을 받아 움직이는 시스템이지만 중추 신경계의 영향을 받지 않고 독자적인 장 기능도 가지고 있습니다. 부교감 신경을 절단하여 중추신경계로부터 신호를 차단하여도 장 기능은 계속 이루어지는 것을 확인하는 실험을 통해 장 신경계는 독자적인 시스템을 가지고 있다는 것이 증명되었습니다.

"장내세균의 종류가 약 1만 종에 달한다."라고 합니다. 그리고 현재 이 1만 종 중에서 약 3천 종에 대해 게놈 분석 중인 것으로 확인되고 있습니다. 이 마이크로바이옴 즉 미생물의 유전자는 약 800만 개에 달한다고 합니다. 인간의 유전자가 2만 2천 개인 점에 비하면 어마어마하지 않습니까? 이러한 마이크로바이옴에 대한 유전자 게놈 분석이 끝나면 많은 질병에 대한 원인을 밝힐 수 있고 많은 치료법에 대한 답을 얻을 것이라 기대합니다. 암에 대한 해답이 나올지도 모릅니다.

ENI(Entero-neuro-immune)라는 용어를 최근에는 많이 사용하는데 이는 장과 신경 그리고 면역은 서로 유기적인 관련이 있다는 것을 말합니다. 장에서는 우리 몸에 필요한 호르몬을 생산하기도 합니다. 면역 또한 마찬가지입니다. 소장에서 마이크로바이옴은 우리 면역 중 1차 면역에 해당합니다. 유익균이 방어막을 형성하고 있으며 인체의 면역력 중 약 80%에 해당합니다.

장 문제는 단순한 장의 불편함의 문제가 아니라 면역이 문제가 되고, 만성 대사성 질환을 일으키고 암을 일으키고 종래는 인간의 심리적인 영역까지 문제를 만들 수 있어 결국 전인적인 문제가 됩니다. 암에 있어 장 문제는 '어쩌면 가장 상관관계가 있지 않나?' 생각합니다. 암을 치료하거나 예방을 위해서 가장 먼저 해야 할 일은 우선 장을 개선하는 일이라고 생각합니다.

4) 유익균과 유해균

우리는 마이크로바이옴이라는 용어가 많이 생소합니다. 그런데 유산균이라고 하면 대부분 다 잘 알고 있습니다. 그런데 이 용어가 잘못되어 있습니다. 사실 우리가 말하고자 하는 유산균은 유익균을 말합니다. 즉 몸에 유익한 균이 유익균이고 해로운 균이 유해균입니다. 유산균은 락토바실러스나 비피더스균을 말합니다.

아이가 태어날 때 어머니의 산도를 지나면서 산도에서 얻는 세균이 아이의 장내세균 형성의 시작입니다. 그러므로 어머니 산도의 세균은 아이의 장내 세균 층을 형성하는 데 중요한 역할을 합니다. 여기서 정상 분만을 하는 것과 제왕절개 수술을 통하여 태어난 아이의 장내 세균 구성이 다르다는 점을 생각해 보아야 합니다. 가장 정상적인 것은 어머니의 산도를 통하여 나오면서 형성되는 세균 층이 가장 중요하고 바람직한 역할을 한다고 할 수 있습니다.

어머니의 임신 시 건강이 아이의 건강에 직접적 영향을 줄 수 있는 부분 중 하나가 어머니 산도의 건강입니다. 정상적인 여성의 질 안에는 호기성 박테리아 중 유산균(락토바실러스)이 가장 높은 비율을 차지하며, pH 3.8~4.2의 산성을 유지해 외부 균에 대한 저항성을 가지고 있습니다. 임신 시 스트레스는 이 질 내의 세균 층을 바꾸어 놓을 수 있다고 합니다. 그리고 질 내의 감염이나 잦은 소독으로 인하여 강한 산성을 유지 못 하는 것도 세균층이 바뀌는 영향 요소로 작용을 합니다. 이러한 영향은 아이의 장내 세균의 변화를 가져오고 성인이 될 때 장문제로 발전하는 시발점이 될 수 있습니다.

정상인의 장내 세균 분포

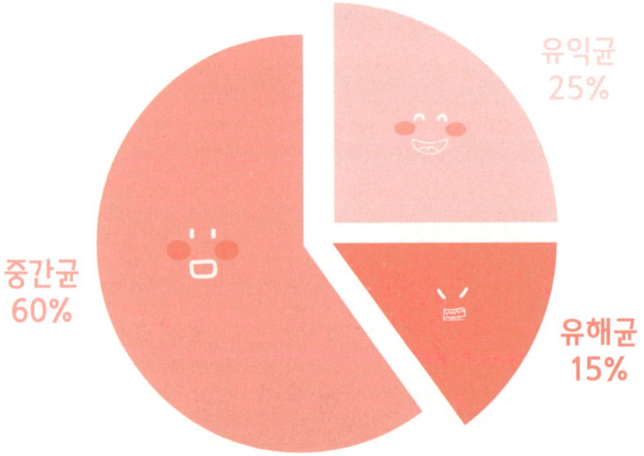

장내세균은 크게 유익균, 유해균, 그리고 중간 단계의 균들이 있습니다. 저는 중간단계의 균을 간신균이라고 부릅니다. 말 그대로 간신이기 때문입니다. 정상적으로 태어난 아이는 유익균을 25%, 간신균을 60% 그리고 유해균을 15%의 비율로 가지고 있습니다. 그러나 장안에 문제가 발생할 때는 역으로 바뀝니다. 즉 유익균이 15%, 간신균이 60% 그리고 유해균이 25%로 바뀝니다.

여기서 간신균이라고 하는 부류는 유익균의 비율이 높은지 아니면 유해균의 비율이 높은지에 따라 어느 쪽에 붙을지를 결정하는 부류입니다. 그래서 간신균이라고 한 것입니다. 유익균이 대세면 유익균으로 기능을 하고 유해균이 대세면 유해균으로 기능을 합니다. 결국 태어날 때는 유익균 85%, 유

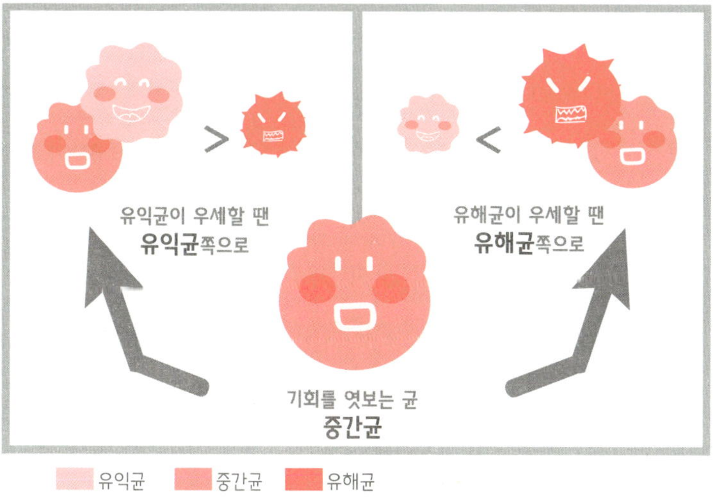

해균 15%로 태어나지만 살아가면서 장내 환경을 잘 관리하지 못하면 유해균 85%, 유익균 15%의 비율로 바뀔 수 있습니다. 즉 장 관리는 유익균과 유해균을 어떻게 관리하느냐에 달려 있습니다.

5) 탄수화물 중독증은 장을 손상하고 암을 부른다.

장내 세균 중에서 유익균은 프리바이오틱스라고 하는 식이섬유를 양식으로 이용합니다. 그러나 유해균은 포도당이나 설탕과 같은 단당류나 2 당류를 양식으로 이용합니다. 그러므로 인스턴트식품, 패스트푸드, 탄산음료, 단 음식 등은 장내세균 중에서 유해균을 도와주는 역할을 합니다. 즉 장을 엉망으로 만드는 것이지요. 이러한 음식을 오랫동안 먹는다면 이는 암으로 가는 지름길입니다. 최근 젊은 암 환자가 많이 발생하는데 이러한 음식 습관이 주요한 원인이라고 생각합니다. 과거에 우리나라 암은 위암이 많고 대장암이 별로 없었습니다. 그러나 수십 년이 지난 지금은 대장암이 훨씬 많아지는 추세입니다. 일반적으로 위암은 채식과 같은 거친 음식이나 짠 음식에 의한 염증에 의해서 발생하는 경우가 대부분입니다. 그러나 대장암은 장내세균의 문제나 지방이나 단백질 대사 그리고 장의 기능 즉 배변이 오래 정체되는 문제 등이 주 원인입니다. 즉 장 안에서 만들어지는 발암 물질이 암을 일으키는 원인으로 작용을 합니다. 채식을 주로 하던 과거와는 다르게 육식을 많이 하고 단 음식이나 패스트푸드, 인스턴트식품을 주로 섭취하는 영향 때문입니다. 앞으로 암을 예방하기 위해서는 10대부터 해야 합니다. 그 이유는 바로 유해한 음식에 익숙해지는 습관이 10대부터 시작하기 때문입니다.

언론에서 종종 탄수화물 중독이라는 말을 많이 합니다. 이 탄수화물 중독의 욕구는 우리의 뇌에서 나오는 것이 아니라 장내 세균이 요구하는 것입니다. 즉 유해균이 많으면 이 세균이 뇌에 탄수화물이 필요하다는 신호를 보내고 이 신호를 받으면 탄수화물을 갈망하는 욕구가 증가하는 것입니다. 장을 건강하게 관리하기 위해서는 가장 우선 해야 할 일은 탄수화물 중독에서 벗어나는 것입니다.

지 암 지 기
백 암 백 승

06

여러분의 생활환경 및 습관은 어떤가요?

암과 생활 습관의 관계는 어떨까요? '생활 습관이 얼마나 암에 영향을 줄까?'라고 의문을 품는 사람들이 많을 것입니다. 그러나 생활환경이나 습관은 암과 많은 인과 관계를 가지고 있습니다. 특히 운동, 직장생활, 집안 청결, 여가생활, 가족관계 등은 중요한 요소로 작용을 합니다. 내가 습관을 만들고 '습관이 나를 만든다.'고 합니다. 습관은 자신이 만들지만, 이 습관으로 인해 자신의 질병을 만들 수 있다는 것입니다. 어떠한 생활습관을 만드느냐가 미래의 건강을 좌우할 수 있습니다.

1) 운동

운동이 암과 관련이 있다는 것은 많이 알려진 상식에 속합니다. 그러나 그러한 운동이 어떤 기전을 통하여 암을 억제하고 어떠한 운동과 어느 정도의 강도여야 하는지는 잘 모르는 사람이 대부분입니다.

그럼 운동의 효과를 살펴볼까요?

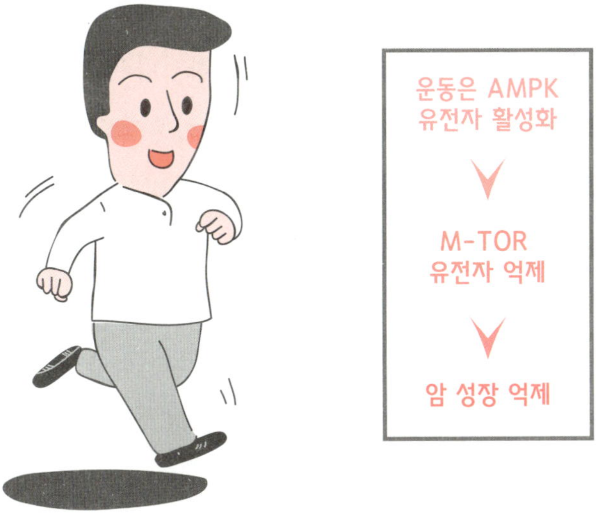

첫째로, 유동하면 특히 햇빛을 보는 야외운동 시 우선 기분이 좋아집니다. 이는 우리 몸은 햇빛을 받으면 뇌에서 세로토닌이 만들어지기 때문입니다. 집안에만 있는 사람은 쉽게 우울증에 빠질 수 있다고 합니다. 세로토닌이 부족하기 때문이지요. 교도소에 갇힌 죄수들을 하루에 한 번 운동을 시키고 햇볕을 쬐도록 하는 이유가 바로 그러한 연유 때문입니다. 우리 몸의 피부는 햇볕을 받아 비타민D를 생성하는데 보통 하루에 상체를 노출한 후 약 15~20분 정도이면 하루 양이 충분하다고 합니다. 비타민D는 골다공증을 예방하는 효과도 있지만, 암을 예방하는 기능을 합니다. 비타민D는 세포핵을 안정시키고 유전자의 돌연변이를 막습니다. 일반적으로 비타민D와 암과의 관계를 보면 비타민D 혈중농도 정상이 30나노그램인데 대부분 사람은 30나노그램 이하입니다. 거의 한국 사람은 90% 이상이 비타민D 부족이라는 통계도 나와 있습니다. 그런데 비타민D가 암을 억제하려면 60나노그램 이상이어야 합니다. 사실 60나노그램 까지 비타민D를 올리려면 엄청난 노력을 하여야 합니다. 많은 사람이 비타민D가 지용성 비타민이어서 많이 먹으면 부작용이 나온다고 함부로 과량 복용을 꺼리는 경우가 많이 있습니다. 그런데 비타민D가 부작용을 나타내는 농도가 100나노그램부터입니다. 그러므로 웬만큼 과량을 먹지 않고서는 크게 부작용 걱정은 하지 않아도 됩니다.

둘째로, 운동은 특히 유산소 운동은 암을 억제하는 기능을 합니다. 그 기전을 살펴보면 운동은 우리 세포에서 AMPK라는 단백질을 활성화합니다. 이 AMPK는 mTOR라는 단백질을 억제하여 암을 활성화하는 세포 신호전달을 억제하고, P53이라는 세포자살을 유도하는 단백질을 활성화하여 암을 억제합니다.

셋째로, 운동은 근육을 강화하여 암세포에 빼앗기는 영양분을 빼앗기지 않도록 하는 효과도 있습니다. 암은 포도당을 주 에너지원으로 사용합니다. 우리 몸에서 포도당을 에너지원으로 사용하는 조직이 뇌 조직과 근육입니다. 암 환자가 음식을 먹으면 가장 우선 암 조직이 포도당을 빼앗아 갑니다. 다음 뇌와 근육인데 뇌는 포도당 사용이 한정되어 있습니다. 그런데 근육은 그 양이 운동하면 늘어납니다. 즉 근육이 많으면 암에 빼앗길 포도당을 줄일 수 있고 암 성장을 억제할 수 있습니다.

그럼 암과 관련된 운동은 어떻게 하는 것이 바람직할까요?

암 환자나 암을 예방하기 위한 운동을 말할 때 항상 유산소 운동을 이야기합니다. 왜 유산소 운동을 강조할까요? 유산소 운동이라는 것은 말 그대로 산소를 이용한 운동을 말합니다. 암세포는 산소를 싫어합니다. 그 이유는 암세포는 산소를 이용한 에너지 생산을 하지 않고 발효를 통하여 에너지를 생산하므로 산소가 별로 필요치 않습니다. 산소가 충분히 공급되는 운동은 정상 세포가 암세포로 전환되는 것을 막아줍니다.

그러나 근력운동은 대부분 산소를 사용하기보다는 순간적인 힘을 발휘해야 하므로 세포질에서 발효를 통한 에너지를 이용합니다. 이러한 운동을 계속한다는 것은 몸 안에 산소가 부족한 상태가 지속하는 것이고 젖산이 많이 만들어짐으로써 산성화를 유도하게 되고 결국 암세포의 성장을 도와주는 운동이 됩니다.

오래전 저한테 상담을 요청한 환자가 있었습니다. 환자와 상담을 하는 도중에 그 환자의 보호자로 따라온 오빠라는 분이 "잠깐 한 가지 의문이 있다."며 질문을 하였습니다. 자신도 현재 대장암 환자라고 하면서 자신은 "왜 암에 걸렸는지 이해를 하지 못하겠다."라고 하는 것입니다. 특기이자 취미가 등산이라는 것입니다. 특히 '종주 등반을 일주일에 5일간 한다.'라고 합니다. 그리고 산속에서 약초나 채소류 같은 좋은 음식만 먹고 공기가 좋은 곳에서만 살았는데 암에 걸렸다고 하는 것입니다. 자신이 암에 걸릴 이유가 없다는 것입니다. 여기에 대해 저는 "그래서 암에 걸렸습니다."라고 답을 했습니다. 이분은 운동을 열심히 하고 암을 억제하는 음식을 많이 먹었지만, 문제는 너무 과도한 운동을 한 것입니다. 즉 종일 무리한 등산을 통하여 몸 안을 오히려 산소가 부족한 상태로 만들어 버린 것입니다. 이것은 유산소 운동이라기보다는 무산소 운동에 가깝게 무리한 운동을 한 것입니다. 운동선수들을 보면 사실 우리가 일반적으로 말하는 운동과는 거리가 먼 경우가 많이 있습니다. 즉 건강을 위한 운동보다는 기록이나 성적을 내고 직업적으로 운동을 하는 경우가 많습니다. 이러한 운동선수들은 우리가 말하는 건강을 위한 유산소 운동은 아니라고 생각합니다. 여기에는 과도한 스트레스도 동반되어 오히려 면역 감소를 만들 것이고 여러 관절이나 근육에 대한 부상 또한 빈번할 것입니다.

그럼 어떤 정도의 운동이 암 치료나 예방을 위하여 유익할까요?

저자는 환자들에게 운동의 강도를 '등에 약간 땀이 맺힐 정도' 그리고 '다리가 뻐근해지기 직전까지'의 강도로 운동을 하라고 권유합니다. 이보다 강도를 높이면 무산소 운동이 유도되고 이로 인한 젖산이 만들어져 통증이 나오기 때문입니다. 운동 시간은 약 40분에서 1시간 정도가 적당하며 1주일에 약 5일 정도 하는 것이 바람직하다고 권합니다.

상담하다 보면 운동을 부채 의식으로 하는 환자들이 있습니다. 암에 걸린 원인을 운동하지 않아서 걸렸다고 생각하는 환자들이 종종 있습니다. 그리고 이에 대한 보상 차원으로 온종일 운동만 하는 것을 봅니다. 주변에서 말려도 소용이 없습니다. 이것 또한 참으로 안타깝습니다. 무엇이든 무리하는 것은 좋지 않습니다. 무리한 운동은 결코 치료에 도움이 되지 않습니다. 단지 마인드 컨트롤을 위한 부채 의식일 뿐입니다.
그러나 마무리 5분은 근력운동으로 끝내라고 권합니다. 암 환자들은 여러 가지 힘든 치료를 받으면서 전체적으로 체력이나 기력이 감소하여 있습니다. 즉 근력이 많이 떨어져 있습니다. 그래서 근력을 기르기 위한 운동이 약간은 필요합니다. 근력을 기르기 위한 운동은 약 5분 정도면 적당합니다. 이때의 운동은 약간 숨이 찰 정도의 운동도 괜찮습니다.

2) 생활 습관

암이라는 병은 면역과 싸움입니다. 면역에 영향을 주는 요소 중의 하나가 생활 습관입니다.
우선 정리 정돈을 너무 철저히 하거나 소심한 사람은 면역이 감소합니다.
제 환자 중 한 분인데 신경외과 교수였습니다. 이분의 특징이 모든 것이 제자리에 있어야 하고 흐트러진 것을 참지를 못합니다. 저하고 상담을 할 때도 필기구를 가지고 오셨는데 탁자 모서리에 정확히 각을 맞춰 올려놓았습니다. 한번은 제가 물어보았어요? 교수님은 집에서 자녀들에 대한 불만이 있는지를 물어보았습니다. 대답이 애들이 물건을 어질러 놓을 때 제일 화가 난다는 것입니다. 한번은 교수님 사모님에게 물어본

적이 있습니다. 역으로 애들이 아버지 때문에 집에서 전전긍긍한답니다. 조금만 떠들거나 어질거나 할 때는 혼을 내고 대학에서 제자들한테도 마찬가지로 정리정돈에 대해 약간의 강박감이 있으시다는 것입니다. 의사 중에 종종 아주 감염에 민감한 의사들이 있어요. 감염이 두려워 문고리도 못 잡는 분들이 있습니다. 이 교수님도 그런 분 중에 한 분입니다. 아마 여러분들도 이런 분을 한 번씩은 본 적이 있을 겁니다.

이런 성격은 암에 어떠한 영향을 줄까요?
우선 이러한 성격을 가지고 있는 사람들은 꼭 이것이 편한 것만은 아닙니다. 나름대로 엄청난 스트레스를 받습니다. 단지 그렇게 하지 않으면 불안하고 짜증이 나는 것입니다. 결국 이것은 스트레스로 작용을 하고 스트레스는 긴장을 유도하고 교감신경을 항진하고 결국 부신 기능 저하를 유도해 면역기능이 감소하게 됩니다. 즉 암에는 별로 좋지 않은 영향을 주는 것입니다.
암 환자 중에 이러한 성격을 가진 분들은 예후도 그렇지 않은 분들에 비해 결과가 그리 좋지 않습니다.
또 하나 예를 든다면 아주 게으르고 천하태평인 사람은 어떨까요? 위의 사람과 정반대입니다. 이런 사람 또한 면역이 감소합니다. 아주 느긋한 사람은 부교감 신경이 항진되어 림프구의 증가로 이어집니다. 일반적으로 림프구의 증가는 암과 관련된 면역의 향상으로 봅니다. 그러나 림프구 과잉이 되는 경우에도 면역 감소로 간주합니다. 고속도로에 차가 너무 없으면 충분한 물자의 운반이 어렵겠지요. 그러나 너무 많아도 정체가 되어 운반이 어렵게 됩니다. 이렇듯 림프구도 적당해야 면역이 강해지고 만약 너무 과잉되면 면역이 떨어집니다. 그래서 이러한 사람도 암에 취약해질 수밖에 없습니다.

잠을 충분히 자지 않는 사람은 어떨까요?
불면증이 있는 사람이나 일이 바빠 잠을 충분히 자지를 못하는 사람, 걱정이 많아 잠을 못 자는 사람이든 간에 잠을 충분히 자지 못하면 면역이 감소합니다. 암에도 안 좋겠지요. 그 이유는 우리가 잠을 자는 동안 부교감신경이 항진되고 멜라토닌 호르몬이 나옵니다. 부교감신경 항진은 위에서 말하듯이 면역을 증가시킵니다. 그리고 잠을 자는 동안에 나오는 멜라토닌은 암을 억제하는 호르몬 중의 하나입니다. 즉 잠을 충분히 자야 암을 예방할 수 있고 암 치료에도 도움을 줄 수 있는 것입니다.

식사를 규칙적으로 하지 않는 사람은 어떨까요?
우리 몸은 일정한 생활패턴을 가지고 있습니다. 그러나 이러한 패턴이 교란되면 여기에 적응하기 위해 새로운 스트레스를 받아야 합니다. 식사도 마찬가지입니다. 일과 중에 음식 먹을 때가 되면 우리 몸에서는 음식을 받아들이기 위해 무언가를 준비합니다. 입안에 침이 고이고 장은 음식을 받아들이기 위해 움직이기 시작을 합니다. 위나 췌장에서는 소화를 위해 소화액을 준비합니다. 이것이 우리 몸의 생리적인 반응인데 만약 음식이 들어오지 않는다면 우리 몸에서는 이로 인해 스트레스를 받습니다. 이런 부분이 계속 반복이 된다면 우리 인체의 생리적 리듬은 교란이 됩니다. 결국 면역에도 영향을 줄 수 있습니다.

근 골격계의 문제가 면역에 영향을 줄까요?

일반적으로 근 골격계의 문제는 단순히 근 골격 기능의 문제이고 통증과 관련이 있는 것으로만 생각합니다. 그러나 근 골격계의 문제는 면역하고 관련이 많이 있습니다. 전에 턱관절을 전문으로 하시는 치과의사와 이야기를 나눈 적이 있는데 "턱관절이 전신의 기능에 영향을 준다."는 말을 들은 적이 있습니다. "실제로 많은 난치성 질환이 턱관절을 교정함으로써 좋아지는 경우를 보았다."고 하였습니다. 또 다른 예로 발가락의 작은 손상이 두통의 원인이 될 수 있다고 합니다. 면역과의 관계를 보면 특히 척추에 문제가 오는 경우 우리 몸의 자율신경인 부교감 신경은 뇌 신경인 미주신경을 통하여 장으로 내려오고 교감 신경은 척수를 따라 척추에서 장으로 신경이 들어옵니다. 즉 척추의 문제는 이 교감신경의 흐름에 영향을 주는 요소로 작용을 합니다. 교감신경의 교란은 자율신경 균형을 깨뜨릴 수 있고 이는 면역을 교란할 수 있습니다. 근 골격계의 오랜 문제는 결코 근 골격계의 문제로만 치부하여서는 안 되고 전신적인 항상성과 관련이 있음을 염두에 두어야 합니다

3) 과식은 어떨까요?

요즘 먹거리가 너무 풍성해져 과식하는 경우가 많으며 이로 인한 비만이 문제가 되는 세상입니다. 요즘 방송 프로그램은 특히 먹방이라 하여 맛집과 음식을 소개해 과식하도록 유혹을 합니다. 특히 젊은 친구들이 이 유혹을 넘기기가 쉽지 않습니다. 우리나라 회식 문화는 대부분 음식을 먹으며 하는 경우가 많습니다. 직장을 마치고 저녁에 하는 회식은 2차 3차로 이어지며 더욱 과식과 음주를 부추기고 있습니다.

그러면 이런 과식은 어떤 문제를 야기할까요?
우선 과식은 이를 소화하기 위한 소화 효소를 몽땅 끌어냅니다. 우리 몸에서 만들어지는 효소는 소화를 위한 효소만이 아

닌 암이나 바이러스 세균을 억제하기 위하여 필요하기도 합니다. 그런 효소를 쓸데없는 과식을 해결하는 데 사용하게 되는 결과를 초래합니다. 또한 과식은 장 점막을 통하여 혈액내로 들어오면 췌장에서는 이를 처리하기 위하여 많은 인슐린을 내어놓아야 합니다. 이런 과식이 계속되면 인슐린 분비가 증가하고 비만이 되고 결국 인슐린 저항이 이루어집니다. 장시간 인슐린 저항으로 인한 인슐린 과잉은 암을 성장시키게 하는 역할을 합니다. 특히 이로 인해 유도되는 인슐린 유사 성장인자(IGF)는 암 줄기세포를 유도해 악성 암을 만드는 역할을 하기도 합니다.

또한 과식하는 경우는 대부분 사람이 골고루 균형을 맞춘 식단보다는 타는 영양소 즉 탄수화물, 지방, 단백질만 풍부한 음식으로 구성이 되어 있어 태우는 영양소인 비타민이나 미네랄이 부족해 결국 미토콘드리아에서 불완전 산화가 일어나고 산화물이 몽땅 만들어지게 되어 암세포도 만들어지고 만성 대사성 질환이 만들어지는 원인이 되기도 합니다. 과식은 만병의 근원입니다. 그러면 어떻게 해야 할까요? 소식해야 합니다.

그럼 소식은 어떨까요?

장수하기 위해서는 소식을 하라고 합니다. 소식은 위에서 언급한 과식의 반대되는 식사 방법입니다. 꼭 필요한 만큼만 섭취하는 것을 말합니다. 무조건 적게 먹으라는 것은 아닙니다. 소식의 장점 중 가장 중요한 것은 쓸데없이 과잉되는 영양소를 공급하지 않고 적절한 신진대사를 위한 에너지원만을 공급하는 것입니다. 그러므로 비만을 유도하지 않으며, 인슐린 저항이 없으며, 쓸데없는 산화물을 세포 내에서 만들지 않아 세포의 손상을 야기하지 않으며, 적정한 소화효소의 분비로 면역세포의 기능이 향상됩니다. 그리고 소식은 직접적으로 AMPK라는 유전자를 활성화하여 암을 억제하는 효과가 있습니다. 소식은 암을 예방하는 좋은 음식 습관입니다.

4) 직업은 암에 어떠한 영향을 줄까요?

"목구멍이 포도청이라고 먹고살기 바쁘게 일하다."가 암에 걸린 사람들이 암에 걸리고 나서야 후회를 하는 경우가 많이 있습니다. 그러나 암에 걸리기 전에는 알면서도 지나치고, 모르고 지나치기도 하는 수많은 이유 속에 묻혀 있습니다.

그럼 사무실에만 근무하는 직장인의 위험요소를 볼까요?

상관이나 동료들 간의 경쟁 속에 만들어지는 스트레스, 업무로 인한 과로 및 스트레스, 사무실 안에서 만들어지는 오존, 증류수에 가까운 정수기 물, 수북이 쌓이는 먼지 등은 직장인을 지치게 만들고 암에 간접적인 영향을 주는 요소입니다.

운전을 업으로 하는 사람이 제일 신경 써야 하는 부분은 도로의 매연입니다. 요즘 미세먼지의 주범이 자동차 타이어와 아스팔트 간 마찰 때문에 만들어지는 미세먼지라고 합니다. 미세 먼지는 입자가 작아 호흡하는 동안 폐에서 걸러지지 않고 혈액으로 흡수되는 경우가 많아 문제를 일으키고, 디젤엔진에서 나오는 매연 속의 카드뮴은 발암 물질로 작용을 합니다. 제가 환자들에게 자주 '외출을 자제하라.'고 하는 이유 중의 하나가 도로의 매연입니다. 암 환자들이 피해야 하는 요소 중의 하나입니다. 또한 운전하는 사람은 평소에 아무리 착한 사람이라도 '운전대만 잡으면 성질이 더러워진다.'고 합니다. 교감신경이 엄청 항진되는 것이지요. 이것 또한 엄청난 스트레스입니다. 운전은 집중해야 하는 일이고 이는 피로를 야기하는 일입니다.

건설업을 하는 사람 중에는 석면을 다루는 일을 하는 사람들이 과거에는 많이 있었습니다. 요즘 석면이 발암 물질이라 하여 석면의 사용이 금지되어있지만, 현재 50대 이상의 건설업에 관여한 사람들은 석면의 위험을 안고 있습니다. 석면에 가장 위험하게 노출된 암이 폐암입니다. 약 20년 이상 석면에 노출이 되면 폐암을 일으킬 가능성이 크며 임 조직 검사상 석면이 검출됩니다. 석면에 의한 폐암은 산재를 적용해주고 있습니다.

바닷가에 사는 어부들이 다른 사람들보다 생선을 먹는 정도가 높습니다. 우리나라 연안 해안이 중금속에 많이 오염되어 있다는 것은 널리 알려진 사실입니다. 바닷가에 사는 어부나 주민들을 대상으로 한 연구에서 모발 검사상 수은이 과다로 나온다는 보고가 있었습니다. 이 수은은 갑상선 기능을 저하하고 해독을 억제하는 작용이 있어 에너지 대사를 억제하고 항산화 작용을 억제해 면역을 떨어뜨리는 역할을 합니다. 수은은 결국 면역을 억제하고 암 치료에 방해요인으로 작용합니다.

최근에 반도체 공장에 근무한 사람들이 백혈병이 자주 발생하는 것으로 판명이 되어 산재로 인정을 받은 사례가 늘어나고 있습니다. 이것은 바로 전자파의 영향이라 할 수 있습니다. 이 전자파 문제는 이러한 반도체 공장만의 문제가 아니라 최근에 가장 문제가 되는 것은 핸드폰입니다. 핸드폰을 귀에 대고 장시간 노출 시는 두경부나 구강암의 위험을 높일 수 있습니다. 최근에 젊은 20대 30대 연령층의 구강암과 두경부암이 많이 증가하는데 이 연령 층이 핸드폰을 많이 사용하는 연령층이고 이와 관련이 깊다고 생각합니다.

5) 성생활

암과 성생활이 관련이 있다는 것을 알고 있는 사람이 얼마나 될까요? 2006년에 보건복지부 암 예방 수칙 10개 항목에 '안전한 성생활'이 포함되어 있습니다. 즉 "섹스가 암을 예방한다."라는 뜻입니다. 그리고 쉽게 암을 예방할 방법의 하나가 안전한 성생활과 조기 검진이라고 발표하였습니다.

우리나라는 성생활의 만족도와 성생활의 빈도는 세계 평균보다 낮습니다. 하지만 성생활이 결혼 생활이나 삶의 질에 미치는 영향력이 크다고 생각하는 측면은 세계 평균보다 훨씬 높은 것으로 보고되고 있습니다.

섹스는 면역을 올리는 효과가 있습니다. 미국 윌크스 대학 연구팀은 1주일에 1~2회 이상 섹스를 하면 면역글로불린 A의 분비량이 증가해서 감기나 독감 등 호흡기 질환에 대한 저항력이 강해지고, 성적 흥분으로 인하여 T림프구가 순식간에 증가하여 면역이 향상한다고 하였습니다. 그리고 2004년 독일 연구에서는 남성의 흥분 및 오르가즘은 혈액 검사상 백혈구를 증가시킨다고 보고하였습니다. 이렇듯 섹스는 면역을 올리고 암을 예방하는 효과가 있습니다. 그리고 불면증을 해소하고 우울증과 스트레스를 해소하는 효과를 가지고 있습니다.

그럼 암 환자들에게 성생활은 어떠한 영향을 줄까요?

암 환자라고 무조건 섹스를 터부시하는 것은 잘못된 인식입니다. 치료에 방해를 주는 정도가 아니라면 정상적인 부부 생활이 오히려 암 치료에 도움이 됩니다. 일반적으로 투병 중인 환자의 배우자는 환자에게 섹스를 요구한다는 것이 자신의 욕구만을 채우는 일이라고 생각을 하여 참는 사람들이 대부분입니다. 이러한 배려는 결국 부부간 성생활이 없어지고 이로 인하여 친밀감이 상실되고 관계의 단절로 이어지기도 합니다. 그러나 성생활은 오히려 사랑을 확인하는 수단이 되고 환자의 투병 의지를 더욱 높일 수 있는 촉진제가 될 수 있습니다. 유방암 환자들의 부부관계를 살펴본 적이 있습니다. 많은 유방암 환자가 투병하는 동안 이혼을 하는 것을 자주 보았습니다. 특히 유방암 환자 중 항호르몬제를 투여 받는 환자는 사실 섹스가 어렵습니다. 항호르몬제 투여는 여성 호르몬 감소로 인하여 성적 욕구가 감소하고 질 건조증을 유발 합니다. 생리적으로도 섹스하기 어려운 상태가 유발됩니다. 여기에 위에서 말한 서로의 배려가 합쳐지면 나중에는 친밀감 상실로 이어지고 관계의 단절로 이혼까지 가지 않았나 하는 생각을 합니다.

그런데 이혼을 한 환자들은 육체적인 투병의 어려움도 있지만, 정신적인 갈등이 깊어지고 이로 인하여 불면증, 우울증 등이 발생하여 치료가 더욱 어려워진다는 생각이 들었습니다.

반면 유방암을 앓는 환자가 독신이었는데 투병 중 환자의 아픔을 이해해주는 남자 친구와 결혼을 하는 환자가 있었습니다. 이 환자는 결혼 후 치료 의지를 더욱 높여 완치 판정을 받았습니다.

암 환자들의 치료 과정 동안에 있어서 성생활에 대해 살펴보면, 암 치료 중에는 치료로 인한 성생활을 하기 어려운 경우가 있습니다. 항암제 투여는 남성의 경우 성욕이 일시적으로 감소하고 발기 능력도 떨어져 섹스가 어려워지고, 방사선 치료 시는 심한 피로감과 허탈감으로 성적 욕구가 사라집니다. 그러나 이러한 성적 욕구는 치료가 끝나면 다시 회복되는 경우가 많습니다. 특히 전립선암, 대장암, 방광암, 자궁경부암 등은 남녀 모두 치료 하는 동안 섹스가 어렵습니다.

호르몬 요법 치료를 받는 남성은 대부분 성욕을 잃고 발기가 어려워지는데 '섹스를 하고 싶다.'는 욕구를 계속 갖는다면 '기능을 회복할 수 있다.'는 연구 보고도 있습니다.

암 종별로 섹스와 관련을 살펴보면, 덴마크의 한 연구에 의하면 50대에 매월 7차례 이상 오르가즘을 느끼는 남성은 남성형 유방암에 걸릴 위험이 훨씬 낮다고 보고하며, 섹스하는 동안 흥분과 오르가즘으로 인하여 행복 호르몬인 "옥시토신과 DHEA가 유방암을 억제하는 효과가 있다."라고 보고하였습니다, 또 다른 한 연구에서도 섹스를 주기적으로 하는 여성은 하지 않는 여성에 비해 유방암 발병률이 낮은 것으로 보고하였습니다.

전립선암의 경우를 보면, 가톨릭 신부가 전립선암으로 인한 사망률이 높은데 이는 금욕이 원인이라고 합니다. 그리고 2003년 호주의 중년 남성을 대상으로 한 연구 결과에서 주당 4회 이상 사정을 하는 남성은 그렇지 않은 남성에 비해 전립선암에 걸릴 위험이 1/3 낮았다고 보고하였는데, 이는 정액의 배출이 전립선암의 예방에 중요한 역할을 한다는 의미입니다.

성생활은 암 환자의 통증을 경감시키는 효과도 있습니다. 미국 럿거스 대학의 베벌리 교수는 '여성이 오르가슴을 느낄 때, 통증에 대한 인내력이 약 75% 정도 증가한다.'라는 연구 결과를 발표하였습니다.

성생활은 암을 예방하는 차원에서나 암 치료를 하는 과정에서 중요한 요소입니다. 건강한 부부 성생활은 암을 예방하는 효과도 있으며 암 치료를 받는 환자에게 정신적 안정을 찾는 요소이기도 하고 치료율을 높이는 효과도 있습니다.

지 암 지 기
백 암 백 승

07

나의 마음속은?

암에 심리적인 역할이 중요하다는 것은 익히 알려진 사실입니다. 그러나 실제로 우리나라에서 암 치료에 심리적인 치료를 적용하는 경우는 그리 많지 않습니다. 그러다 보니 암 환자들도 심리적인 부분에 크게 관심을 두지 않는 것이 현실입니다. 하지만 심리적인 영향이 암의 발병에 영향을 주는 요소로 작용을 하고 암의 치료에서도 중요하게 작용을 합니다. 그리고 사람의 성격은 암의 발병에 영향을 주고 가족에게 심리적 억압을 받는 경우도 암에 영향을 줍니다.

암은 육체적인 질환입니다. 그러나 암이 만들어지는 과정이나, 성장하는 과정에서 심리, 정신, 성격 또는 대인관계는 커다란 영향 요소로 작용합니다. 암이라는 병이 얼마나 심리적인 요소가 강한지 간단한 테스트를 하면 바로 알 수 있습니다. 종합검진을 받은 환자에게 암이 없음에도 불구하고 "당신

암이 있습니다."라고 한다면 이 사람은 바로 그 순간 암 환자가 되어 버립니다. 그리고 1주일 정도 지나면 체중이 7~8kg 정도 빠지고 핼쑥해집니다. 미국에서 실제 있었던 이야기로 '어떤 암 환자에게 누가 아주 좋은 약을 소개하였다.'고 합니다. 그 약을 준 사람은 그 환자가 가장 신뢰를 하는 의사였습니다. 그리고 이것 때문인지는 모르지만, 그 환자의 암이 없어져 치료됐다고 합니다. 그리고 수년간을 그 약을 먹으며 잘 지냈는데 어느 날 방송에서 '그 약이 효과가 없고 효과가 과장되었다.'는 방송이 나왔답니다. 그러자 얼마 지나지 않아 이 환자는 다시 암이 재발 되었습니다. 환자는 실의에 빠져 모든 것을 포기하였습니다. 그러나 얼마 후 방송에서 '전에 했던 방송이 오보였다.'고 하는 정정 방송이 나왔답니다. 그 방송을 들은 그때서야 "환자는 내가 잘못 치료를 받을 리가 없다." 고 하면서 다시 건강을 회복하기 시작했답니다. 종래는 완전히 암으로부터 완치판정을 받았습니다. 이것이 바로 암에 대한 심리적인 영향입니다. 어떻게 보면 어떠한 항암제나 방사선 치료보다도 중요한 치료 요소라고 할 수 있습니다.

1) 암성 성격이란?

암 환자들의 성격을 분석해보면 어떠한 환자들은 암에 잘 걸릴 것 같다고 생각하게 합니다. 대부분 암 환자들 성격을 보면 자기의 의견이나 자신의 의지대로 살지 못하는 사람들이 잘 걸린다고 생각하게 합니다.

이런 환자들의 공통점은 엄청난 스트레스를 받는다는 것입니다. 오랫동안, 이 스트레스는 정신적인 갈등을 일으키고 결국 면역이 억제되고 암이 발생합니다. 일반적으로 암 환자가 암이 발견되기 전 6개월에서 18개월 사이에 충격적이거나 다시 겪고 싶지 않은 스트레스를 받은 사람이 많습니다. 그동안 받은 스트레스로 인해 암이 발생하는 것은 아닙니다. 단지 잠재된 암이 면역이 감소하여 있는 틈을 타서 빨리 성장을 하게 되기 때문으로 생각됩니다.

저자가 보는 암에 잘 걸리는 성격은

- ☐ 대부분 내성적인 성격을 가진 사람들이 많습니다.
- ☐ 자기 생각이나 기분 감정을 터트리기보다는 가슴속에 갈무리합니다.
- ☐ 남을 위한 이타주의에 많이 젖어 있습니다.
- ☐ 자존감이나 자신감이 결여되어 있습니다.
- ☐ 우울증이나 불안증을 가진 환자가 많습니다.
- ☐ 어렸을 때 감당하기 어려운 충격이나 심리적인 압박을 받은 적이 있습니다.
- ☐ 책임감이 무척 강한 편입니다.
- ☐ 사고의 폭이 좁다고 생각합니다.
- ☐ 회복에 대한 자신감이 부족합니다.
- ☐ 인생의 공백에 대한 불안감이 큽니다.

2) 화를 잘 내는 사람

화를 잘 내는 사람은 실제로 스트레스에 영향을 많이 받지를 않습니다. 스트레스를 받지 않는 것은 아니지만 자신의 화를 밖으로 드러냄으로써 풀어버리지요. 즉 스트레스의 탈출구를 만드는 것입니다. '뒤끝이 없다'라고 하는 유형의 사람들입니다. 화를 잘 낸다는 것은 자신의 감정을 쉽게 밖으로 들어낸다는 것을 의미합니다. 이러한 유형의 사람들은 암으로 이환되는 환자가 생각보다 적습니다. 그러나 잦은 화를 내는 것 또한 스트레스를 만들 수 있다는 것을 생각하여야 합니다. 그리고 순간적인 화는 혈압이나 긴장감을 올려 오히려 심혈관 질환을 야기할 수 있는 여지가 많습니다. 암보다는 뇌출혈이나 심장병 같은 질병에 이환될 가능성이 높다고 할 수 있습니다. 여기서 화에 관해 이야기하는 것은 "자신의 감정을 어느 정도 조절할 수 있느냐?"를 말하고자 함입니다. 암의 입장에서 보면 감정을 절제하는 사람, 체면을 중시하는 사람, 도덕적인 면을 강조하는 사람, 남을 위해 희생을 하며 사는 사람, 가정을 의식하는 사람, 하고 싶은 일을 억제하는 사람들보다 자신의 감정을 잘 표현하는 사람이 암에 이환되는 확률이 낮다고 봅니다.

3) 화를 못 내는 사람

화를 내지 못하는 사람도 많이 있습니다. 이런 사람은 암과의 관계에서 어떨까요? 이런 사람은 암에 걸릴 가능성이 높은 사람입니다. 사람은 감정의 동물입니다. 어떠한 상황에 대해 있는 데로 반응을 하는 것이 인간의 본능입니다. 그런데 이러한 본능적인 반응을 억제한다는 것은 이를 억제하기 위한 노력이 필요합니다. 이러한 노력은 자신에게는 스트레스로 작용을 합니다. 즉 몸 안에서 코르티솔을 엄청나게 소비하는 것이지요. 그리고 한계를 넘으면 결국 탈진이 되고 부신기능 부전 상태를 야기합니다.

이러한 성격인 사람들이 문제가 되는 것은 조그만 스트레스는 그렇게 큰 충격이 아니지만 감당하기 어려운 충격을 받은 경우에는 면역 저하로 이어져 암을 유발하는 요인이 될 수 있

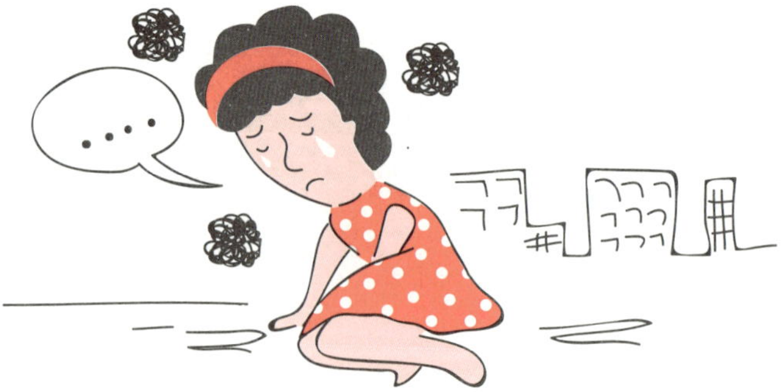

습니다. 특히 우리나라의 50~60대 중년 여성들이 이러한 상황에 해당합니다. 어렸을 때 부모나 형제간 또는 친척들로부터 많은 학대를 받는 경우, 모진 시집살이를 한 경우, 남편으로부터 많은 학대를 받은 경우, 자식들로 인한 오랜 스트레스, 경제적인 어려움이나 금전적 피해로 인한 경우 등 기억하기 싫은 스트레스를 받고 이를 가슴 깊이 갈무리한 경우를 말합니다.
우리는 이를 화병이라고 합니다. 화병은 공인을 받은 의학 용어로 등재되었습니다. 이러한 화병은 다른 말로 억압이라는 용어로 표현하기도 합니다. 이러한 억압은 암의 유발에 영향을 준다고 할 수 있습니다.
저는 종종 이러한 과거력을 가진 환자들에게 깊은 산속이나 바닷가 같은 곳에 가서 고함을 지르라고 권합니다. 가슴속에 응어리를 날려버리라는 뜻입니다. 생각보다 스트레스가 풀렸다는 환자들이 많습니다. 이러한 스트레스를 해소하지 않으면 암의 치료에 장애 요인으로 남습니다.
유방암 3기 환자인데 상담을 하는 동안 과거력을 물어보는데 무언가 말을 할 듯하면서 말을 잘 꺼내지를 못하는 거예요. 그래서 이리저리 말을 돌리면서 유도를 하였는데 어렸을 때 부모로부터 학대를 받은 이야기를 하기 시작하는데 이야기를 다 맺지를 못하고 펑펑 우는 것입니다. 그리고 한동안 이 환자는 계속 침울한 상태로 있고 회진을 할 때도 별로 말을 하지 않았습니다. 그리고 얼마 후 '잠시 다녀올 데가 있다.' 하고 퇴원을 하였습니다. 그리고 약 1주일 후 다시 입원하였는데 퇴원을 할 때하고는 완전 다른 너무나 밝은 표정으로 돌아왔습니다. 고향에 가서 부모님하고 허심탄회한 대화를 처음 나눠 보았다고 합니다. 부모님은 자신이 그 정도의 스트레스를 받았다는 것을 몰랐다고 합니다. 부모님의 사과와 위로를 받고 부모님과의 관계도 회복하였고 이제 마음속의 응어리도 사라졌고 암을 이겨낼 자신이 생겼다고 하였습니다. 그 환자는 그 후 몇 달간 병원에 입원해 있다 퇴원하였는데 그동안 경과는 좋았습니다.

화를 잘 내지 못하는 환자는 자신이 이러한 성격을 갖고 있다는 것을 인식한다면 이러한 성격을 고치는 노력을 하여야 합니다. 이는 암에 취약한 성격이라 할 수 있습니다.

4) 암을 물리칠 수 있다는 믿음

이는 실제로 암에 이환된 환자들을 관찰하면서 얻은 경험입니다. 수많은 환자가 '암을 물리칠 수 있다.'는 믿음이랄까? 아니면 긍정적인 정도에 따라 '환자의 예후가 달라진다.'고 생각합니다.

저는 종종 환자들에게 암에 대해 어떻게 생각하는가를 물어

봅니다. 암을 이겨낼 자신이 없다고 하는 환자, 불안하다는 환자, 잘 모르겠다고 외면하는 환자, 생각하기 싫다는 환자, 공포감이 있는 환자, 죽음을 연상하는 환자 등 다양한 반응을 보입니다. 그러나 의외로 암에 대해 긍정적으로 이겨낼 거로 생각하는 사람들이 있습니다. "자신은 암으로 인하여 나빠진다고 생각해 본 적이 없다."라고 하는 사람들이 의외로 많습니다. 의도적으로 극복 의지를 표출하는 것이 아닌 무의식적으로 암을 이겨낼 것이라 느끼는 사람들입니다. 이러한 환자는 대부분 완치되거나 좋아지는 것을 볼 수 있었습니다.

그러나 암에 대처하는 자세는 스스로 노력하여 얻어지는 것은 아닌 것 같습니다. 누구나 암을 물리칠 수 있다는 믿음을 갖고 싶으리라 생각합니다. 그러나 의도적이 아닌 저 마음속 깊은 곳에서 우러나오는 믿음은 의식적으로 만들어지는 것은 아닙니다. 이는 그 사람의 성격이나 살아오는 동안 형성되는 것입니다. 즉, 위기 극복 믿음이란 인위적으로 가지려고 노력하는 데서 오는 것이 아닙니다. 그렇다고 타고난 것도 아닙니다. 단지 긍정적인 사고를 키우는 과정에서 자연스럽게 형성되는 것입니다. 이러한 긍정적 사고는 면역을 향상하는 역할을 합니다. 그리고 암이라는 엄청난 충격도 이겨내는 믿음으로 표출되는 것입니다.

그러면 만약 이러한 믿음이 없는 경우는 모두 부정적인 결과를 보일까요?

꼭 그렇지는 않습니다. 믿음을 가지려고 노력하고 긍정적 생각을 하는 것도 중요하다고 할 수 있습니다. 상담하다 보면 모든 검사 결과에 너무 예민하게 반응하며 수치 하나하나에 매우 민감해하는 환자들을 봅니다. 이런 경우 조그만 수치의 감소에도 잠을 못 자고 불안해하는데, 검사라는 것은 그때그때의 상황에 따라 증후의 변화 없이 약간의 수치상의 변동이 있을 수 있습니다. 그러므로 이러한 변화에 너무 민감해할 필요가 없습니다. 그리고 상황의 변화를 가능한 긍정적인 관점에서 평정심을 가지며 바라볼 필요가 있습니다. 이러한 긍정적인 시각은 불필요한 불안감이나 우려로 인한 긴장을 해소하는 힘이 될 수 있습니다.

긍정적인 힘은 자신의 힘으로 만들기 어려운 경우 종교나 의지할만한 절대자나 수호천사 같은 안식처를 만드는 것도 하나의 방법입니다. 안식처를 만드는 환자들은 상당히 치료에 긍정적인 효과를 보이곤 합니다.

제 환자 중에 한 분은 60대 폐암 말기 여자 환자인데 대학병원에서 '이제 더 할 수 있는 치료가 없다.'고 '여생을 집에서 편하게 먹고 싶은 것 잘 먹고 가족들과 편하게 지내도록 하라.'는 선고를 들은 환자입니다. 그런데도 이 환자는 절망적인 선고에 대해 크게 당황하지 않았습니다. 그동안 나름대로 환자는 자신의 수호신을 만들어 놓고 있었습니다.

당시 저자가 심신 요법인 칼사이먼든의 유도 심상에 관한 치료를 환자에게 적용하던 때인데 이때 이 환자분이 잠깐 참여를 한 적이 있었습니다. 유도 심상 치료는 자신의 의식은 암에 걸렸다는 것을 알지만 무의식은 몸 안에 있는 암에 대해 알지를 못한다는 전제하에 마음속의 무의식 자아를 만들고, 의식의 자아가 무의식의 자아에 암을 알려 치료에 도움을 청하고, 수시로 의식과 무의식의 자아 간에 공감하고 정보를 교환하여 치료를 지원하는 심신 요법 중의 하나인데, 미국의 많은 암 병원에서 사용하는 심신 요법 프로그램입니다.

이 프로그램에 참여한 그녀는 자신이 하는 것이 이와 유사하다는 것을 알고 더욱더 여기에 노력하였습니다. 항상 아침에 일어나면 서로 "잘 잤니?" 밤에 잠을 잘 때는 "잘 자라"라는 인사를 하곤 하였습니다. 그리고 수시로 현재의 상태에 대해 협의를 하고 마음을 다잡으면서 투병을 하였습니다.

이러한 수호신을 가진 그녀는 정말 평온하였습니다. 그리고 매주 전국에 있는 공기 좋은 명소를 다니면서 저에게 연락이 왔습니다. 제가 1주일에 1번씩 동종요법 약을 보내주었거든요. 매주 한 번씩 문자로 연락이 옵니다. 현재 어느 곳에 있으니 이 주소로 "약을 보내 주세요." 하는 메시지를 남기곤 하였습니다.
"대학 병원에 가서 검사를 받으면 의사들이 깜짝 놀란다."고 이야기하곤 하였습니다. 주치의가 자신을 송장 보듯이 한다는 것입니다. 그리고 어떻게 살아있는지 '의아해한다'는 것입니다. 그로부터 약 3년간을 투병하다 사망하였습니다. 자신의 생명을 구하지는 못했지만, 마지막 3년을 후회 없는 삶으로 마무리하고 갔습니다. 이것이 긍정적인 마음의 결과라고 생각합니다. 환자는 자신의 불안감, 우울감 그리고 죽음에 대한 공포를 내적 자아를 만들고 내적 자아를 수호신으로 삼아 긍정적인 마음을 유지 할 수 있었기 때문입니다.

5) 육체의 암과 마음속의 암

암에 걸린 많은 환자가 스스로 암에 대해 평가를 합니다. 그런데 객관적인 검사자료를 근거로 하는 판단과 마음으로 받아들이는 주관적인 평가가 다릅니다. 어떤 환자는 실제로 발현한 암보다 더 크게 생각하고 더 위험해 보인다고 인식하는 반면에 어떤 환자는 객관적인 상태에 비해 훨씬 과소평가하는 경우가 있습니다. 이는 암을 보는 시각의 차이입니다. 예후에 대한 예측이나 재발 전이에 대한 불안감 등도 마찬가지입니다.
암 환자에게 미술 치료를 하면 그 환자의 심리적인 상태가 투영된다고 합니다. 집을 그리라고 할 때 마음이 심하게 불안하거나 암을 극복할 수 있다는 믿음이 없는 환자는 창문을 작게 그리거나 회색에 가까운 컬러를 사용하여 그림을 그린다고 합니다. 또한 이겨낼 수 있다고 믿는 환자는 창문을 크게 그리고 밝은색의 색깔을 선택한다고 합니다. 같은 병이지만 마음으로 받아들이는 암은 다르다는 것이지요.

어떤 유방암 환자분을 상담하는데 전날 저녁에 걱정이 돼서 잠을 자지 못했다는 것입니다. “수술한 자리 옆에 갑자기 뾰루지 하나가 생겼는데 이것이 재발한 암이 아니냐?”는 것입니다. 그래서 환부를 보니 단순한 곪은 상처였습니다. 누가 봐도 염증인데 이 환자는 전날 잠을 못 자고 걱정을 한 것입니다. 항상 재발이나 전이에 대해 불안한 것이지요. 실제 이 환자는 유방암 1기로 수술받은 환자입니다. 그런데 조그만 이상한 소견만 나오면 잠을 못 자고 걱정을 하는 것입니다. 하도 자주 이런 일이 있어 너무 소심하게 반응하지 말라고 권유를 하는데도 소용이 없었습니다. 이것은 자신이 1기 암임에도 불구하고 자신의 암을 항상 위험한 암이라고만 생각을 하는 것입니다. 이러한 사고가 자신이 가지고 있는 정도를 벗어나 과할 시 면역 감소를 일으키고 재발 전이를 일으킬 수 있는 악화 요인이 될 수 있습니다.

제 경험에 의하면 여자 환자들은 대부분 자신의 상태를 더 안 좋게 보는 경향이 많습니다. 그러므로 암 치료에 있어 더욱 적극적인 경향이 있는 반면에 남자 환자들은 자신의 상태를

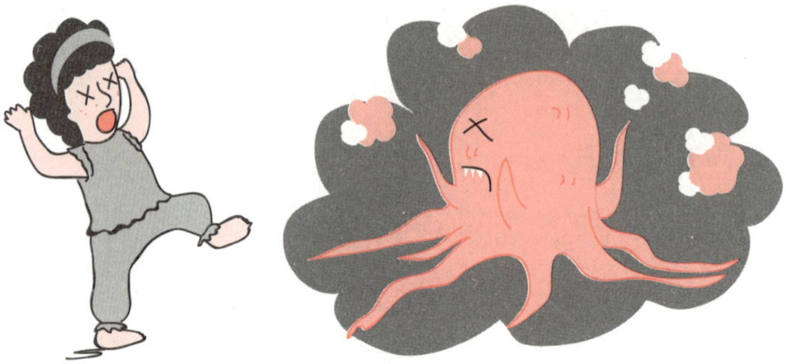

더 가벼운 것으로 생각하고 치료를 부정하고 미루는 양극 성향을 보이는 경우가 많습니다. 자신의 암에 대해 몹시 부정적으로 생각을 하고 치료를 포기하는 경우와 오히려 암을 너무 가볍게 여기며 치료를 등한시하는 경우를 많이 봅니다. 어쨌든 남자 환자가 여자 환자보다 치료를 등한시하는 경우가 많은데 대개는 이런 이유 때문입니다.

자신이 가지고 있는 암을 있는 그대로 받아들이고, 전문기관에서 객관적인 평가를 하고 전문가의 객관적 자료를 근거로 정확한 치료에 임하는 것이 중요합니다.

6) 의사보다는 이웃집 아줌마를 믿는다.

의료 현장에서 느끼는 안타까움 중의 하나가 의사와 환자 간의 신뢰입니다. 요즘 의사의 신뢰감이 바닥이라는 생각을 종종 합니다. 환자가 의사를 믿지 않는 것이지요. 약 20년 전에 환자를 진료했던 시절을 생각하면 의사는 환자에게 절대적인 존재였던 것 같습니다. 그런데 지금은 의사의 말을 일단 의심을 하고 보는 것 같다고 생각합니다.

어쩌다 이러한 풍조가 생기게 된 건지 참으로 안타까움을 금할 수 없습니다. 의사는 환자에 대한 진정성을 의심을 받는 것이고 환자는 자신의 치료에 대한 신뢰를 잃는 것이기 때문입니다.

요즘 하는 말로 '의사보다는 이웃 아줌마가 소개하는 약을 먹는다'라고 합니다. 저도 이런 경우를 경험한 적이 자주 있습니다. 제가 환자한테 약을 처방한 다음 날 상담을 신청해서 '그 약을 안 먹겠다.'고 하였는데 그 이유가 '옆에 환자가 먹지 말라.'고 했데요. 그런데 며칠 후 다시 와서 하는 말이 '다시 먹겠대요.' 또 '다른 환자가 먹어도 된다.'고 했다는 거예요.

이러한 현상은 암 치료만이 아니고 모든 의료 현장에서 자주 일어나는 해프닝입니다. 이것은 의사를 불신하는 데서 기인하기도 하지만 오랫동안 쌓여온 불신 풍조가 만들어놓은 사회적 현상이라고 할 수 있습니다. 이러한 현상의 가장 큰 피해자는 바로 환자입니다.

여기에 일부 의사들이 자초한 면도 있을 수 있지만 대부분 의사는 그렇지 않습니다. 의사와 환자의 신뢰를 회복하는 일이 중요하고 환자가 의사를 믿고 신뢰하는 데서 진정한 치료가 됩니다. 환자가 의사를 신뢰하지 못하면 아무리 좋은 처방도 큰 효과가 나지를 않습니다.

위약 효과가 있습니다. 위약 효과란 치료 약의 효과가 아니라 의사에 대한 신뢰의 효과입니다. 의사가 "이 약이 환자분에게 아주 효과가 좋습니다."라고 하면 이것이 바로 효과입니다. 이 위약 효과는 "환자에게 약 60% 정도의 효과가 난다."고 합니다. 효과가 있는 약도 효과가 없다고 생각을 하면 효과가 나지 않을 수가 있습니다. 이것도 위약 효과에 해당합니다. 환자는 자신이 신뢰할 수 있는 의사를 찾아야 합니다. 아무리 남들이 실력이 있고 유명한 의사라고 소개를 하더라도 자신이 신뢰하지 못하는 의사와는 위약 효과를 얻을 수 없습니다.

여기서 의사와 이웃집 아줌마와의 차이가 무엇일까요?

일반적으로 의사는 통계 자료와 과학적 근거로 이야기합니다. 그러나 이웃집 아줌마는 케이스를 가지고 이야기합니다. "옆집 누가 무슨 약을 먹고 좋아졌다."더라 아니면 "무슨 치료를 받고 좋아졌다."더라 하는 임상 케이스를 가지고 이야기합니다. 환자 입장에서는 몇 퍼센트가 효과가 있다는 말보다는 누가 좋아졌다는 말이 훨씬 뇌리에 잘 들어옵니다. 그래서 옆집 아줌마 말에 더 귀가 솔깃해지는 것입니다. 그 치료를 받으면 자신도 좋아질 것 같다고 생각하게 되는 것입니다. 사례의 함정은 옆집 누가 좋아졌다는 말의 이면에 몇 명을 치료했는데 그 중에 몇 명이 좋아졌는지가 빠져 있습니다. 이 함정에 빠지는 우를 범하지 않기를 바랍니다.

7) 죽음에 대하여 어떻게 생각하는가?

제가 암 환자를 상담하면서 가장 꺼내기 어려운 주제가 죽음에 관한 이야기입니다. 의사도 어렵고 환자도 어렵습니다. 특히 의사는 죽음이라는 용어를 잘못 사용하다가는 뺨을 맞을 수 있습니다. 그리고 환자에게 엄청난 충격을 줄 수 있기 때문에 함부로 말씀을 드리지 못합니다. 자칫 잘못하면 상담 시 '당신은 곧 죽을 환자다.'라는 의미를 담을 수 있기 때문입니다.

그런데도 죽음에 관한 언급은 의사나 환자나 서로 관심을 두고 있는 부분입니다. 제가 환자와 상담을 하면서는 금기어로 사용을 하지만 이 책에서만큼은 '환자를 의식하지 않고 말을 할 수 있다.'고 생각합니다. 그리고 죽음을 준비하는 의미의 죽음이 아니라 치료를 위한 죽음을 언급하는 것입니다.

이 장은 암에 걸린 환자가 암으로 인해 죽을 수 있다는 것을 인식시키고자 하는 것이 아니고 평소에 죽음에 대한 인식을 어떻게 갖고 있는가를 보고자 하는 것입니다. 암을 두려워하는 데는 암을 치료하는 동안 고통 때문에 두려워하기도 하지만 대부분의 환자는 죽음 이후의 불확실에 대한 두려움을 연상하기 때문입니다.

최근 뉴스에서 중동의 자살 테러에 관한 뉴스가 자주 나옵니다. 심지어는 어린애들까지도 자살 테러에 참여한다고 합니다. 그럼 이슬람교 사람들은 왜 자신의 목숨을 희생하면서까지 자살 테러를 할 수 있을까요? 단순히 종교를 위하여 숭고한 목숨을 바쳤을까요? 중동에서는 이런 일을 순교라 여기고 '내세에서는 복을 받는다.'고 생각을 한답니다. 저는 여기서 이들이 하는 일을 정치적으로 해석을 하고 싶지는 않고 단지 그들은 내세를 확실히 믿는다는 것이지요. 사후의 세계에서 현세의 희생을 보상받을 수 있다고 여기기 때문이라고 합니다. 그러므로 죽음에 대해 두려워하지 않는 것입니다.

그럼 서양 사람들은 어떻게 생각할까요?

수개월 전 재미 교포 한 분이 유방암으로 내원을 하였습니다. 미국에서 진단을 받고 4기 판정을 받으니 병원에서 아무것도 안 해주고 집에 가서 편하게 쉬면서 정리를 하라고 하더랍니다. 그래서 일본으로 가서 항암을 하였는데 몇 회 항암 후 효과가 없는 것으로 판정이 나자 일본에서도 더 이상 치료하지 말고 편안하게 보내라는 권유를 받았다고 합니다. 이 환자는 안 되겠다 하여 한국으로 들어와 대학병원에서 다시 항암치료를 하였습니다. 여기서 저는 몇 가지 느낀 점은 미국 등 서양에서는 더 치료에 효과가 없다고 결론이 나면 치료보다는 남은 생의 삶의 질을 선택하게 한다는 것입니다. 환자 또한 이를 받아들이고 남은 생의 알찬 마무리를 위하여 삶의 질을 선택한다고 합니다. 서양 사람은 죽음에 대해 어느 정도 초연히 받아들이는 문화가 되어 있다는 것을 느끼게 하는 대목입니다. 아마 기독교 사상이 이를 받쳐주는 죽음에 대한 개념이 아닌가 생각합니다. 그러나 이 환자의 경우에서는 생에 대한 미련이 많은 것이고 이 환자를 대하는 저나 우리나라 대학병원에서는 이런 부분을 환자의 의지로 받아들이고 당연하다고 생각합니다. 우리나라에서는 이러한 환자에게 치료를 중단하고 삶의 질을 택하라고 말하기는 참 어려운 일입니다. 치료를 받는 환자나 치료를 하는 의사나 더욱 적극적인 치료를 권유하는 것이 우리의 문화입니다.

우리나라 속담에 '똥 밭에 뒹굴어도 지승보다 이승이 낫다'라고 하는 말이 있습니다. 즉 이것은 죽음에 대한 불안감이나 공포심이 지대하다는 것을 의미합니다. 그런데 이런 문화가 잘못이라고 생각하지는 않습니다. 치료를 조기에 포기하기보다는 최선을 다하는 것이 필요하다고 생각합니다. 이러한 적극적 치료로 인해 많은 환자가 암을 극복하는 것을 보곤 합니다. 여기서 제가 강조하고 싶은 말씀은 "죽음을 너무 두려워하지 말고 최선을 다하라."고 말씀드리고 싶습니다. "최선을 다하고 그 결과는 겸허히 받아들이는 것이 바람직하지 않을까?" 생각합니다. 그런데 많은 환자가 최선을 다하기보다는 죽음이라는 명제 앞에 무릎을 꿇고 부질없는 치료에 매달려 중요한 삶의 질마저 놓치는 것입니다. 이것이 가장 잘못된 방향이 아닌가 생각합니다.

저는 죽음을 대하는 자세로 난중일기에 나오는 이순신 장군의 명언을 말씀 드리고 싶습니다. '생즉사 사즉생' 즉 '살고자 하면 죽을 것이요. 죽고자 하면 살 것이다.' 너무 죽음을 두려워하면 치료가 힘들어지고 죽음에 대해 담담하게 대응을 한다면 긍정적인 치료가 되리라 생각합니다.

최근 암의 5년 생존율이 70%를 넘었습니다. 이제는 불치병이 아니라 만성질환이 되었습니다. 그런데도 암에 이환된 환자가 죽음을 한 번도 연상치 않았다고 한다면 그것이 이상하리라 생각합니다. 그만큼 암이란 죽음과 가까운 질환이었기 때문입니다.

제가 생각하는 죽음에 대해 말씀드리고자 합니다. 우선 죽음을 생각하기에 앞서 우리가 태어나기 전 우리는 어디에 있었을까요? 우리는 이것을 전생이라고 합니다. 그리고 많은 사람이 전생을 논합니다. 우리는 태어나기 전 어디엔가 존재하고 있었다고 생각을 합니다. 그렇다면 이 세상을 떠나면 그때 또한 어딘가? 에 존재하리라 생각 합니다. 여기서 확률을 생각해 봅니다. 지구의 역사가 수십억 년이라고 합니다. 수십억년이라는 상상하기조차 어렵고 셀 수조차 없는 시공간에서 현재 내가 살아있고 이 순간을 기억하고 있을 확률이 어느 정도일까요? 우리가 이해할 수 있는 확률일까요? 이것은 확률로는 불가능하다고 생각합니다. 그렇다면 내가 현재 존재한다는 것은 무얼까요? 저는 여기에 대한 답으로 "나는 항상 여기에 존재해 있었다." 라는 생각을 해 보았습니다. 확률상 내가 여기에 존재한다기보다는 '나는 항상 여기에 있었다.'는 것이 훨씬 이해하기가 쉬울 것입니다. "누군가 궤변 같다."고 할지도 모릅니다. 말이 안 되는 이야기라고 할지도 모릅니다. 그러나 이런 내용으로 누구와 토론하고 싶지는 않습니다. 내가 이것을 증명할 방법은 없기 때문입니다. 단지 그렇게 생각하는 것이 내가 죽음에 대한 공포를 줄일 방법이라고 생각할 수도 있습니다. 그럼 제가 이런 생각을 하는 배경을 설명하겠습니다.

우리는 물질의 세계에 존재합니다. 양자 물리학에서는 물질은 상보성 이론으로 동전의 양면으로 설명을 합니다. 눈에 보이는 면은 물질이고 그 반대편은 파동이라고 합니다. 즉 물질은 파동의 결합으로 이루어진 것입니다. 빛이 파동인지 물질인지를 놓고 많은 논란이 있었습니다. 그러나 지금은 빛은 물질이기도 하고 파동이기도 하다는 결론을 내렸습니다. 즉 파동은 물질을 만드는 기본이 되는 것입니다. 물질을 쪼개면 분자가 되고 분자를 쪼개면 원자가 됩니다. 이 원자를 다시 쪼개면 양성자와 중성자 전자가 되고 이를 더 쪼개면 소립자가 되고 이 소립자를 쪼개면 양자가 됩니다. 이 양자를 쪼개면 초 양자가 됩니다.

제가 갑자기 죽음을 설명하다가 파동을 이야기하고 양자를 이야기하니 혼동이 오지요. 그런데 여기서 말하는 초 양자가 바로 우주라고 설명을 합니다. 다른 한 편으로는 이 우주가 우리가 말하는 신의 영역이라고 할 수도 있습니다. 즉 우리는 우주의 한 부분이지요.

독일의 철학자 칼융이 말하는 부분에 2가지에 대해 호응이 가는 부분이 있습니다. 칼융은 '신은 있다. 단지 신은 내 안에 존재한다.'라고 하였습니다. 저는 '이 우주가 신이고 나는 극히 작은 일부분이다.'고 생각합니다. 우주는 항상 존재합니다. 그러므로 나도 항상 존재합니다. 단지 우리가 모르는 어느 차원일지는 모르지만 '우리는 항상 존재한다.'고 생각을 합니다. 또 하나 칼융은 집단적 무의식에 관하여 설명을 하였습니다. 아기가 막 태어나면 엄마 젖을 먹습니다. 누가 막 태어난 신생아에게 젖을 빠는 방법을 가르쳐 주지는 않았습니다. 우리는 이를 본능이라고 합니다. 우리가 미인이라고 지칭을 하는 사람은 나만이 지칭하는 것이 아니라 대부분 사람이 똑같이 미인이라고 표현을 합니다. 그렇다고 누가 미인에 대한 기준을 가르쳐 준 것이 아닙니다. 그리고 '미인의 기준이 무언지 물어보면 잘 모른다.'고 할 것입니다. 누군가 가르쳐 주지도 않았고 내가 스스로 경험하지는 않았지만 대부분 사람이 서로 공통된 감정을 가지고 있는 부분이 있습니다. 왜? 인간이 이러한 공통된 감정을 가질까요? 어떤 분은 이러한 내용이 유전자에 기록되어 있을 거라고 말합니다. 그러나 만약에 이런 감정이 유전자에 기록이 되어 있다면 모든 사람이 다 똑같이 반응해야 하는데 또 딱히 완전히 같지는 않은 것 같거든요. 무언가 수많은 경험을 축적해 놓은 클라우드 같은 곳이 있어 여기에 저장된 정보를 공유하지 않나 생각합니다.

우리의 클라우드는 우주인 것이지요. 언젠가 저에게 이러한 비유로 이를 설명해주신 분이 있었습니다. 우리가 손을 쫙 펴고 A4용지로 손가락만 남기고 가리면 이 손가락은 모두 각각의 개체로 보입니다. 그러나 이 A4용지를 제거하면 손가락은 손바닥에서 뻗어간 손바닥 일부이며 이 손바닥을 통해 모두 연결되어 있습니다. 엄지손가락이 경험한 것을 손바닥을 통하여 4번째 손가락이 이 경험을 알 수 있으며 이 경험으로 사물을 이해하고 감정적으로 공감을 형성할 수 있다는 것입니다. 즉 4번째 손가락이 직접 경험을 하지 않더라도 엄지손가락의 경험으로 터득할 수 있다는 것입니다. 즉 우리는 직접 경험하지 않고도 우주의 경험을 모두 공유하는 것이지요. 신생아든 어린애든 아니면 어른이든, 그리고 남자든 여자든….

우리는 종종 신의 영역이라는 말을 많이 사용합니다. 이 신의 영역이라는 것이 바로 우주가 아닌가 생각합니다. 종교에서 말하는 내세는 이 우주의 한 부분이고 우리가 지금까지 있었던 곳이고 또 우리가 향후에 가는 곳이 아닐까요? 그렇다면 존재와 비존재의 차이는 없는 것이죠. 단지 지금 여기에 있느냐 없느냐의 차이가 아니겠습니까? 여기에 있으면 이승이고 없으면 내세나 전생이지요. 죽음이란 하나의 현상의 차이가 아닌가 생각을 합니다. 현상의 차이일 뿐 '나는 항상 존재한다.'고 생각합니다. 그리고 존재하고 있습니다. 우리는 차원이라는 이야기를 많이 합니다. 그런데 우리가 아는 차원은 이 공간에서 시간이라는 과정을 느끼는 정도의 차원입니다. 죽음이란 우리가 인지하지 못하는 차원의 차이로 만들어진 현상인지도 모릅니다.

저는 이 내용이 정치적으로나, 종교적으로나, 과학적으로 논란이 되기는 싫습니다. 단지 제가 아는 그리고 공부한 것을 바탕으로 죽음에 대해 생각해 본 것입니다. 그 누구하고도 이를 가지고 논쟁을 하고 싶지는 않습니다. 단지 이 책을 읽고 공감이 가는 환자가 있어 죽음에 대해 새로운 개념을 갖고 죽음을 두려워하지 않고 자신감을 가지고 치료에 임할 수 있다면, 치료에 대해 도움을 줄 수 있고 오히려 죽음을 극복하고 완치할 수 있을 거로 생각하며 이것이 제 보람으로 생각하기 위하여 기록한 것입니다.

그리고 이것이 '사즉생'을 '마음에 새길 수 있는 조그만 마음의 위안이 되지 않을까?' 생각합니다.

8) 자신을 사랑하는가?

암을 앓고 완치된 사람들이 가끔 이런 이야기를 합니다. "암이란 낫는다는 보장만 있다면 한 번쯤 앓아 볼 만하다."라는 말을 합니다.

암을 앓기 전과 앓고 난 후의 인생에 대한 개념이 180도 달라지더란 말을 합니다. 암에 걸리기 전에는 자기 자신이 얼마나 중요한지 건강이 얼마나 중요한지를 깨닫지 못하다가 암에 걸리고 나서야 진정으로 무엇이 중요한지를 안 것이지요.

암에 걸리고 나면, 인생에 있어 가치를 부여하던 기준이 달라집니다. 암에 걸리기 전에는 부, 명예, 승진, 목표 달성 등이 가장 중요하게 여겨지고 이것의 달성이 가장 최고라 생각을 합니다. 그런데 암이라는 진단을 받는 순간부터는 이러한 모든 자신의 목표는 아무 짝에 쓸모없는 하찮은 것들이 되어 버립니다.

어떤 사람들은 가족을 위하여 모든 것을 희생하고, 사랑하는 사람을 위하여 헌신합니다. 자기 삶의 목표가 누군가를 위하여 희생하는 것입니다. 이런 사람들은 누군가를 위한 이타주의에 젖어 있는 사람들입니다. 자신의 욕구나 욕망은 남을 위한 희생으로 승화하고 자신을 억압하는 것입니다. 그런데 암을 진단받는 순간 지금까지 누군가를 위한 희생이 자신을 암으로 몰고 갔다고 생각하게 됩니다. 즉 희생이 자신의 감정을 억압하고 스트레스가 되어 암으로 진행되었다고 생각하게 됩니다. 그리고 이제는 희생에 대해 후회를 하게 됩니다.

이러한 후회는 보상 심리를 유발합니다. 즉 지금까지 자신을 위하여 배려치 못한 부분에 대해 무언가를 하려고 노력합니다. 그래서 자신을 위한 이기주의가 발동합니다. 명품을 찾고, 맛집을 찾고, 여행하고, 보석으로 치장을 하는 등 자신을 위해 무언가를 해주려고 보상합니다.

암 투병을 마치고 암에서 완치가 된 후, 그들은 지나간 세월은 첫 세상을 살았던 것이고 이제는 두 번째 세상을 사는 것이라 하여 지금까지와는 다른 가치를 부여한 인생을 살 설계를 합니다. 암이라는 커다란 충격은 죽음이라는 삶의 중단을 의미하고 암의 극복은 또 다른 생명의 시작이라는 의미가 됩니다. 즉 새로운 생명체로 태어남을 의미합니다. 새로운 삶은 다른 가치를 부여한 삶을 살고자 하는 염원을 담은 삶을 원하는 것입니다. 이제는 자신의 인생, 삶, 건강, 자존심, 인격, 사랑 등을 삶의 우선순위에 두고자 노력을 합니다.

저자는 암 환자들과 상담을 하면서 "남을 위한 이타주의를 버리고 자신을 위한 이기주의를 실천하라."라는 말을 꼭 해줍니다. 누군가를 위한 이타주의나 무언가 자신을 희생하고 이루려고 하는 목표는 스트레스가 됩니다. 그런데 많은 사람이 이타주의나 목표 지상주의가 자신에게 암이라는 장애물을 만든다는 것을 암을 얻고 난 후에야 깨닫는 것이 참으로 안타깝습니다. 이제 자신을 사랑하고, 자신을 존경하고, 자신을 아름답게 가꾸고, 자신을 기쁘게 하고, 자신을 위한 식단을 만들고, 스스로 감사하는 삶을 사는 것이 암이 접근하는 것을 막고 100세 시대의 장애물을 없애는 방법입니다.

9) 암의 진단을 어떻게 받아들이느냐?

암을 진단받으면, 거의 모든 사람이 한동안은 충격, 멍한 상태 그리고 믿을 수 없다는 반응을 보입니다. 이것은, 강한 충격적 정보와 두려운 감정이 스스로 감당하기 어려운 상태로부터 자신을 보호하려는 마음의 방어 기전입니다.

그러한 두려움이 상당 기간 지속할 것입니다. 시간이 지나면서 조금씩 현실로 받아들이게 됩니다. 그러나 이 병을 앞으로 '어떻게 다룰 것인가?' 하는 것은 당신이 그것을 '어떻게 인식하느냐?'에 달려있습니다.

'당신이 암을 어떻게 받아들일 것인가?'는 당신이 일반적인 위기 상황에 대처하는 자신의 방법에 좌우될 것입니다. 암과 치료, 결과에 대한 의식적이거나 무의식적인 믿음에 의해 덧칠이 될 것입니다. 초기에 겪었던 고통은, 암 그 자체보다는, 암에 대한 선입견과 같은 인식과 믿음에서 온 것입니다. 당신의 반응에 집중하는 것이 왜 중요한지의 이유가 바로 이것입니다.

초기 충격을 받고 나면, 암 진단에 대한 공통된 4가지 반응 중 하나를 갖는 경향이 있습니다. 악몽, 도전, 인생의 장애물, 또는 멍한 상태로 있고자 하면서 의식적으로 현실로 받아들이려 하지 않는 등의 4가지 반응입니다. 이들 각각의 반응은, 짧게는 정신적인 이득이 있으며, 길게는 주변의 가족이나 친지들에게 그의 심정을 받아들이게 하는 나름의 장점이 있습니다.

암과 싸우는 데 있어서 어떠한 영향을 주는지 이들 각각의 반응을 유심히 관찰할 필요가 있습니다.

악몽으로 받아들이는 것은 가장 일반적 반응일 것입니다. 암은 인류의 문화에서 보면 가장 최악을 상징합니다. 가혹하고, 조절이 안 되고, 비열하고, 사악하고, 그리고 죽을 것 같음이며, 건강을 해치는 요괴라 할 수 있습니다. 그것은 통증, 죽음, 조절 상실, 수술과 시술, 독한 항암제, 방사선 부작용이라는 공포감이 있습니다. 그리고 고립, 열등감, 심지어는 수치심까지 느끼게 할 것입니다. 그리고 갖고 싶지 않으나 소홀할 수 없는 것들을 당신의 인생 속으로 가져다줍니다. 많은 시간과 금전을 소비하게끔 만들고 주변 모든 사람의 생활까지도 영향을 줍니다. 그리고 생명을 앗아가고자 위협을 합니다. 왜 환자들이 악몽으로 여기는지 아는 것은 어렵지 않을 것입니다.

저는 환자들에게 그 악몽을 있는 그대로 받아들이도록 독려합니다. 그 이유로는, 그것이 환자의 치료 목표에 소용이 있느냐 없느냐? 암을 극복하고 생존하는 것을 목표로 할 때 이와 같은 관점이 도움이 되겠는가? 그것이 환자의 의지를 암과 싸우는 쪽으로 돌려세울 수 있는가? 환자의 의지는 이를 견뎌낼 수 있는가? 그것은 어떤 희망, 밝은 등불, 싸울만한 가치가 있는 것을 제공해 줄 수 있는가? 등으로 요약할 수 있습니다. 그 악몽을 현실로 있는 그대로 받아들인다는 것이 이러한 목적에 커다란 도움이 될 수 있습니다.

악몽을 스스로 자연스럽게 받아들이는 시나리오의 장점은, 그것이 당신의 분노를 치료 의지로 전환할 수 있는 능력과 이 침입자를 이겨낼 수 있는 결단력을 갖게 해줄 수 있다는 것입니다.

암의 양상을 심신(心身)의 관점에서 바라볼 때, 암이 정신적인 질환은 아닙니다. 그러나 암과의 치유 여정에서, 암에 대해 심리적으로 어떻게 반응하느냐에 따라, 삶의 질이나 생존기간은 많은 차이를 보일 수 있습니다. 악몽에 빠져 있을 때, 그것은 피곤하고, 소모적이고, 힘이 빠지는 일입니다. 그리고 그것은 질병에 바로 영향을 줍니다. 암을 단순히 악몽이라는 현상으로 보는 것은 이를 극복할 수 있는 가능성을 모호하게 할 수도 있지만, 반대로 경험을 통해 무언가 가치 있는 것을 배울 수도 있습니다.

미국 NIH(National Institute of Health)의 Office of Cancer Survivor-ship 국장인 Dr. Julia Rowland는 NCI(National Cancer Institute)의 지원 아래 다음과 같은 통계 자료를 보고하였습니다. 유방암을 완치한 2,000명의 환자에게 "암 생존자로서 여기에 당신의 경험을 나누어 줄 어떤 것이 있는가?"

라고 질문한 내용이었습니다. 이들은 자아발견, 통찰력, 희망 그리고 회복에 관하여 수많은 보고를 하였고 이를 분석한 비평가들은 이와 같은 자신에 관한 발견을 촉진한 것이 바로 암이었다고 언급하였습니다.
누구도 일부러 암을 선택하지는 않았으나 암 환자들에게는 부수적으로 안겨준 예기치 못한 선물이 된 것입니다. 단순히 어려움을 경험하고 헤쳐나가야 한다는 것은 참으로 힘든 여정이나 기왕에 싸워야 하는 암과 싸움이라면 그것이 내게 주는 선물을 찾아내고 새로운 인생을 열어주는 이정표로 삼는 것이 바람직 하지 않을까요?

암에 대한 공통된 반응 중 2번째는 "길에 있는 장애물"로 여긴다는 것입니다. '그것은 누구에게나 일어날 수 있는 어떤 것일 수 있고, 특별한 의미가 있는 것은 아니며, 그것에 대한 치료법은 있고, 단 누군가는 치료가 되고 누군가는 치료가 되지 않는 그 어떤 것이다.'라고 담담히 여기는 것입니다. 꼭 자기 일을 제3자의 입장에서 보는 것과 같은 조망을 하는 것입니다. 여기에는 자신이 극복하려는 의지가 결여 되었습니다.
그런데 이러한 환자들이 의외로 많습니다. 암에 대해 초연한 듯한 느낌을 받는 환자들이 여기에 속합니다. 이러한 환자들은 액션이 약하므로 리액션 또한 약할 수밖에 없습니다. 즉 강력한 치료 의지가 약하다고 봅니다.

세 번째 공통된 반응은 모닝-콜, 도전 또는 모험으로 받아들인다는 것입니다. 그들은 일상의 단조로움을 버리고 영웅적인 도전에 자극을 받음으로써 희열을 느끼는 사람들일 것 같습니다. 외국 언론 기사에서 발췌한 내용인데, 척(Chuck)이라는 사람이 40대 초반에 폐암 진단을 받았습니다. 어린 자식이 있는 그는 당연히 충격을 받고 겁을 먹었으나, 곧 "오케이, 이것이 나에게 무엇을 가져다주는가? 그리고 그것과 관계없이 무엇을 할 수 있는가? 보자!"하는 태도로 마음을 추슬렀습니다. 그리고는 현대의학이나 대체의학에 관하여 할 수 있는 한 모든 것을 조사하였습니다. 왜냐하면 그에게 적용될 현대의학이 현실적으로 거의 없었기 때문에(불행하게도 발견 당시 그의 암은 수술 불가능한 상태였다) 그는 영양요법부터 심신요법 그리고 전통 Hawaiian Kahunas까지 많은 치유자와 치유 방법들에 대해 조사를 하였습니다. 그리고 그는 치유 과정에 항상 진지하게 임하였고, 그의 낙관적인 성격으로 인해 많은 사람으로부터 영감을 얻고, 용기와 훌륭한 유머로 새로운 도전에 정면으로 맞섰습니다.

척을 진단한 의사들은 진단 후 의견을 말하기를 "알다시피, 척이 암 진단을 받았을 때, 흥미롭게도 그는 별로 긴장하지 않은 것 같았다!"라고 하였습니다. 그것은 사실이었습니다.

그는 진정한 모험가였습니다. 또한, 가족이나, 친구 그리고 그의 인생을 끔찍이 사랑하였습니다. 아마 그는 매일 매일 일하러 가는 것도 멈추지 않고 하던 일을 꾸준히 열심히 하였습니다. 그는 자연스럽고 진취적으로 암에 대해 정면으로 도전을 하였으며, 생명력과 깨달음으로 그 자신을 충만하게 하였습니다. 생존을 위하여 최선을 다하여 싸웠고, 어려운 고비마다 용기와 호기심으로 극복의 전환점을 만들어 암을 극복한 내용이었습니다.

네 번째는, 멍한 상태로 있으면서 현실로 받아들이려 하지 않는 경우입니다. 이 경우가 가장 문제가 되고 예후가 안 좋은 상황에 해당합니다. 자신이 암이라는 것을 직시하지 못하고 암을 가지고 있다는 것 자체를 부인하기 때문에 암을 이기려는 의지도 없습니다. 이미 심리적으로 암에 압도를 당한 것이고 전투력을 상실한 것입니다. 이러한 환자는 가장 우선 암과 직면하도록 하는 노력이 필요합니다. 암에 대한 개념이 긍정적이든 아니면 비관적이든 간에 우선 자신이 암에 걸렸다는 것을 깨닫도록 하는 것이 중요합니다. 그래야 다음 단계로 넘어갈 수 있습니다. 암을 부정하는 사람에게 암 치료를 설명하고 치료 계획을 상의한다는 것이 무의미합니다. 여기서 심리적인 치료가 중요한 요소로 작용을 합니다. 우선 암이 자신이 생각하는 만큼 그리 무섭고 두렵지 않다는 것과 암에 대한 치료 사례 등에 관한 긍정적인 마인드를 심어주는 노력이 필요하고, 환자 주변에 환자를 응원하는 가족과 친지들이 있으며 환자 자신에 대해 지대한 관심이 있고 환자가 그들에게 미치는 지대한 영향과 중요한 일원이라는 것을 일깨워 주어야 합니다.

암으로 인하여 배울만한 가치가 있는 마음가짐과 대가에 관한 과학적인 연구 자료가 발표되었는데, 이는 환자에게 주어진 기회와 도전 중 어떠한 마음가짐이 가장 최선으로 작용하는지를 잘 보여주는 자료입니다. 영국의 과학자 Watson, Greer 그리고 그의 동료들은 유방암으로 진단받은 여성의 마음가짐과 생존율과의 관계를 조사하였는데, 대부분 환자들은 4가지 다른 방향으로 반응을 하였습니다. (1) 싸우려는 정신력- 싸워서 병을 이기려는 욕망, (2) 부정- 진단에 거부 또는 부인 (3) 단념- 그 상황을 그대로 받아들임, 즉 "인생 여정의 장애물" 반응과 유사함 그리고 (4) 절망과 속수무책- 포기 반응 등이었습니다. 연구팀이 생존율을 조사한 결과, 생존율 또한 위에 나열된 것과 같은 순서였습니다. 즉 마음 자세나 반응이 생존율에 밀접하게 관련된다는 것을 의미합니다.

10) 당신은 암의 두려움을 어떻게 다루는가?

'Cancer as a Turning Point'의 저자인 Dr. Leshan이 암에 관하여 말하기를 "암을 진단받았을 때, 당신이 가지고 있는 모든 두려움의 유령과 악귀가 당신의 정체성을 갈가리 찢어놓고 그 찢어진 틈으로 돌진해올 것이다."라고 하였습니다. 이와 같은 두려움은 정상이며 불가피한 것입니다. 그리고 암을 진단받은 환자들은 그들 각자의 방식에 따라 다르게 다룹니다. 어떤 사람들은 두려움에 정면으로 맞서서 그것을 뚫고 지나가는 방법을 찾으려 하고, 반면에 다른 사람들은 두려움이 그들을 압도할 것이 두려워 이것을 피하려 합니다. 당신은 두려움을 피하려 하거나, 그것을 억압하려 하거나, 또는 그것을 생각할 시간을 갖지 않기 위해 매우 바쁘게 움직이려고 할지도 모릅니다. 두려움은, 하려고만 한다면 당신을 마비시켜 버릴 수 있습니다. 그리고 주변에서는 묵상에 잠길 잠깐의 시간은 될지라도 오랫동안 마비 상태로 있을 그럴 때는 아니라고 할 것입니다. 의사나 친구 그리고 가족들로부터 많은 압박이 있을 것이고, 또한 이 문제에 관하여 "무언가 하라."는 당신 영혼으로부터의 강한 압박을 받을 것이고, 그러다 보니 그 문제가 촉진하는 감정과 교류할 시간이 거의 없을 것입니다. 두려움이 생긴다는 것은 자연스러운 것입니다. 그러나 그 두려움을 잘 다루는 것 또한 중요합니다. 두려움에 대한 각성이 최고조에 달했다고 느낄 때쯤, 마음속 저 깊은 곳으로부터 도움이 될 만하고 문제를 해결하도록 당신을 움직이게 하는 유용한 무언가가 조금씩 느껴질 것입니다. 그러나 두려움이 너무 강하면 그것을 부숴버릴 수가 없을 것이고, 오히려 당신을 더욱 위축되게 만들 것입니다. 최고의 불안감, 불면증, 괴로움 그리고 우울증이 생길 것입니다. 그러나 두려움에 압도되어 입는 가장 큰 상처는, 그 두려움이 당신에게 가장 필요하고 절실한 체력과 심리적인 의지 사이로 끼어들어 온다는 것입니다.
이러한 두려움은 당신의 노력으로 긍정적 치료를 위한 의지로 전환할 수 있습니다. 두려움은 당신이 갖는 감정적인 부분입니다. 감정이라는 것은 원래 잘 변할 수 있습니다. 감정을 전환하기 위해서는 다양한 심신 요법을 이용하는 것이 바람직합니다. 그리고 이러한 심신 요법이 암 투병 과정에서 감정을 보다 효과적이고 긍정적으로 전환할 수 있도록 도울 것입니다.

11) 책임감이 강한 사람

우리 사회에서 책임감이 강한 사람은 존경을 받습니다. 그런데 암에서 책임감이 강한 사람이 암에 강할까요? 책임감이란 많이 긴장해야 하는 일입니다. 그리고 책임감이 강할수록 긴장을 풀지를 못합니다. 어떠한 일을 하더라도 마무리가 잘 안 되면 그 일이 마무리될 때까지 긴장을 풀지 않고 머릿속에서 그 일만 생각을 합니다. 제 환자 중에 한 분은 차량 정비소를 운영하는 분인데 폐암에 걸렸습니다. 그런데 병원에 입원하는 동안 안절부절못하는 겁니다. 회진할 때마다 전화를 걸고 있는 모습은 거의 초조함에 가까운 모습이었습니다. 상담하고 연유에 관해 물어보았는데 자신이 눈으로 직접 확인을 하지 않으면 불안해서 견딜 수가 없다는 것입니다. 한번은 무단으로 외박을 하여서 사유를 물어보니 "도무지 전화상으로 안심이 안 되어 대구까지 내려가 확인하고 올라왔다."고 했습니다. 그러고는 조금 안심하는 눈치였습니다. 그런데 그러한 안심도 한 3일이 지나니 소용이 없었습니다. 한번은 환자의 가족이 찾아와서 환자에게 말 좀 해 달라는 것니다. "환자가 아무리 말을 해도 안 듣고 도무지 안심이 안 되어 퇴원하겠다."고 한다는 것입니다. 그러면서 말려달라고 하는 것입니다. 그래서 환자를 설득해보았으나 소용이 없고 '기어이 퇴원해야겠다.'는 것니다. 그럼 며칠간 다녀오라고 하였는데 퇴원을 하고 약 10일 후 이 환자는 다시 가족과 같이 병원으로 올라왔는데 상태가 아주 안 좋은 상태로 초췌한 상태였습니다. 그리고 그 환자는 결국 좋지 못한 결과를 낳고 말았습니다.

이렇듯 너무 책임감에 몰입하고 자신이 아니면 안 된다고 생각하는 성격은 결코 암을 치료하는 데 있어서 바람직하지 못합니다. 자신이 아니라도 얼마든지 도와주는 사람이 있고 남들도 얼마든지 할 수 있다는 것을 생각하여야 합니다. 암 환자는 자신을 내려놓을 필요가 있습니다. 나만이 할 수 있다는 강박감을 우선 버려야 합니다.

그러나 사실 이러한 성격의 환자에게 마음을 편하게 하라고 하여도 그리 쉽지가 않습니다. 이러한 환자들에게 권하고 싶은 점은 실제적으로는 책임감 때문만이 아닌 스스로 마음의 여유가 없기 때문입니다. 그러므로 이러한 환자들은 여유 있는 마인드를 가질 수 있도록 마인드 컨트롤을 위한 프로그램에 참여하기를 권합니다.

12) 암 환자는 암에 대한 정보를 모른다.

많은 암 환자들을 상담하면서 느낀 것은 '암 환자들이 암에 대해 너무 모른다.'는 것입니다. 암은 목숨을 걸고 치료하는 병입니다. 그런데 실제로 암에 대하여 많은 정보를 가지거나 의학 시식을 가지고 있는 환자나 가족이 그리 많지를 않습니다. 그리고 대부분 이러한 정보나 의학지식에 관해 관심이 없습니다.

좋은 정보는 생명을 구할 수 있고, 치료에 대한 선택을 신중하게 할 시간을 얻을 수 있는 가치가 있습니다. 암에 걸렸다는 말을 들었을 때, 대부분의 사람은 공황 상태에 빠집니다, 그리고 최대한 빠른 치료를 위하여 서두릅니다. 치료를 당장

받지 않으면 큰일이 날 것처럼 불안해합니다. 기다리는 사이에 암세포가 마구 커서 위험에 빠지지 않나 하는 생각에 마음이 조급해집니다. 그러나 암은 대부분 응급이 필요하지 않습니다. 치료 결정을 내리기 전에 정보를 수집하고 분류할 시간이 어느 정도는 있습니다. 이 부분이 중요합니다. 암 치료는 어떻게 시작을 하고 진행을 해야 하는지에 대한 사전 정보를 충분히 얻어 치료에 임해야 나중에 후회를 덜 합니다. 많은 환자가 이 부분에 대해 소홀히 해 나중에 후회합니다.

암 치료는 일단 치료 방침이 정해지면 변경하기가 어려운 경우가 많습니다. 그러므로 처음 시작에서 신중히 결정하여야 합니다. 많은 환자가 처음 선택을 잘 못 하여 나중에 치료 방향을 바꾸고, 병원을 바꾸고, 아니면 돌이킬 수 없는 후회를 하는 경우를 종종 목격하곤 합니다.

그렇다면 얼마나 많은 시간이 있을까요? 그것은 몇 가지 요소에 달려 있습니다. 암의 유형, 위치, 암의 진행 단계, 그리고 얼마만큼 많은 시간이 필요로 하는 상태냐에 달려 있습니다.

오늘날 대부분의 암 환자들은 정보 부족보다는 정보 과잉으로 고통을 받습니다. 너무 많은 정보를 분류하고, 평가하고, 소화하는데 오류가 발생할 수 있습니다. 그러므로 경험이 많고, 지식이 해박하고, 친절한 암 전문가의 도움이 필요 할 수도 있습니다.

일반적으로 암 치료에서 중요한 결정 요소는 현대 의학적 치료를 시작하면서 "어느 병원을 선택할 것인지, 어느 의사를 선택할 것인지, 어느 치료 방법을 선택할 것인지."에서 대부분 일차선택의 우선순위가 될 것입니다. 그런데 종종 일부 환자들은 현대의학 치료를 선택할 것인가 안 할 것인가를 논의할 수도 있습니다, 특히 이점에서는 신중히 생각하셔야 합니다. 암을 치료하면서 가장 기본은 현대 의학적 치료이고 가장 가성비가 높은 치료입니다. 그런데 이 치료를 배제한다는 것은 배제함으로써 얻는 효과가 크고 신뢰할 수 있다는 전제가 되어야 합니다. 많은 환자가 주변에서 주는 잘못된 정보에 의해 현대의학을 배제하는 경우를 자주 보는데 나중에 후회하는 때도 종종 봅니다.

여기서 제가 생각하는 암 치료의 중요한 부분을 설명하자면 '암 치료는 국소적인 암 치료가 되어서는 안 되고 전신적인 치료가 되어야 한다는 것이며, 정조준 치료가 아닌 산탄총을 쏘아 표적을 맞히듯 일부분이 아니라 전체를 고려해야 한다.'라고 생각합니다. 암은 국소적으로 어느 한 조직이나 장기에 발생하는 질환이지만 그 원인은 전신적인 요인에 의합니다. 그리고 하나의 원인이 아닌 다양한 원인 요소의 종합으로 발병을 하는 것입니다. 그러므로 국소적 전신적인 치료가 병행되어야 합니다. 현대 의학은 국소적인 치료에 해당하며 이를 보완하는 전신적인 치료인 통합의학적인 치료가 동시에 적용되어야 합니다. 환자들이 암에 관한 정보에 대해 자세히 알아야 하는 이유 중의 하나가 바로 이점입니다. 우선 자신의 암이 어떠한 암이며, 어떠한 성질을 가지고 있으며, 어느 상태에 와 있는지를 파악하고, 어떠한 치료법이 필요한지, 치료의 순서는 어떻게 하여야 하며, 자신에게 가장 적절한 병원이나 의사는 누구이며, 자신의 치료 선택이 어느 정도 유효성과 부작용을 유발할 수 있으며, 이에 대한 대응책은 무엇이며 등의 종합적이고 다각적인 디자인을 하여야 합니다. 그래야 실수가 적으며 후회가 적습니다.

암 치료에 앞서 정보를 파악하는 충분한 시간을 필히 가져야 합니다. 이러한 정보는 사실 우리나라에서는 정확히 파악한다는 것이 쉽지 않습니다. 그러므로 가족이나 친지를 통하여 다양한 정보를 수집한 후 즉흥적인 결정을 내리지 말고 이 정보를 바탕으로 다양한 전문가들과 협의를 하여야 합니다. 여러 전문가와 상담을 하다 보면 공통적인 공감대가 만들어지는 부분이 나옵니다. 아마도 여러분이 일반적으로 할 수 있는 부분은 여기까지일 것입니다. 좀 더 깊이 파악하도록 도와주는 지원자가 있다면 좋겠지만 우선 이 정도의 정보를 가지고 치료에 임한다면 아주 커다란 실수는 하지 않으리라 생각합니다.

백암

백 번 싸워도

백암

지피지기이면 백전백승이라 하였습니다. 암을 알고 자신을 알면 이제 암과 전쟁을 하여야 합니다. 암과의 전쟁을 위해서는 내가 사용할 수 있는 무기와 전쟁을 위한 전략 그리고 이로 인한 성과와 자신이 입을 피해 등을 고려한 치밀한 계획을 수립하여야 합니다.

일단 종합적인 치료 계획도를 만들어야 합니다.

일반적으로 환자 대부분은 현대의학적 치료를 가장 우선 선택을 합니다. 그러나 종종 현대의학적 치료를 거부하고 자연치료를 선택하려는 환자들이 있습니다. 주변에 자연치료로 좋아진 환자가 있거나 현대의학적 치료의 단점이나 부작용에 걱정이 많은 경우 또는 처음부터 자연치료에 관심이 많은 경우 자연치료를 선택합니다.

그럼 자연치료에 대한 선택에 관해서는 뒤에 설명하고 우선 현대의학적 치료를 선택하는 경우에서 어떠한 치료 계획을 세워야 할지에 대해 살펴보도록 하겠습니다.

종합적인 치료 계획도

- ☐ 어느 병원에서 치료를 시작할 것인가?
- ☐ 어느 의사에게 맡길 것인가?
- ☐ 어떠한 표준치료를 선택할 것인가?
- ☐ 표준치료 후 어떻게 관리할 것인가?
- ☐ 미래의 암 치료는 어떠한 치료들이 있을까요?

어느 병원에서 치료를 시작할 것인가?

암 치료를 시작하면서 가장 우선되어야 하는 것이 병원의 선택입니다. 대부분 환자가 암을 발견하는 것은 집 가까운 병원이나 종합 검진을 받으면서 발견을 합니다. 그리고 의심 소견을 가지고 종합병원이나 대학병원을 찾게 됩니다. 어쩌면 여기서 암에 관한 1차 진료라 할 수 있습니다. 초음파, CT, MRI, PET_CT 그리고 조직검사 등 정밀검사를 하고 확진을 합니다. 확진을 받은 환자는 어느 병원에서 치료를 시작할지에 대해 결정을 하여야 합니다.

대부분 환자는 확진을 받은 병원에서 치료를 시작합니다. 암의 진단은 대부분 대학병원에서 최종 진단을 받기 때문에 환자들은 그 병원이 자신에 대해 가장 잘 안다고 생각하고 치료를 맡깁니다. 그러나 어떤 환자들은 자신이 받은 진단이 혹시 잘 못 되었을 수 있다는 의심이나 좀 더 신뢰할 수 있는 치료를 할 수 있는 병원이나 치료법에 관한 정보를 찾습니다.

이러한 과정은 환자가 잘못된 진단으로 고통을 받는 것을 예방하는 효과가 있으며 자신에 맞는 병원과 의사를 선택하여 가장 적절한 치료를 받을 수 있도록 도와주는 효과가 있습니다. 그래서 환자들은 어느 병원을 선택하느냐가 참으로 중요합니다.

병원 선택을 위한 고려 사항은

- ☐ 자신이 진단받은 암에 대해 충분한 임상 치료 사례가 있으며 치료율이 높은 병원
- ☐ 환자에게 적용할 수 있는 의료 시스템이 모두 갖추어진 병원
- ☐ 최근에 개발된 치료법이나 다양한 임상 시험이 가능한 병원
- ☐ 환자에 대한 전인적인 치료 기준을 가진 병원
- ☐ 같은 기준이라면 가능한 경제적인 부담이 적으며 거주지와 가까운 병원
- ☐ 간호해줄 가족이나 친지가 접근하기 쉬운 병원

병원을 선택하면서 주의해야 할 사항

- ☐ 암이란 아주 응급하게 처치해야 하는 질환은 아닙니다. 어느 정도 정보를 수집하고 판단을 할 시간 여유가 있는 질환입니다. 너무 급하게 결정할 필요는 없습니다.
- ☐ 단순히 유명하고 지명도가 높은 병원이 환자에게 최선의 병원은 아닙니다.
- ☐ 잘 아는 병원이나 의사가 선택 기준이 되어서는 안 됩니다.
- ☐ 가족이나 친지가 권유하는 정보만 가지고는 선택을 하면 안 됩니다.
- ☐ 과장된 정보를 제공하거나 홍보를 많이 하는 병원은 주의하여야 합니다.
- ☐ 정확한 과학적 근거나 치료 방법에 대한 설명이 충분치 않은 상태에서는 함부로 결정하면 안됩니다.
- ☐ 환자의 판단을 도와줄 전문가를 선정해 두는 것이 바람직합니다.

어느 의사에게 치료를 맡길 것인가?

암 환자의 치료 성공 여부에 어느 병원을 선택하느냐도 중요하지만, 어느 의사를 주치의로 선택하는가도 중요합니다. 이점에서는 어느 환자도 공감하리라 생각합니다.

실제로 어느 의사를 주치의로 선정하느냐가 표준치료에 어떤 수술 방법을 선택할지, 어떤 항암 방사선 치료를 할지의 계획이 완전히 달라질 수 있습니다. 환자들이 표준치료를 마치고 나서 종종 후회하는 때도 있습니다. 치료에 불만을 느끼는 경우가 있으며, 치료로 인한 부작용이나 기능 손상을 호소하는 때도 있습니다. 이때 주치의에 대해 원망을 하는 경우가 많습니다. 이때 가장 많은 원인은 환자들 대부분 주치의 선정을 너무 안일하게 생각하거나, 암 치료에 대해 무지한 상태에서 주치의를 결정하였기 때문입니다. 좀 더 신중하게 여러 가지 정보를 조사하고 전문가들과 상의를 한 후 결정을 하였다면, 자신이 충분히 치료 결과에 대해 숙지를 하였으므로 치료에 대한 효과와 치료의 결과에 대해 수긍을 하고 후회가 적을 것입니다.

주치의를 선택하면서 가장 중요한 고려 사항은 자신이 진단받은 암에 대해 가장 성공적으로 치료를 해줄 적임자를 찾는 것입니다. 성격이 좋은 의사, 설명을 잘해주는 의사, 사람이 좋아 보이는 의사 등이 아닙니다. 가장 적절한 치료를 해줄 수 있는 의사입니다.

그런데 실제로 많은 환자는 이러한 고려 사항보다는 누가 "그 주치의한테 치료를 받고 좋아졌다더라", "누가 그러는데 그 의사가 유명하다더라", "내가 아는 의사가 있는데 그 의사한테 맡기면 아마 잘해줄 거다", "그 의사가 유병한 병원 의사라더라"라는 정보로 의사를 선택합니다.

암 치료 방법은 한번 선택을 잘 못 하면 돌이키지 못하는 경우가 많습니다. 유방암 환자들에서 저자는 많은 이런 시행착오를 보았습니다. 병기 상 전절제술이 가장 적절한 치료인데 부분 절제술을 시행하여 재발 전이가 일어난 경우나 부분 절제술로도 가능하다고 생각되는데 전절제술을 하여 기능 상실로 인한 후회를 하는 경우 등이 이런 경우입니다. 한번 수술을 하고 나면 다시는 돌이키지를 못합니다. 이러한 환자들의 공통점은 대부분 수술의 결정에 있어 신중하지 못하고 다양한 정보 없이 수술한 환자들입니다. 항암 약물치료나 방사선치료도 모두 마찬가지입니다. 어떤 의사는 항암 약물이 효과가 없다고 판명이 나면 바로 중단하는 의사도 있지만 어떤 의사는 요행을 바라고 계속 진행을 하는 때도 있습니다. 여기에는 환자의 요청이 있어 그럴 수도 있습니다. 그러나 진정 환자를 위하는 의사는 과학적 판단을 기준으로 환자에게 도움이 되는 측면에서 환자의 의견과 상반되더라도 설득을 하여

바른 결정을 하도록 하는 의사입니다. 그런데 그렇지 못하는 경우가 많습니다. 이러한 의사의 판단에 따라 그 환자의 미래가 바뀔 수 있습니다.
그만큼 주치의 선정은 중요한 일입니다. 그러므로 주치의를 선정하거나 병원을 결정하는 문제는 정말 신중하여야 하고 모르면 조언을 해줄 수 있는 전문가를 찾아야 합니다. 이러한 전문가는 평소에 다니는 병원의 의사일 수도 있고, 아니면 친지나 가족이 잘 알고 있거나 소개해주는 의사나 의료인이 될 수도 있습니다. 그것이 여의치 않은 경우는 직접 여러 병원에서 진료를 받은 후 판단을 내리는 것도 하나의 방법이라 할 수 있습니다.

그럼 어떠한 의사가 가장 바람직한 주치의일까요?
일단 의뢰한 환자의 병기와 상태에 대해 정확한 판단을 해줄 수 있는 의사, 환자를 가장 잘 이해를 하고 공감대를 형성할 수 있는 의사, 환자의 암이나 병기에 가장 적절한 치료를 제공할 수 있는 의사, 환자의 투병 과정에서 환자의 감성에 치우치지 않고 주도를 하거나 조절해 줄 수 있는 의사 등이 가장 바람직한 의사라고 생각합니다.

지 암 지 기

백 암 백 승

01

어떠한 표준치료를 선택할 것인가?

일단 대부분 환자는 표준치료가 가장 우선 치료라고 생각합니다. 여기서 각 암 종류별로 설명하는 것은 너무 많은 지면을 할애해야 하므로 상세 부분은 생략하고 전반적인 수술, 항암 약물치료, 그리고 방사선 치료에서 환자들이 알아야 하고 치료 과정에서 겪을 수 있는 내용에 관해 설명하도록 하겠습니다.

A. 수술

암 치료에 있어 가장 우선적인 치료가 수술입니다. 그리고 수술을 할 수 있다는 것은 암 환자에게 좋은 예후를 기대할 수 있다는 부분입니다. 왜냐하면, 어느 정도 진행한 암은 수술하지 못하는 경우가 많기 때문입니다. 그리고 수술은 가장 단시간에 가장 효율적으로 암을 제거할 수 있는 장점이 있습니다. 그러나 한편으로 수술은 침습적인 치료이며, 장기나 조직을 제거함으로써 일시적인 또는 영구적인 기능 장애와 후유증을 일으키는 단점을 가지고 있기도 합니다. 그래서 수술은 많은 이해와 오해가 있는 치료입니다.

1) 수술은 가성비가 가장 높은 치료입니다.

수술은 투입되는 시간이나 노력 대비 가장 효과적인 치료라 할 수 있습니다. 그래서 암 치료에 있어 다른 어떤 치료법보다 우선순위의 치료가 수술입니다. 백혈병을 제외하고는 할 수만 있다면 수술이 가장 효과적입니다. 수술을 할 수 있는 암이 있는 환자가 가장 행복하다는 말을 합니다. 예를 들어 폐암의 경우는 아주 예후가 안 좋은 암으로 알려져 있습니다. 발견 시 거의 수술을 할 수 없는 상태로 발견되고 평균 5년 생존율이 10% 정도밖에 되지를 않습니다. 그러나 폐암도 아주 초기에 발견하면 수술을 할 수 있습니다. 이렇게 초기에 발견되어 수술을 할 수 있는 암은 예후가 상당히 좋습니다. 어느 암이든지 수술을 할 수 있다는 것은 일단 가장 커다란 덩어리를 없애는 것이기 때문에 그 어떤 치료법보다 가성비가 큰 것입니다. 그렇다고 수술을 할 수 있다는 것이 무조건 예후가 좋다는 의미는 아닙니다. 수술에는 암 덩어리를 완전히 제거하는 근치적 수술도 있지만, 기능 개선이나 통증을 억제하거나 삶의 질을 높이기 위한 보존적인 수술도 있습니다.

2) 수술은 시기가 중요합니다.

암은 시간 싸움이라는 말을 합니다. 타이밍을 놓치면 돌이킬 수 없는 치명타를 입을 수도 있습니다. 시간이 지남에 따라 암이 점점 커지고 전이할 수 있으므로 수술 시기가 중요합니다. 그런데 대개 암이라는 진단을 받은 후 곧바로 수술하는 경우는 많지 않습니다. 암이란 아주 응급한 질환은 아닙니다. 그러므로 진단과 수술 사이에는 상당한 시간 여유가 있습니다. 수술은 간단한 수술에서부터 아주 까다로운 수술도 있습니다. 유방암이나 갑상선암은 다른 암보다 수술이 좀 더 간단한 경우가 많습니다. 그러나 위암이나 췌장암 같은 경우는 상당히 장시간의 수술 시간이 필요하고 숙련된 테크닉을 필요로 하는 경우가 많이 있습니다. 그러므로 이때 어느 병원 또는 어느 의사가 가장 자신의 암 수술에 적절한지에 관한 다양한 정보를 얻어야 합니다. 이러한 정보를 얻을 시간마저 없이 급히 해야 하는 경우는 그리 많지 않습니다. 그런데 대부분 암 환자들은 이러한 귀중한 시간을 헛되이 보내는 경우가 많습니다. 다양한 채널을 통하여 정보를 얻어 자신의 병기나 상태에서 어느 의사에게 맡기는 것이 가장 적절한지를 파악하기보다는 가족이나 친지의 추천으로 아니면 무조건 큰 병원 또는 유명한 병원 그리고 유명한 의사라는 이유로 수술을 맡기는 경우가 많은데 이런 경우 수술 후 후회를 하게 되는 경우가 많습니다.
수술 시기를 결정하는 것은 너무 서두를 필요가 없습니다. 그렇다고 너무 시간을 끌고 방황만 하며 결정을 내리지 못하는 것도 바람직하지 않습니다. 다양한 정보를 수집하는 데는 여유를 가져야 하지만 결론이 나면 가능한 한 서둘러 수술을 하는 것이 가장 바람직합니다.

3) 가장 적절한 수술을 위한 선택은?

암을 수술하면서 중요한 몇 가지 요건이 있습니다. 정확한 병변을 없애는 것, 장기의 기능 손상을 최소화하는 것, 최소한의 후유증을 남겨야 하는 것, 수술로 인한 얻는 득이 부작용보다 커야 한다는 점 등이 고려되어야 합니다. 그러나 환자들은 이러한 사항을 판단할 능력이 없습니다. 그래서 주치의나 집도의에게 맡기는 수밖에 없습니다. 그래서 어떤 의사를 만나는지에 따라 자신의 수술 결과가 달라질 수 있습니다. 그리고 결과에 희비를 하는 것은 환자 몫입니다.
의학이라는 것은 하나의 방법만 있는 것은 아닙니다. 다양한 접근법을 가진 의사들이 많이 있으며 환자의 상태에 따라 접근법이 다를 수 있습니다. 그리고 모든 의사가 모든 것을 다

잘한다고 인식하지 말기 바랍니다. 집도의에 따라 장점이 있고 단점이 있을 수 있습니다. 그러한 다양성을 환자나 가족은 인식하고 어떤 의사가 자신에 가장 적절한 수술을 하여 줄 의사인지를 다양한 경로를 통하여 파악하여야 합니다. 사실 우리나라에서는 파악하는 방법이 쉽지는 않습니다. 유명한 의사는 많으나 이를 검증하는 객관적인 방법이 없습니다. 대부분 수술을 받은 환자의 입소문을 통하거나 병원에서 홍보하는 자료에 의존하는 수밖에 없습니다. 좀 더 객관적인 자료가 있다면 환자가 선택하기가 좋을 텐데 하는 아쉬움이 있습니다.

어느 정도 정보를 얻고 집도의가 선정되고 나면 다음 단계로는, 그 집도의와 상담을 하고 수술에 관한 깊이 있는 대화를 할 필요가 있습니다. 자신에게 가장 적절한 수술인지에 대해 의견을 나누고, 어떠한 기능적 손상이 오고, 어떠한 부작용이 있을 수 있으며, 향후 수술 후 회복은 얼마나 걸리며, 암의 재발이나 전이를 최소화 할 수 있는지, 수술로 인한 후유증이 큰지 어떤지, 어떤 경우에는 가장 적절한 수술이지만 수술 후 자신이 감당키 어려운 후유증이나 부작용이 예상된다면 이를 감수 할 수 있는지 없는지에 대해 판단을 하여야 하고, 수술로 인한 득과 부작용에 따른 손실 사이에 어떠한 것을 더 중시할지에 대한 부분 등에 관하여 집도의와 상담을 하여야 합니다. 그리고 원만하게 이견이 조율되면 그 의사에게 수술을 맡기는 것이고 그렇지 않으면 과감하게 다음 우선순위 의사를 찾아 상담하여야 합니다. 이러한 과정을 통하여 수술을 결정하고 수술에 임하여야 나중에 후회가 덜합니다. 수술은 한번 하고 나면 돌이킬 수 없는 경우가 대부분입니다. 다시 하더라도 많은 희생과 번거로움 그리고 고통이 따르는 것입니다.

제 환자 중에 유방암 환자와 상담을 하였는데 이 환자는 자신의 수술에 대해 매우 후회하는 환자였습니다. 자신은 유방암 1기였는데 처음에 진단을 받고 모 대학병원에서 급하게 유방 전절제술을 받았다고 하였습니다. 그리고 항암 약물치료를 하였는데 매우 힘들어서 '죽다가 살았다.'라고 합니다. 그때는 급히 서두르지 않으면 금방 암이 커져 죽을 것 같아 다른 생각할 겨를 없이 무조건 하자는 대로 서둘러 수술을 하였다고 하였습니다. 그런데 이 힘든 과정을 마치고 자신과 비슷한 병기로 수술한 환자들과 이야기를 나누는 과정에서 자신만 전절제술을 하였다는 것을 알았다고 합니다. 처음 진단을 받고 수술을 권유받을 당시에는 그 방법만이 유일한 방법인 줄 알았다고 합니다. 그런데 모든 치료 과정이 끝난 지금에야 왜 좀 더 정보를 파악하거나 다른 병원에서 다시 한번 수술에 관한 협의를 하지 않았는지 후회를 한다고 하였습니다. 그리고 그때 저에게 유방 복원 수술이 예약되어 있다고 하였습니다. 그리고 수술을 하려 퇴원을 하였습니다. 약 6개월 후 그 환자는 다시 저와 상담 하였습니다. 그리고 눈물을 흘리는 것입니다. 복원 수술 부위를 보여주었는데 광배근을 돌려 인공 유방을 만드는 방법이었습니다. 그런데 문제는 광배근을 돌리는 자리에 웅덩이처럼 움푹 팬 보기 싫은 자국을 남겼던 것입니다. 환자는 이 수술에 대해 매우 후회하였습니다. 이 복원 수술마저 이 환자는 다양한 정보 없이 수술하였고 만족하지 못한 결과를 남긴 예입니다. 예후가 어떨지는 모르지만, 그 환자의 병기로는 단순한 부분절제술이 가능한 환자였으며 만약 부분 절제술을 하였다면 복원 수술을 하지 않아도 될 수도 있었으며, 또한 복원술을 하더라도 광배근을 이용한 복원술이 아니라 인공 보형물을 이용한 복원술도 선택할 수 있었습니다. 그런데 그 환자는 아무런 정보를 파악하지 않고 급한 마음에 주치의가 하자는 데로 급하게 서둘다 이러한 후회를 남긴 경우입니다.

4) 수술은 면역을 억제한다.

수술하면 면역이 감소할 것으로 생각하는 것은 쉽게 이해할 수 있는 부분이라고 생각합니다. 수술함으로써 체력적으로 에너지를 소비하고 정신적으로 스트레스를 받음으로써 면역이 감소하리라 생각을 할 것입니다. 그러나 수술로 인한 면역 감소는 단순히 그러한 문제로만 오는 것이 아닙니다. 일반적으로 4기 환자가 되면 수술을 하지 않습니다. 그 이유는 수술하여도 큰 의미가 없다는 부분 때문입니다. 이미 다 전이된 상태에서 원발암을 제거해 봐야 무슨 의미가 있냐는 뜻이 있고 또 하나 하지 않는 이유는 원발암은 원발암이 존재하는 한 자신의 성장을 위해서 전이된 암의 성장을 어느 정도 억제를 하고 있는데 이러한 억제력을 가진 원발암을 제거를 한다는 것은 전이를 촉진하는 의미가 되기 때문입니다. 그런데 이러한 이유 외에 더욱 중요한 것은 원발암이 되었든 전이암이 되었든 수술을 하게 되면 수술 부위를 회복하기 위한 과정에서 우리 몸은 생리적으로 면역을 스스로 억제를 합니다. 수술 회복이란 상처를 재생하는 과정입니다. 상처를 재생하는 과정에서는 면역 세포들의 활동이 억제됩니다.

수술을 받고 회복을 하는 동안은 면역이 억제되므로 이때의 면역저하를 막기 위해서는 면역저하를 예방하는 치료나 면역 증강을 위한 치료가 병행되어야 합니다. 그러나 대부분 환자나 병원에서는 이러한 면역증강을 위한 치료를 하지를 않습니다. 어떻게 보면 이때가 암의 재발이나 전이를 촉발하는 시기이기도 합니다. 종종 암 수술을 성공리에 마치고 '경과가 아주 좋았다.'라고 했는데 6개월 정도 지나 갑자기 전이되고 재발이 되어 상태가 나빠지는 경우를 보는데 바로 이런 이유와 관련이 있습니다. 이것은 수술하는 동안이나 회복기에 저하된 면역으로 인해 검사상에 나오지 않고 잠재되어 있던 암세포가 이 틈을 노리고 빠른 성장을 하여 나타난 현상이라고 할 수 있습니다. 이러한 사실을 볼 때 수술 시 면역관리가 얼마나 중요한지를 알려주는 대목입니다. 수술을 앞둔 환자 여러분은 이점을 염두에 두고 수술에 임하시기를 부탁드립니다. 자연치유를 주장하는 분들이 수술을 거부하는 이유 중의 하나가 이 부분입니다.

5) 수술의 효율성

어떤 치료를 하든지 간에 수술이라는 것은 환자들에게 많은 부담을 주는 것이 사실입니다. 특히 암 수술은 그 어떤 수술보다 어려운 수술이 많고 예후도 단순히 수술로 끝나지 않은 경우가 많기 때문입니다. 암 수술은 그 자체로 후유증을 많이 남기기도 하고 수술하기 전부터 후유증을 예상하거나 감수하는 경우가 많이 있습니다. 그런데도 수술을 선택하는 데는 나름의 이유가 있습니다. 일단 수술이 가장 치료의 효율적 측면에서 좋다는 것입니다. 수술을 제외한 어떠한 방법도 단시간에 가장 많은 암 덩어리를 제거할 방법은 없습니다. 즉 가장 짧은 시간에 가장 빠른 방법으로 암 덩어리를 제거할 수 있다는 뜻입니다. 많은 암 환자들이 수술에 대한 문제점을 이야기합니다. 특히 자연치유를 하고자 하는 환자들이 많이 있는데 그 환자들이 수술을 거부하는 이유는 수술을 받으면 재발 전이가 잘된다, 수술하면 자연치유의 효과가 없다는 우려로 설명을 합니다.

수술을 거부하는 이유도 아주 일리가 없는 말은 아니지만 암 덩어리를 없애는 수술의 여부에 따른 효율을 생각해 보겠습니다. 예를 들어 약 5센티의 암 덩어리가 있다고 가정을 해봅시다. 수술은 단 몇 시간의 시간 투자로 5센티 덩어리를 제거합니다. 그러나 면역이 약간 감소하는 부작용은 있습니다. 반면 수술하지 않고 자연치료를 할 경우, 이 암 덩어리를 없애기 위해서는 기능식품, 면역 세포를 활성화하거나 암을 억제하는 천연물, 운동, 스트레스 줄이기, 환경 개선, 생활 습관 고치기, 유해 환경 개선 등의 방법을 이용하여야 합니다. 이러한 방법은 일단 오랜 시간이 필요합니다. 그리고 면역이 암을 억제하기 위해서는 암의 성장을 우선 정지를 시켜야 합니다. 그다음 암 덩어리가 줄어들기 시작을 합니다. 면역 세포가 암을 없앤다는 것은 그냥 덩어리를 줄여가는 것이 아닙니다. 암세포가 성장하는 속도보다 제거하는 속도가 빠를 때 암 덩어리의 크기는 줄어듭니다. 즉 암세포가 10개 크는데 면역세포가 5개를 죽인다면 5개만큼 성장을 하는 것이고, 10개 크는데 15개 암세포를 죽이면 5개만큼 암 덩어리가 줄어드는 것입니다. 그리고 암 덩어리는 크기가 작은 암이 성장하는 속도보다 크기가 큰 암이 훨씬 빨리 성장을 하고 악성도도 심합니다. 이러한 과정으로 암을 제거하기 위해서는 계속 자신의 면역 기능이 높아야 하고 수술의 효과만큼 제거하려면 많은 시간이 필요합니다. 즉 암 덩어리를 제거하는 수술만큼의 효율성이 안 나온다는 의미입니다.

그렇다고 무조건 수술을 하고 자연치유를 하지 말라는 이야기는 아닙니다. 저는 수술과 자연치유를 병행하라고 권합니다. 수술하면 자연치유가 되지 않는다고 하는 부분은 전체 환자에서 차지하는 비율이 높지 않다고 생각을 합니다. 환자들은 앞으로 치료 계획을 세울 때 치료 가능성이 큰 선택을 하셔야 합니다. 가능성이 크지 않은 선택은 실패의 가능성을 높이는 결과를 가져올 수 있습니다. 결과를 놓고 "이럴 수도 있으므로 하지 마라" 식의 선택은 아니라고 생각합니다.

6) 수술은 재발 전이를 높인다.

많은 환자가 수술하면 재발 전이를 높인다는 이유로 수술을 꺼리는 경우가 많이 있습니다. 정말 재발 전이가 높을까요? 제 대답은 재발 전이 가능성은 있다고 봅니다. 그 이유는 위에서 설명을 하였습니다.

이러한 과정을 본다면 수술은 재발 전이에 일역한다고 볼 수 있습니다. 그런데 다른 관점에서도 생각해 보아야 합니다. 만약 암을 제거하지 않고 그냥 둔다면 어떻게 될까요? 그럼 전이나 임파선에 퍼지는 것을 막을 수 있을까요? 암 덩어리는 크기에 비례해 주변의 침투나 전이가 더 빨리 일어나고 악성도도 더 심해집니다. 암 덩어리가 커지면 암 줄기세포가 만들어질 가능성이 커지는데 그것은 암 덩어리가 커질수록 암 덩어리 내에서 저산소 지역이 많아지기 때문입니다. 또한, 암 줄기세포는 암세포의 약 0.1% 내지는 1% 정도로 발생을 합니다. 즉 암 덩어리가 클수록 암 줄기세포가 만들어질 가능성이 커지는 것입니다. 암 줄기세포는 항암제나 방사선 치료에 반응치 않습니다. 우리가 항암제나 방사선에 내성이 생겼다고 하는 것은 바로 항암제나 방사선에 의해 줄기세포가 유도되는 것도 하나의 원인으로 작용합니다.

결국, 암 덩어리를 놔두어 재발 전이를 억제하는 힘보다는 수술함으로써 억제하는 힘이 크다고 할 수 있습니다. 그리고 줄기세포가 만들어지는 것도 수술을 받아야 가능성이 줄어듭니다. 이런 우려는 수술하는 동안이나 수술을 마치고 회복하는 동안 면역을 올리는 자연치료나 통합 의학적인 치료를 병행한다면 수술로 인한 우려를 불식시킬 수 있고 오히려 훨씬 효과적인 치료가 될 수 있습니다. 자연치유만을 고집하는 환자들에게 이점을 꼭 말씀드리고 싶습니다. 치료 방법의 선택은 본인이 최종 결정을 하지만 항상 득실을 먼저 생각하여야 하고 수술을 한다고 해서 자연치유가 역행되는 것은 아니라는 점을 유념하시기 바랍니다.

B. 항암 약물치료

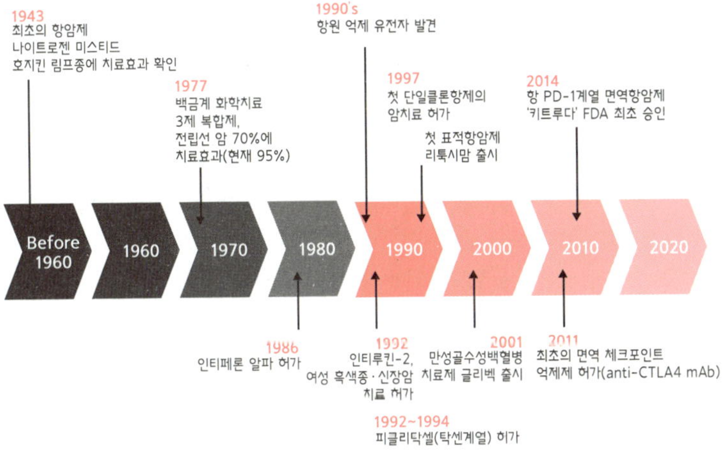

항암 약물치료는 암 치료 중에서 환자들이 가장 두려워하고 힘들어하는 치료 중 하나입니다. 또한, 그 유효성과 결과에 대해 많은 논란을 불러일으키고 있는 치료 방법이기도 합니다. 항암 약물치료 역사를 보면 2차 세계 대전에서 화학 전쟁 물자로 사용하려던 Mustard가 환자의 백혈구를 감소시키는 것을 보고 백혈병에 적용하게 되는데 이것이 항암제의 시작이었습니다.
그로부터 수많은 항암 약물이 개발되었습니다.

[세대별 항암제 비교]

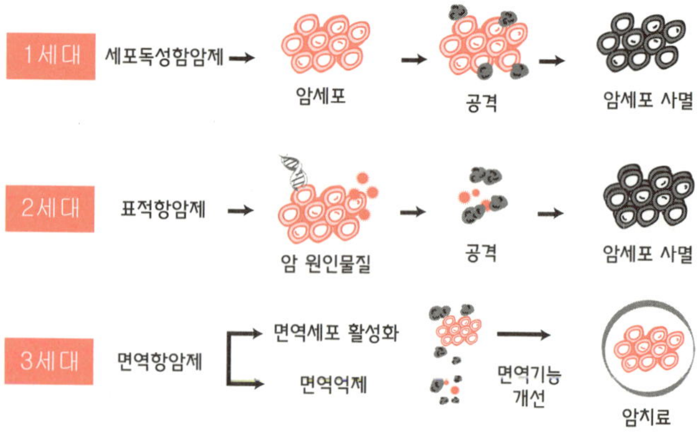

항암제의 구분은 우선 1세대 항암제, 세포독성 항암제라 합니다. 주로 세포의 분열을 억제하여 세포의 성장을 억제하는 약물입니다. 이러한 세포독성 약물은 정상 세포도 같이 손상을 입혀 많은 부작용을 낳는 것이 특징이고 환자들이 가장 힘들어하는 약물입니다. 2세대 항암제는 암을 일으키는 원인으로 작용을 하는 변이된 유전자를 타깃으로 한 표적 치료제입니다. 3세대 항암제란 가장 최근에 유행이 되고 대세가 되어가는 항암제로 면역항암제를 말합니다.

1) 세포독성 항암제

세포독성 항암제는 세포 증식을 억제하는 물질입니다. 이 약물은 암세포나 정상 세포 모두 성장을 억제합니다. 그리고 약물의 투여가 중단되면 다시 세포는 기능을 회복합니다. 그런데 정상 세포는 기능 회복이 빠르지만, 암세포는 회복이 늦거나 회복력이 상실됩니다. 이러한 방법으로 암세포를 사멸시키는 치료가 세포독성 항암제의 효과입니다. 일반적으로 항암으로 인한 기능 저하는 1~2주간에 일어나며 3주째 회복에 들어갑니다. 정상 세포의 기능이 회복되면 다시 항암 약물을 투여하고 똑같은 효과가 나타납니다.

그런데 여기서 문제는 정상 세포의 회복이 항암제 투여 횟수가 거듭할수록 늦어지는 것입니다. 심하면 환자의 기력이 고갈되고 전신적 상태가 악화할 수 있습니다. 결국, 환자는 이러한 부작용으로 중간에 항암제 투어를 중단하는 사태가 벌어지기도 합니다.

세포 독성 항암제의 종류			
대분류	소분류	제제명칭	기전
알킬화 약물	Nitrogen mustard	Mechlorethamine, Cyclophosphamide, Ifosfamide, Melphalan, Chlorambuci	DNA에 결합하여 구조 손상 및 파괴
	Ethylenimine Methylhydrazine	Thiotepa, Altretamine	
		Procarbazine	
	Alkyl Sulfonate	Busulfan	
	Nitrosourea	Stereptozotocin, Carmustine, Iomustine,	
	Triazine	Dacarbazine	
항대사성 물질	피리미딘 유도체	5-FU, Capecitabine, Cystarabine, Gemcitabine, Fludarabine	DNA복제 및 세포 생존에 필요한 대사를 억제
	엽산 유도체	Methotrexate, Pemetrexed	
	퓨린 유도체	Mercaptopurine	
천연물 제제	Camptothecin	Topotecan, Irinotecan	Topoisomerase inhibitor
	Epipodophyllotoxin	Etoposide	
	탁산	Paclitaxel, Docetaxel	
	빈카알칼로이드	Vinblastine, Vincristine, Vinorelvine	
	항생제	Dactinomycin, Doxorubicin, Daunorubicin, Mitomycin, Bleomycin, Idarubicin, Mitoxantrone HCL	DNA 염기에 끼어들어 복제 및 전사 억제
	효소	Enzyne L-Asparagenase	L-Asparagine 대사억제

그러면 암세포는 어떻습니까? 암세포는 정상 세포보다 회복력이 약하므로 덩어리의 크기가 줄어듭니다. 그리고 다음 항암제 치료 시 또 조금 줄어듭니다. 그런데 여기서 문제가 발생합니다. 세포 독성 항암제에 의해 사멸되는 세포는 주로 빠른 분열을 하는 세포입니다. 분열을 빨리하는 세포로는 암세포가 가장 분열이 빠르고 다음으로 점막 세포나 모발 세포 등이 빠릅니다. 그래서 장점막 세포나 모발 세포가 먼저 손상을 입습니다. 그리하여 부작용으로 구내염이나 장염 또는 탈모 증상이 나오는 것입니다. 그런데 암세포에는 빨리 분열을 하는 세포도 있고 분열을 안 하고 쉬는 세포도 있습니다. 쉬는 세포는 항암제에 죽지를 않습니다. 그래서 1차 항암으로 빠르게 움직이는 놈을 먼저 잡고 다음에 쉬고 있다가 다시 분열하는 놈을 잡는 방법으로 반복하면서 치료를 하는 것입니다. 여기서 문제점은 할 때마다 쉬고 분열을 하지 않는 놈이 있다는 것입니다. 그러므로 세포독성 항암제 치료는 암을 완전히 박멸하기가 어렵다고 하는 것입니다. 또한, 여러 차례 항암을 하면 암세포에서는 이 항암제에 저항하는 힘을 기릅니다. 즉 세포 안에 들어오는 약물을 바깥으로 뿜어내 버리는 MDR(multi drug resistance)이라는 시스템을 가동합니다. 아예 항암 약물이 암세포 내로 들어오는 것을 차단해 버리는 것이지요. 항암제를 투여하면 속이 메스껍고 구토가 나는 것이 바로 이 현상 때문입니다. 또한, 암세포는 항암제 투여가 계속되는 동안에는 살기가 어려우므로 이에 저항하는 기전을 발동시킵니다. NF-KB라는 물질을 만들어 항암에 견디는 줄기세포를 만들어냅니다. 그러면 이 줄기세포는 항암제에 전혀 손상을 받지 않게 됩니다. 즉 내성이 생겨 이때부터는 오히려 암의 성장이 더 빠르고 재발이나 전이가 잘되는 상황으로 전환이 될 수도 있습니다.

세포 독성 항암제에 해당하는 약물은 아드리아마이신, 5-FU, 사이클로포스파마이드, 빈크리스틴, 빈블라스틴, 파클리탁솔, 옥살로탁솔, 도세탁솔, 이리노테칸, 젤로다 등의 항암제가 이에 해당합니다. 아드리아마이신은 항생제 일종으로 토포아이소머라제라는 효소를 억제하는 약인데 환자들 사이에서는 빨간약으로 알려져 있습니다. 심장 독성이 심하고 주사 시 혈관 밖으로 약물이 새면 피부 부작용이 너무 심하므로 절대 새도록 해서는 안 될 약입니다. 5-FU는 암세포가 DNA를 합성하는 것을 저해하여 효과를 나타내는 약으로 점막 손상이 심하여 구내염을 많이 일으키고 골수 저하나 설사 등의 부작용을 일으키는 약물입니다. 플라틴 계열 즉 백금 계열의 약물로는 시스플라틴과 옥살로플라틴 등의 약물이 있는데 시스플라틴은 암세포의 DNA 합성을 방해하고 세포 분열을 억제하여 항암 작용을 내는 약물로 다른 항암제와 병행 투여하기도 하고 단독으로 사용하기도 하는 가장 많이 사용하는 약물 중의 하나입니다. 시스플라틴의 부작용은 신장 독성과 신경독성이 가장 심하게 나와 사용 시 물을 많이 마셔야 신장 독성을 막을 수 있으며 신경독성으로 인한 손발 저리는 증상이 심하므로 이를 예방하거나 치료를 위한 항산화제 및 해독 약제가 필요한 약물입니다. 옥살로플라틴은 시스플라틴보다 부작용은 적은 편이나 신경독성은 시스플라틴보다 오히려 높은 것으로 알려져 있습니다. 다음은 탁솔 계열인데 탁솔은 주목에서 추출한 약물로 주로 세포의 골격을 이루는 마이크로튜불에 작용을 하는 약물로 알레르기 부작용이 가장 심하게 나오는 약물이어서 과민반응을 예방하는 전처치를 하고 치료하는 약물입니다. 그 외 전신적인 근육통, 손발이 저리는 부작용 등이 나올 수 있으며 골수 억제 부작용도 상당히 나옵니다. 종류로는 파클리탁솔이나 옥살로탁솔 도세탁솔등이 있는데 비슷한 부작용을 가지고 있습니다. 그 외 이리노테칸이라는 약물은 토포아이소머라제를 억제하는 작용이 있고, 설사를 심하게 하는 부작용이 있으며, 사이클로포스파미이드는 DNA의 수소를 알킬화하는 작용이 있으며, 출혈성 방광염을 잘 일으켜 빈뇨나 혈뇨를 일으키기도 합니다.

세포독성 항암제의 약제별 부작용		
약품명	제형	주요 부작용
아스파라기나제 Asparaginase	주사	과민반응, 혈당 상승, 간기능검사 수치 상승, 메스꺼움 및 구토, 혈액응고 인자 감소
아자시티딘 Azacitidine	주사	골수기능억제, 메스꺼움, 피로, 근육통, 피부 홍반
벨로테칸 Belotecan	주사	골수기능억제, 메스꺼움/구토, 설사, 탈모
블레오마이신 Bleomycin	주사	폐독성, 발열, 피부변화(색소 침착, 과각화증), 손톱 변화, 드물게 과민반응
부설판 Busulfan	주사	골수기능억제, 폐섬유화증, 메스꺼움 및 구토, 피부 색소침착
카페시타빈 Capecitabine	경구	골수기능억제, 설사, 손발증후군, 구내염
카보플라틴 Carboplatin	주사	골수지능억제(특히 혈소판감소증), 메스꺼움 및 구토, 전해질 불균형, 간기능검사 수치 상승, 과민반응
파크리탁셀 Paclitaxel	주사	골수기능억제, 메스꺼움, 설사, 변비, 탈모, 말초신경병증, 관절통 및 근육통, 과민반응
테모졸로미드 Temozolomide	경구	골수기능억제, 메스꺼움 및 구토, 변비, 설사, 피로감, 두통
치오테파 Thiotepa	주사	골수기능억제, 메스꺼움 및 구토, 입안염증, 설사, 탈모, 피로, 알레르기 반응
티에스원 TS-1	경구	골수기능억제, 메스꺼움 및 구토, 설사, 입안염증, 간기능 검사 수치 상승, 피부색소침착, 발진
비노렐빈 Vinorelbine	주사	골수기능억제, 메스꺼움, 변비, 말초신경병증, 근육통, 간기능검사 수치 상승, 혈관외유출시 세포괴사

이렇듯 세포독성 항암제는 정상 세포를 같이 손상하기 때문에 많은 부작용을 일으키는 항암제입니다. 정상 세포를 파괴한다는 것은 그만큼 자신의 체력이나 면역을 손상할 가능성이 높다고 할 수 있습니다. 그러므로 세포독성 항암제를 사용할 경우 몇 가지 염두에 두어야 할 사항이 있습니다.

[3주 간격 항암제 투여후 부작용 증상의 발현 과정]

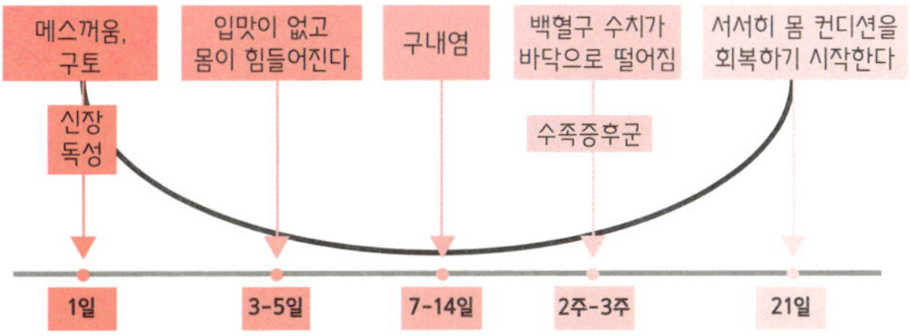

① 항암치료제는 100% 암세포를 제거치 못한다.

세포독성 항암치료제는 움직이지 않는 암세포 즉 분열하지 않는 암세포나 암 줄기세포는 제거하지 못합니다. 암 조직에는 항상 분열하는 암세포와 쉬고 있는 세포 그리고 암 줄기세포 등이 공존하고 있습니다. 일반적으로 항암치료제는 여러 차례에 걸쳐 실시합니다. 할 때마다 분열하는 세포만 제거됩니다. 그러나 항상 제거되지 않는 암세포가 남게 됩니다. 다음 항암치료 때 남은 세포 중 다시 분열하는 세포만 제거되므로 횟수가 지속할수록 암 크기는 줄어들지만 결국 완전히 암세포를 없애기는 어렵습니다. 일반적으로 항암치료 후 검사상 암 조직이 보이지 않으면 관해 된 것으로 보고 주치의는 환자에게 암이 없어졌다고 하는데 이는 암세포가 없어진 것이 아니라 단지 검사상 나오지 않을 뿐 조직에서 암세포가 사라진 것은 아닙니다. 만약 환자의 면역이 약할 시는 언제라도 다시 성장하고 검사상 발견될 수 있는 것입니다.

② 항암치료는 언제 중단해야 하나요?

항암치료를 중단해야 하는 경우는 항암치료가 더 효과가 없다고 판단할 때, 효과보다 부작용이 더 크다고 판단할 때, 환자의 체력이 항암 약물을 감당키 어려울 때 등입니다. 그런데 실제 치료 현장에서 이 원칙이 잘 지켜지지 않습니다. 특히 더 치료할 방법이 없을 때가 가장 문제입니다. 여러 가지 할 수 있는 방법을 다 동원하여도 뚜렷이 효과가 없는 것으로 판단이 될 때 주치의나 환자 모두 답답해합니다. 크게 효과가 없다고 판단이 되어도 항암치료를 계속 진행하는 경우인데 주치의는 할 게 없어 답답해하고 환자는 지푸라기라도 잡는 심정으로 혹시 하는 마음에 항암을 붙잡고 늘어집니다. 이때 정말 어떠한 판단을 해야 할지가 중요합니다. 항암제는 한번 듣지 않는다고 판단이 되면 그 항암제를 계속 지속한다는 것은 큰 의미가 없습니다. 즉 다음에 혹시 하는 미련은 의미가 없습니다. 또한, 항암제는 내성이 생기면 암 줄기세포를 유도합니다. 암 줄기세포는 항암제에 죽지 않고 재발이나 전이를 일으키는 가장 악성의 암으로 방향을 전환합니다. 오히려 항암치료를 계속할수록 암을 더 키우고 악성을 만드는 원인을 제공하게 됩니다. 또한, 정상 세포는 항암치료를 계속할수록 손상이 심해집니다. 골수 손상을 계속 입게 되면 면역 세포가 손상을 입고 면역저하를 초래합니다. 면역저하는 암세포를 억제하는 힘이 약해지고, 오히려 암세포의 성장을 지원하는 꼴이 되고 맙니다. 즉 악순환이 계속되는 결과를 초래하고 환자는 치명적으로 갈 수 있습니다.

항암치료를 중단하는 시점을 정하는 가장 중요한 사항은 항암제가 암을 억제하지 못한다고 판단하는 시점이어야 합니다. 부작용이 심하거나 체력이 견디기 힘든 시점이 아닙니다. 많은 환자가 '한 번만 더'라는 미련 때문에 계속하는 것은 결국 잘못된 선택이 된다는 것을 명심하시기 바랍니다.

③ 무조건 항암 약물치료를 하지 않으려고 하는 환자가 있습니다.

항암치료를 무조건 하지 않으려고 하는 환자들이 있는데, '항암치료를 하면 부작용 때문에 견디기 힘들다. 항암치료를 해도 재발 전이를 막지 못한다. 항암치료를 하면 암이 악성으로 변한다. 항암치료로 죽는다. 항암치료를 하면 다른 치료에 듣지 않는다.'라는 등의 과장되거나 무분별한 주변의 이야기들에 동요를 일으켜 거부하려는 환자들입니다.

표준치료에서 항암 약물치료는 3대 기본 치료 중의 하나입니다. 항암치료가 무조건 필요 없는 것이 아닙니다. 항암치료는 일단 수술을 할 때 수술 후 주변에 남아 있을 수 있는 암 덩어리나 암세포를 없애는 즉 잔당을 소탕하는 개념으로 사용을 하고, 또는 수술을 할 수 없는 경우 암세포의 크기를 줄이려는 방법으로 사용을 합니다. 암 덩어리가 너무 큰 경우에는 단순한 면역 치료만 하고는 암을 억제하기는 어렵습니다. 면역 세포가 암세포를 죽이는 정도 보다는 암의 성장이 훨씬 빠르기 때문입니다. 일단 암 크기를 줄이는 데는 항암치료가 유효하고 효과적이라고 할 수 있습니다. 최근에는 유방암을 비롯한 많은 암 치료에서 미리 항암을 합니다. 미리 항암 약물치료를 하는 이유는 일단 암 덩어리의 크기를 줄이거나, 암 주변의 눈에 보이지 않는 암세포들이 있으므로 일단 이러한 암 조직들을 항암 약물치료를 통하여 제거하고 암을 수술하는 경우 예후가 훨씬 좋기 때문입니다.

이렇듯 항암 약물치료는 암 치료에서 중요한 역할을 합니다. 특히 자연치료를 하고자 하는 환자들은 치료의 효율에 대해서 생각을 해보아야 합니다. 항암 약물치료의 효율도 수술의 효율과 비슷한 개념이 적용됩니다. 단지 항암 약물치료는 수술보다 정상 조직의 손상이 심하고 내성이라는 문제를 안고 있기 때문이지만 그렇다고 처음부터 이러한 부분을 우려하는 것은 잘못된 선택이라고 봅니다. 일단 항암을 하여 암 크기를 줄이면 자연치료의 효과도 그 효율을 높일 수 있습니다.
암 덩어리를 두고 굴착기로 제거하는 것하고 호미로 제거하는 것하고 그 효율에서 어느 것이 효과적이겠습니까?

2) 표적 치료제

2세대 항암제라고 하는 표적 치료제는 세포독성 항암제와는 다른 방식으로 작용을 합니다. 표적 치료제란 말 그대로 약물이 작용하는 표적을 정해 놓고 그 표적을 억제하는 방법입니다. 암이 유전자의 변이로 인해 발생한다는 것은 모두 잘 알고 있는 상식입니다.
그럼 어떻게 변이된 유전자가 암을 만들까요?
세포벽에는 여러 신호를 전달하는 수용체가 있습니다. 이 수용체 중에서는 성장을 촉진하거나, 신생혈관을 만들거나, 노화된 세포를 사멸시키거나, 암세포를 전이시키거나, 줄기세포를 유도하는 등의 신호를 핵으로 전달하는 수용체가 있습니다. 그리고 암세포는 이 신호를 받아 증식합니다. 정상적으로는 이러한 수용체는 활동하지 않습니다. 그런데 어떠한 원인에 의하여 이 수용체를 코딩하는 유전자에 문제가 발생하여 변이가 일어나면 이 수용체는 암을 성장하라는 신호를 세포핵으로 전달을 합니다. 암이란 이 신호의 명령에 따라 만들어집니다. 표적 치료제란 바로 암을 만들도록 신호를 보내는 변이된 이 유전자만을 선택적으로 공격하는 것입니다. 그러므로 정상 세포는 손상을 주지 않는다는 장점이 있습니다. 이 변이된 유전자가 바로 표적이 되는 것입니다.

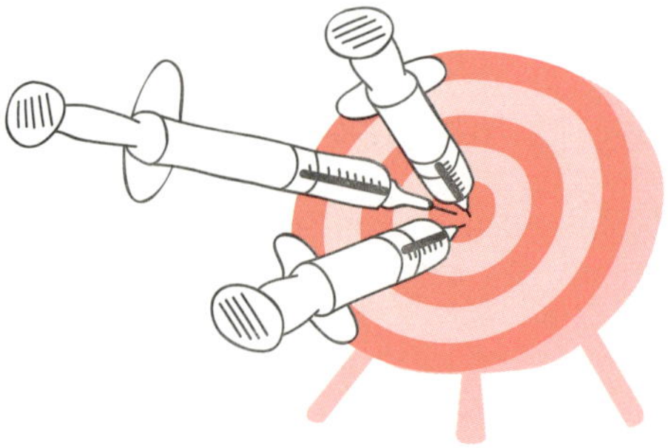

최근에 나와 있는 표적 치료제는 소분자 표적 치료제와 단클론항체 표적 치료제 2가지 종류가 있습니다. 소분자 치료제는 분자량이 적어 경구용이 가능하고 단클론은 분자량이 많아서 정맥 주사로 투여를 하여야 합니다.

암종별 표적치료제	
암 종류	표적치료제
비소세포성폐암	탁소텔, 알림타, 이레사, 타세바, 아바스틴
위암	칵소텔, 젤로다
유방암	탁소텔, 젤로다, 허셉틴, 타이커브, 아바스틴
대장암(직장암)	엘록사틴, 젤로다, 얼비툭스, 아바스틴
간암	넥사바
위장관기저종양	글리벡, 수텐
만성골수성백혈병	글리벡, 스프라이셀
다발성골수종	벨케이드
림프종	맙테라, 벨케이드
급성림프구성백혈병	스트라이셀

또한, 작용하는 표적에 따라 다양한 표적 항암제가 개발되어 나오고 있는데 예를 들어 상피세포성장인자를 억제하는 비소세포 폐암에 적용하는 이레사나 타세바라는 약물이 있으며, 혈관내피세포성장인자를 타깃으로 해서 신생혈관 생성을 억제하여 영양 공급을 차단하는 약물로는 아바스틴, 잘트렙, 넥사바 같은 약들이 있습니다.

표적 항암제가 정상 세포는 그냥 놔두고 나쁜 암세포만 쏙쏙 골라내 공격하는 것을 본다면 이는 환상적인 치료법이라 하지 않을 수 없습니다. 그런데 이 표적 치료제도 아직 완전하지 못하고 여러 가지 문제점을 갖고 있습니다.

① 표적 치료제는 암세포를 완전히 없애지 못한다.

하나의 암이 만들어지기 위해서는 하나의 유전자가 아닌 최소한 20개 이상의 유전자 변이가 발생합니다. 수많은 변이된 유전자의 조합에 의해 암이 발생한다는 뜻입니다. 그런데 표적 항암제 하나로 암을 제거한다는 것은 중과부적이지요. 그런데 현재의 항암치료의 개념에서 하나의 암에 여러 개의 표적 치료제를 동시에 사용하지를 않습니다. 사용할 수는 있겠지요. 만약 여러 개의 표적 치료제를 동시에 투여한다면 아마 암을 치료하기에 앞서 환자의 목숨이 먼저 위험해질 것입니다. 그리고 다양한 각도에서 접근하는 표적 치료제도 현재 개발이 되어있지 않습니다.
최근에는 수많은 신호전달 물질에 의해 발생하는 암에 단 하나의 표적 항암제로 치료하는 단점을 보완하면서 여러 각도의 변이된 유전자를 억제할 방법을 찾고자 노력을 하고 있습니다. 천연물에는 변이된 유전자를 억제할 수 있는 파이토케미컬들이 많이 있습니다. 이들을 이용한 치료기 많이 시도되고 있는데 앞으로 암 치료에 많은 도움이 되리라 생각합니다. 이에 관해서는 뒷장에 다시 부연 설명하도록 하겠습니다.

② 표적 항암제도 내성이 발생합니다.

표적 항암제를 오랫동안 투여하면 표적 항암제 효과가 없게 됩니다. 암세포 내에서 일어나는 과정을 보면 여기에 관여하는 수많은 유전자, 성장인자, 신호전달 물질 등이 관여를 하고 있으며 이들은 서로 유기적으로 얽혀져 있습니다. 또한, 하나의 기능에 하나의 인자만 관여를 하는 것이 아니라 여러 개의 인자가 같이 관여를 합니다. 하나의 표적 항암제를 사용하여 신호전달 경로를 차단하여 암을 억제한다고 할 때 어느 정도의 시간이 지나면 암세포 내에서는 차단된 기능을 대신할 새로운 신호전달 경로를 만들어 냅니다. 결국, 새로운 경로를 만들어 다시 성장과 증식을 하게 됩니다. 이것이 바로 내성입니다. 더구나 이때 새로운 경로를 만드는 과정에서 단순한 새로운 경로만 만들면 되는데 오히려 암 줄기세포를 유도하는 전사인자(transcription factor)들이 발현되기도 합니다. 이런 경우는 오히려 현재보다 더 악성인 암으로 발전을 하게 될 수도 있습니다.

③ 표적 항암제는 부작용이 전혀 없는가?

표적 항암제는 변이된 유전자를 타깃으로 하므로 정상 세포에는 부작용이 없는 것이 장점이라고 하였습니다. 그럼 부작용이 전혀 없는 것일까요? 그렇지 않습니다. 표적 항암제가 가지고 있는 약물이 갖는 부작용이나 정상 세포에서도 일부 표적으로 인한 영향을 받아 부작용이 나옵니다. 유방암에 사용하는 허셉틴은 심장에 부작용을 나타내기 때문에 주기적으로 심장 기능을 검사합니다. 폐암에 사용하는 이레사는 피부의 병변이 부작용으로 많이 나옵니다. 이렇듯 정상 세포에 전혀 해가 없는 것은 아닙니다. 단지 세포독성 항암제에 비교하여 낮다는 것입니다.

④ 표적 치료제는 아무에게나 적용하지를 못합니다.

표적 항암제는 모든 암 환자에게 동일하게 적용하지 못한다는 단점이 있습니다. 표적 항암제는 타깃이 있어야 합니다. 이 타깃은 변이된 유전자입니다. 그러므로 변이된 유전자가 있다는 것을 확인한 때에만 사용할 수 있습니다. 일반적으로 수술을 하여 조직을 떼어 내어 조직검사를 합니다. 조직검사 시 면역 화학 검사(immunochemistry)를 하게 되면 변이된 유전자의 검사 내용이 나옵니다. 이 변이된 유전자에 대해 공격할 수 있는 치료제가 바로 표적 치료제입니다. 그런데 아직은 변이된 유전자에 대한 치료제가 다양하지 못합니다. 그래서 아직 제한적일 수밖에 없으며, 조직 검사상에 여러 가지 변이된 유전자에 대한 정보가 있음에도 불구하고 사용할 수 있는 약제는 그리 많지 않습니다. 앞으로는 이러한 변이된 유전자에 대한 치료제가 많이 개발되리라 생각합니다.

⑤ 변이된 유전자에 대한 다발적인 치료법은 없는가요?

암이란 변이된 유전자에 의해 만들어진 신호에 따라 형성되는 것입니다. 만약 이러한 변이된 유전자를 모두 꺼버릴 수 있다면 아마 암은 완전히 제거될 것입니다.

천연물에는 수많은 파이토케미컬이 있으며 이러한 변이된 유전자를 억제할 기능이 있습니다. 이러한 기능들은 식물이 갖는 독성분에 많이 있습니다. 이러한 독성분을 추출하여 약으로 만들면 약효는 있지만 반대로 부작용도 만만치 않습니다. 그러나 천연물은 이러한 독성을 억제하는 성분을 같이 가지고 있어 크게 위험하지 않습니다. 단 약으로 만든 치료제와 비교해 효능은 떨어집니다. 즉 독작용을 억제할 성분이 제거되지 않았기 때문입니다. 그런데 장점은 여러 가지 다양한 각도에서 공격하도록 일시에 사용하더라도 큰 부작용이 없이 사용할 수 있다는 것입니다. 만약 이러한 천연물에서 약간의 약성을 억제하는 성분을 감소시킬 수만 있다면 강력한 다발성 표적 항암제로 역할을 하리라 생각을 합니다.

암이란 다양한 원인에 의해 발생하는 질환이기 때문에 앞으로 추구하는 이상적인 치료제는 다양하고 복합적으로 사용할 수 있는 천연물 치료가 답이 될 수도 있습니다.

3) 면역 항암제

면역 항암제는 암 환자의 면역력을 키워 암과 싸우는 힘을 키워주는 치료제입니다. 환자의 몸속 면역체계를 활용해 항암제 부작용이 거의 없고 생존 기간도 길며 표적 치료제보다 적용 가능한 환자도 많습니다. 면역 항암제는 환자 자신의 면역 강화를 통해 치료한다는 점에서 부작용이 적고 환자의 삶의 질을 높이는 효과도 있다고 할 수 있습니다.

지금까지 현대 의학 치료에서는 면역이라는 부분을 무시했습니다. 대학이나 대형병원에서의 암 치료 현장에서는 특히 심해 면역을 교과서에서나 나오는 그러나 치료에는 큰 의미가 없는 부분으로 치부했습니다. 그리고 면역을 올려야 한다는 부분에 대한 통합 의학적 치료에 대해 무시하여 온 것이 사실입니다. 그러나 최근에는 면역을 중심으로 한 치료가 면역 항암제를 개발함으로써 가장 가능성 큰 치료로 그 위상이 커지고 있습니다. 면역을 이용한 치료는 앞으로 암 치료에 있어 밝은 등불이 되리라 생각합니다. 여기서 면역 항암제에 대한 전반적인 개념과 종류에 대해 알아보도록 하겠습니다.

[면역항암제 개발 역사]

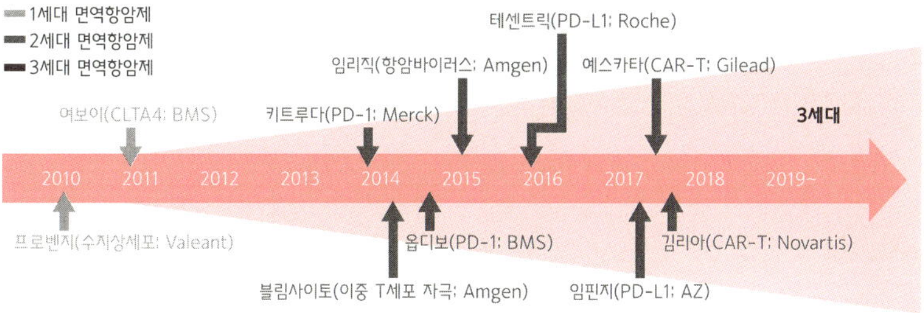

① 면역 항암제란?

우리 인체에서는 매일 3,000~4,000개의 암세포가 매일 발생합니다. 그리고 이 암세포를 우리 면역 세포가 거의 100% 제거를 합니다. 그런데 여기서 죽지 않고 살아남은 암세포가 성장하여 암으로 진단이 되고 암 환자가 됩니다. 그럼 이때 가장 문제는 이 암세포를 잡지 못하고 놓친 면역에 무언가 문제가 발생한 것입니다.

암과의 관계에서 면역의 문제란 몇 가지로 생각해 볼 수가 있습니다. 면역 세포가 전체적으로 양이 부족한 경우나 면역 세포의 활성도가 약한 경우가 있습니다. 이런 경우 면역 세포 증식치료를 합니다. 환자의 혈액을 채혈하고 증식을 하고 활성화해 다시 환자의 혈액에 넣어주는 치료인데 이를 면역 세포 증식치료라 합니다.

또 하나의 면역의 문제는 면역 세포가 암세포를 찾지 못하는 문제입니다. 이것을 면역 회피라 합니다. 인체에서 면역 회피가 일어나는 현상은 몇 가지로 나눠 생각할 수 있습니다. 우선 산성화나 저산소 상태인데, 이때 면역 세포는 암세포를 암으로 인식하지 않고 오히려 보호 대상으로 여겨 보호하는 현상이 일어납니다. 또 다른 원인으로는 암세포가 면역 세포를 속이는 현상인데 이물 인식 시스템인 PD-1에 대해 PDL-1을 제시하여 정상 세포로 인식시켜 회피하는 현상이 일어납니다. 또 하나는 암세포에 대한 비정상적인 항원을 인식하지 못하여 일어나는 현상으로 면역 회피가 일어납니다. 이에 대한 항암제가 바로 면역 항암제입니다.

② 면역 항암제의 종류

1. 면역 관문 억제제(immune checkpoint inhibitor)

암세포가 되면 이 암세포는 세포의 표면에 특이항원을 표시하게 됩니다. 암의 초기 단계에서는 이 특이항원에 대해 면역 세포의 공격으로 암세포가 파괴됩니다. 그러나 무한 증식하려는 암세포와 이를 억제하려는 면역 세포와의 균형이 깨지고 암세포의 성장이 급속하게 이루어지면 이 암세포에서는 체내의 면역 시스템을 무너뜨리고자 하는 면역 체크포인트(면역 세포가 암세포를 찾지 못하도록 암세포에서는 면역 세포의 눈을 가리는 단백질을 내어놓는데 이것을 면역 체크포인트라고 합니다.)를 이용한 회피 기능을 활성화합니다. 즉 이 체크포인트는 정상적인 면역체계를 교란하고 면역 억제를 유도합니다. 여기서 면역 관문 억제제를 투여하면 억제되었던 면역 세포의 기능이 회복하고 암을 억제하게 됩니다. 실제로 키투르다, 옵디보와 같은 약제는 PD-1/PDL-1과 같은 체크포인트를 억제하는 약제입니다. 그리고 여보이는 CTLA-4라는 체크포인트를 억제하는 약입니다.

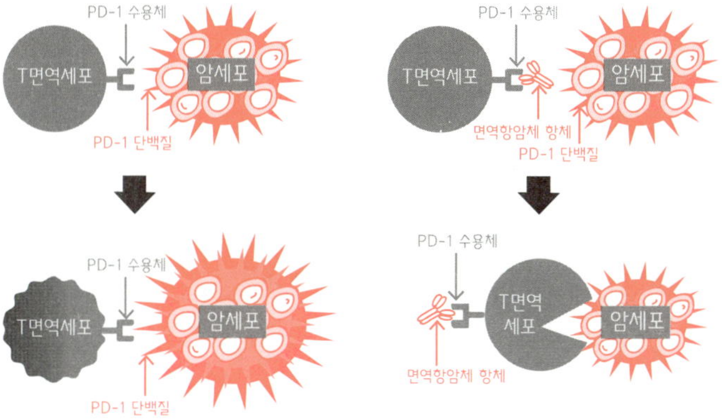

2. 항암 백신 치료

세포의 종양 특이적 항원을 암 환자에게 투여하여 면역을 활성화함으로써 암세포를 공격하도록 하는 치료법입니다. 이는 암세포에만 특이적으로 면역 반응을 일으키게 하는 특이적 항암백신이 있는데 이는 펩타이드 백신, DNA 백신, 인 유두 바이러스 백신 등이 여기에 해당하고 체내에 전반적인 면역을 향상하는 비특이적 항암백신이 있는데 이는 TNF그룹, 사이토카인 그룹 등이 있습니다.

3. 항체 약물 접합체(Antibody-Drug conjugate, ADC)

항체 약물 접합체는 치료용 항체에 약물을 접합시켜 암세포들을 파괴하도록 디자인되어있는 치료법으로 항체에 붙어있는 약물이 암세포의 표면에 붙어 발현되는 표적 분자에 반응하면서 암세포가 독성약물에 의해 사멸되게 하는 치료법입니다.

4. 맞춤형 면역 항암제

아직 우리나라에서는 아직 상용화되지는 않았으나 앞으로 기대되는 치료로 환자 자신의 암세포를 실험실에서 자신의 수지상 세포에 융합시켜 스스로 암세포의 항원에 대한 정보를 찾게 하고 이 수지상 세포를 배양 증식을 시켜 다시 환자에 주입해주는 방법으로 이는 면역 세포가 암세포를 찾지 못하여 치료가 안 되는 단점을 보완한 치료로 맞춤형 면역 항암치료라 할 수 있습니다. 현재 일본에서는 상용화하여 치료 중입니다.

또 하나의 방법은 최근에 뉴스에 암 치료의 새로운 희망으로 떠오르는 CAR-T라는 방법으로 실험실에서 암 환자의 암세포에서 직접 항원을 찾아 이 항원에 대한 항체를 만들고 이 항체를 만드는 유전자를 분리해내어 이 유전자를 환자의 면역 세포 유전자에 이식하면 이 이식을 받은 면역 세포는 암세포만을 직접 찾아 공격하게 하는 방법입니다. 이는 거의 완전한 맞춤형 면역 항암제라 할 수 있습니다. 현재 미국에서는 백혈병에 적용하고 있는데 완치율이 83%라는 언론 보도가 있었습니다. 그러나 이 치료의 가장 큰 단점은 치료비가 너무 고가여서 접근이 어려운 단점이 있습니다.

③ 면역 항암제는 지속효과가 오래간다.

면역 항암제는 다른 항암제와는 다르게 약물 투여를 중단하더라도 면역 시스템이 암 항원에 대해 기억하고 있어 계속해서 암세포를 공격하므로 치료 효과가 오래간다는 장점이 있습니다. 반응이 좋은 환자들은 수년간에 걸쳐 효과를 내고, 3기 말이나 4기 환자에서 기존 치료에 반응치 않는 환자에게 의외로 좋은 반응 및 호전을 나타내기도 합니다. 그러나 면역 항암제가 장기적 효과를 낸다고는 하나 완치의 개념에서는 아직은 좀 더 추이를 보아야 할 것 같습니다.

④ 면역 항암제는 폭넓은 항암 효과가 있다.

2세대 항암제인 표적 치료제는 그 사용범위가 제한된 단점이 있었습니다. 특정 돌연변이 유전자가 발현된 때에만 그 효과를 발휘하기 때문에 다양한 암에 적용하기가 어려운 면이 있었습니다. 그러나 면역 항암제는 특정한 경우에만 국한되지 않고 넓은 적응 영역이 있는 장점이 있습니다. 그러나 면역 항암제도 그 영역이 모든 경우에 다 적용되는 것은 아닙니다. 특히 PDL-1/PD-1이나 CTLA4의 발현 여부에 따라 효과의 정도가 달라지는 점은 그 범위를 제한하는 요인이 되기도 합니다. 그러나 표적 항암제에 비하면 훨씬 적용 범위가 넓으며 그 적용 범위나 새로운 면역 항암제의 개발 영역이 높다는 점은 앞으로 항암치료에 있어 그 기대치와 희망을 높이는 부분이라 생각합니다. 최근에는 다양한 면역 시스템으로 접근하고 있어 그 치료의 범위가 넓어지고 있으며 환자 고유의 면역을 극대화할 수 있으며 정상 세포에 침습적인 영향을 주지 않는다는 장점이 있고 앞으로 암의 완치를 기대하는 방법이 바로 면역 항암제가 되지 않을까 생각합니다.

⑤ 면역 항암제는 어떤 부작용이 나오는가?

면역 항암제는 장기간에 걸쳐 임상이 입증된 치료제는 아닙니다. 그러다 보니 장기 투여로 인한 부작용에 대한 데이터가 많이 없다는 문제점을 안고 있습니다. 최근에 이러한 문제점에 대한 보도가 나오고 있는데 부작용으로 자가 면역 증상이 발생한다는 내용입니다. 이러한 자가 면역 증상은 암을 치료하면서 또 하나의 병을 얻는 우를 범할 수도 있습니다. 인체에서 면역을 예민하게 만들면 정상 세포에 대한 면역도 영향을 받을 수 있어 자가 면역이 유도될 수 있습니다.

또 하나의 문제점은 면역 항암제 치료는 현 단계에서는 완치가 아닌 생존율 연장 치료에 가깝다고 합니다. 그러므로 계속 투여를 해야 하는 문제점을 안고 있습니다. 그런데 이 약제의 가격이 만만치 않아 환자들이 경제적인 부담이 단점으로 작용하고 있습니다.

C. 방사선 치료

방사선 치료란 고에너지 방사선을 이용하여 암세포를 죽이는 치료를 말합니다. 방사선 치료는 1895년 뢴트겐에 의해 엑스선이 발견된 직후부터 임상적으로 이용됐으나, 현대적 의미의 방사선 치료는 1950년대에 고에너지 방사선 치료기가 발명되고 나서부터 본격화되기 시작하였습니다.

방사선 치료는 보통 마취나 입원 등이 필요하지 않으며, 수술적으로 접근하기 어려운 위치에 생긴 암에 대해서도 치료할 수 있습니다. 또한, 치료 시 통증 없으며 10분 정도의 짧은 시간에 치료를 받을 수 있는 장점이 있으며 전신적인 영향이 적고 장기나 조직의 기능 손상이 적으며 미용상 보존 효과를 얻을 수 있는 장점이 있습니다.

방사선은 우리 몸을 투과하면서 전리 현상을 일으키는데, 핵이나 세포막 등에서 산화물을 만들고 이 산화물이 화학적 변성을 초래하여 종양 세포를 살해합니다. 한편, 정상 세포와 암세포는 방사선에 대한 반응에 차이가 있는데, 정상 세포는 방사선 치료 후 시간이 지남에 따라 손상으로부터 회복하는 반면, 암세포는 회복 정도가 불충분한 특징이 있습니다. 따라서 방사선을 여러 번에 걸쳐 조사하면, 정상 세포의 손상은 줄이면서 암세포를 효과적으로 죽일 수 있습니다. 그러나 여러 차례 반복할 때는 정상 세포의 손상을 초래할 수 있어 약간의 기능이나 조직의 손상을 일으킬 수 있습니다.

국내에서 부위별 방사선 치료 적응증을 살펴보면 유방암이 가장 많고 이어서 폐암, 뼈 전이암, 대장·직장암, 자궁경부암, 두경부암, 간 담도암, 뇌척수종양, 식도암 등의 순서로 되어 있습니다.

1) 방사선 치료의 부작용

방사선 치료는 고에너지 방사선을 이용하여 암세포를 죽이는 치료법입니다. 하지만 암세포뿐만 아니라 주위에 있는 정상 조직에도 영향을 미치며, 이 때문에 치료에 따른 부작용이 발생하기도 합니다. 방사선 치료의 부작용은 그 발생 시기에 따라 급성 부작용과 만성부작용으로 나눌 수 있습니다. 급성 부작용은 치료 중 및 치료 종료 후 3개월 이내에 발생하는 부작용을 말하며, 그 이후에 발생하는 부작용을 만성부작용이라고 합니다.

1. 피부 트러블

환자에 따라 방사선에 대한 민감도 역시 차이가 있으므로 일률적으로 말하기는 어려우나, 보통 방사선 치료가 시작된 지 2~3주가 지나면 치료 부위에 피부 변화가 시작됩니다. 햇볕에 그을린 것처럼 처음에는 붉은 홍조를 띠다가 시간이 지나면서 검게 변색하기도 하며, 피부가 건조해지면서 가려움이 동반되기도 합니다. 두경부 종양이나 유방암과 같이 종양의 위치가 피부와 가까운 경우는 피부가 접히는 부위에서 증상이 심하며, 살이 짓무르거나 벗겨지기도 합니다. 치료 중에는 피부에 자극이 가지 않도록 주의하고, 피부 손상이 심하면 적절한 치료를 받는 것이 좋습니다. 치료 중 혹은 치료 종료 후에 피부 보호 크림을 처방받을 수도 있습니다. 치료가 종료된 후 피부의 변색은 시간이 지남에 따라 서서히 회복되지만, 치료가 끝난 후 한 달간은 치료 부위를 뜨거운 물로 씻거나 손으로 문지르는 등의 자극은 삼가는 것이 좋습니다.

2. 탈모

방사선 치료를 모발이 있는 부위에 받게 되면 해당 부위에서는 탈모가 일어납니다. 일반적으로 치료 시작 후 2~3주에 발생하며, 치료 종료 후에는 다시 자라나게 됩니다. 모발이 다시 자라나는 시기는 개인 차이가 있으며, 치료 이전의 모발보다는 가늘거나 숱이 적어질 수 있습니다. 방사선이 일정량 이상 조사된 경우에는 영구 탈모가 일어날 수도 있습니다. 항암제를 병행하여 투여받을 때는 항암제로 인하여 탈모가 일어날 수는 있습니다.

3. 오심 및 구토

복부, 골반부에 방사선치료를 받는 경우에는 속이 메스껍거나 구토를 동반할 수 있습니다. 특히 상복부 치료를 받거나 항암제와 병용 치료를 받게 되는 경우에는 그 증상이 심할 수 있음으로 증상이 없는 경우라 하더라도 예방적으로 항구토제를 처방받을 수도 있습니다. 증상은 치료가 종료되면 사라지나, 오심 및 구토로 인해 영양 섭취 등이 제한될 수 있음으로 의료진과 상의하여 적절하게 치료받는 것이 중요합니다.

4. 설사

복부 및 골반부 등 내장이 포함된 부위에 방사선 치료를 받는 경우, 장운동이 증가하고 장 점막 염이 생겨서 설사 및 복부 통증을 동반할 수 있습니다. 증상은 치료가 종료되면서 호전되지만, 오래가면 탈수나 전해질 불균형을 유발할 수 있으므로 적절한 치료를 받는 것이 좋습니다. 또한, 유제품이나 기름기가 많은 음식을 제한하는 것도 도움이 될 수 있습니다.

5. 구내염/식도염

두경부나 흉부에 방사선 치료를 받는 경우, 구강 내의 점막염이나 식도염이 동반될 수 있습니다. 구강 내와 식도의 점막에 염증이 생기거나 헐면서 따갑거나 쓰리며, 음식을 삼키기가 어려울 수도 있습니다. 증상은 일반적으로 치료 시작 후 2~3주가 지나면서 발생하며, 치료가 종료된 후 2~4주가 지나면서 호전되고 소실됩니다. 뜨거운 음식이나 매운 음식 등 자극적인 음식을 피하는 것이 증상 조절에 도움이 되며, 진통제로 증상을 조절할 수도 있습니다.

구강 점막염의 경우 가글 세제를 처방받을 수도 있습니다. 경구 섭취가 불가능할 때는 비위관 혹은 정맥을 통한 영양 공급을 고려할 수 있습니다. 오심 및 구토와 마찬가지로 점막염 및 식도염은 영양 섭취를 제한할 수 있으므로 의료진과 상의

하여 적절하게 치료받는 것이 중요합니다.

6. 구강건조증

침샘에 인접한 두경부 종양에 대한 방사선 치료 시, 종양에 인접한 침샘이 일정량 이상의 방사선을 받은 경우 발생하는 증상입니다. 구강건조증은 그 자체로도 음식물의 섭취를 곤란하게 하거나 말을 하기도 힘들게 하는 등의 문제를 유발할 뿐 아니라 충치를 유발할 수도 있어, 많은 환자 혹은 의료진들이 두경부 종양에 대한 방사선 치료에 대해 부정적으로 인식하는 요인이기도 합니다.

최근에는 세기 조절 방사선 치료나 토모테라피를 이용하여 종양에는 충분한 양의 방사선을 조사하면서도 인접한 침샘에 도달하는 방사선량은 효과적으로 줄일 수 있게 되어서 구강건조증의 빈도가 현저히 줄어들었습니다.

7. 생식기능의 변화

폐경 전 여성의 골반 부위에 방사선 치료 시 난소에 일정량 이상의 방사선을 받게 되면 홍조, 무월경, 성욕 감소, 골다공증 등과 같은 폐경기 증상이 나타날 수 있으며, 임신이 어려울 수도 있습니다. 방사선 치료 전 수술을 받을 때는 난소를 방사선 치료 범위 밖으로 옮기는 것이 기능 보존에 도움이 될 수 있으나, 난소기능 보존이 언제나 가능한 것은 아니므로 의료진과의 충분한 상의가 필요합니다. 만약 임신을 원하는 환자는 최근에는 치료받기 전에 난자 냉동 보관을 함으로써 암 치료 후 임신이 가능할 수도 있습니다.
남성의 경우, 고환 부위에 일정량 이상의 방사선이 조사되면 생식기능에 영향을 줄 수 있습니다. 따라서 방사선 치료 이후에 임신을 원할 때는 치료 전에 정자를 채취하여 정자은행에 보관하는 방법을 이용할 수 있습니다.

2) 자주 하는 질문

① 방사선 치료를 받으면, 완치의 가능성은 있는 건가요?

국소 치료법인 방사선 치료는 외과적 수술, 항암요법과 함께 3대 암 치료법 중의 하나로, 선진국의 경우 암 환자의 2/3 이상이 방사선 치료를 받고 있습니다. 방사선 단독 혹은 항암화학요법과 동시에 시행하는 경우를 근치적 방사선 치료라 하고 수술 전이나 후 국소 재발을 낮추기 위해 시행하는 방사선 치료를 보조적 방사선 치료라 합니다. 이 두 가지 목적의 치료가 모두 완치를 목적으로 하는 방사선 치료에 해당합니다. 그러나 방사선은 완치라는 면에서 암세포를 완전히 제거하기는 어렵다는 반론도 만만치 않습니다.

② 방사선 치료는 한 번 치료를 받으면 추가 치료를 못 받나요?

방사선에 대한 정상 조직의 반응은 방사선 선량에 따라 어느 정도 예측 가능한데, 이를 견딤 선량이라고 하며, 정상 조직의 종류에 따라 다른 값을 가집니다. 이전에는 방사선 치료를 받은 범위에 다시 방사선 치료를 하고자 할 때, 주위 정상 조직의 견딤 선량을 넘지 않도록 하면서 충분한 선량의 방사선 치료를 시행하기가 쉽지 않았습니다. 따라서 많은 환자 혹은 의료진들도 방사선 치료는 한 번 치료를 받으면 추가 치료를 못 받는 것으로 알고 있는 경우가 적지 않습니다. 하지만 방사선 치료 기술이 발전하면서 주위 정상 조직에 전달되는 방사선을 효과적으로 줄일 수 있게 되어, 과거와 비교해 재치료가 가능한 경우가 점차 증가하고 있습니다.

③ 어떤 방사선 치료 방법 혹은 장비가 가장 좋은가요?

최근에 다양한 매체를 통해 최신의 방사선 치료 방법 혹은 장비들이 소개되고 있습니다. 따라서 많은 환자 혹은 의료진들조차 어떤 방법 혹은 장비가 가장 좋은지에 대해 궁금해하는 것이 사실입니다. 하지만 그중 어느 한 방법 혹은 장비가 더 좋다고 일률적으로 말할 수는 없으며, 종양의 종류 및 특성, 부위 등에 따라 방사선 치료 방법이 달라짐으로 방사선 종양학과 전문의와 상의하여 환자 개개인의 병변 및 상황에 맞는 치료법을 선택하는 것이 좋겠습니다.

④ 방사선 치료를 받으면 통증이 있나요?

방사선 치료 중에는 아무런 통증을 느낄 수 없습니다. 다만, 근접 방사선 치료 중에 치료기구를 삽입하는 과정에서는 다소간의 불편감을 느낄 수도 있습니다. 그러나 방사선으로 인한 피부나 주변 조직이나 기관의 손상으로 인한 통증이 나오는 경우가 많이 있습니다. 특히 피부의 손상으로 인한 통증 유발이 많이 발생할 수 있으므로 피부의 손상을 예방하는 치료가 병행되어야 합니다.

⑤ 방사선 치료 중 부부관계를 해도 괜찮은가요?

방사선 치료 중 부부관계는 하여도 무방합니다. 하지만 가임기 여성의 경우에는 임신의 가능성이 있으므로 피임을 하는 것이 좋겠습니다. 또한, 골반부 방사선 치료를 받을 때는 부부관계에 대해 의료진과 상의하는 것이 좋습니다.

⑥ 방사선 치료 중 다른 사람과 같이 생활해도 괜찮은가요?

방사선은 치료 후에 몸이나 의복에 방사능이 남아 있는 것이 아니므로 가족들과의 일상생활은 정상적으로 하여도 무방합니다. 단, 방사성 동위원소를 체내에 영구적으로 삽입하는 치료를 받으면 몸에서 방사선이 나올 수 있습니다. 이 경우는 의료진이 환자에게 주의사항에 대해 충분히 설명할 것입니다.

⑦ 방사선 치료 중 어떤 음식을 피해야 하나요?

방사선 치료와 관련하여 특별히 피해야 할 음식은 없습니다. 다만, 특정한 음식을 제한하는 것이 각 부위의 부작용과 관련하여 증상 조절에 도움이 될 수는 있습니다. 예를 들어, 구강 점막염 및 식도염이 심할 때는 맵거나 뜨거운 음식을 삼가는 것이 좋고, 설사가 심할 때는 유제품이나 기름기가 많은 음식을 제한하는 것이 도움이 될 수 있습니다. 또한, 항암 화학요법과 병행할 때에는 날음식은 피하는 것이 좋습니다.

⑧ 방사선 치료를 받고 바로 병의 호전 정도를 알 수 있나요?

방사선 치료를 받자마자 질병의 호전 정도를 즉시 알 수 있는 것은 아닙니다. 암세포는 치료 시작 후 수일에서 수 주 후부터 죽기 시작하여, 치료가 종료된 뒤에도 수 주에서 수개월에 걸쳐서 죽어갑니다. 방사선 치료 후에 오히려 암에 대한 효과가 있음에도 불구하고 암 덩어리가 커져 보이는 경우가 있습니다. 이는 괴사 조직에 환자의 면역 세포가 달라붙어 오히려 암이 커지는 것처럼 보이는 현상이 나올 수 있습니다. 그러므로 방사선 치료 후 검사상 소견은 더욱 장기적인 경과 관찰을 요구하기도 합니다. 대부분 의사는 정확한 효과를 확인하기 위해서는 최소한 3개월 이상의 관찰이 필요로 한다고 합니다.

⑨ 방사선 진단 검사를 자주 촬영해도 괜찮나요?

암 환자는 방사선 검사를 피할 수 없습니다. 암을 진단하고 경과를 관찰하기 위하여 방사선을 이용한 검사가 가장 보편적으로 사용이 되며 그 유용성이 증명된 방법입니다. 방사선이 아닌 초음파나 내시경 MRI 등이 있지만 그래도 가장 많이 이용하는 것이 CT, PET-CT, X-ray 촬영 등을 이용하는 방법입니다. 그런데 여기서 이런 검사를 받는 동안 환자들은 방사선에 노출이 되므로 이로 인한 부작용을 우려하지 않을 수 없습니다.

방사선 진단 검사는 암 치료에 있어 꼭 필요한 검사이지만 방사선으로 인한 피폭은 또 다른 암을 유발할 수 있다는 우려로 인해 꼭 필요한 경우가 아니면 제한을 해야 합니다. 그러나 우리의 의료 현장에서는 너무 무분별하게 이들이 시행되고 있는 것이 현실입니다.

암을 진단받은 환자는 많은 환자가 진단을 받은 병원과 치료를 받는 병원이 다른 때도 있습니다. 진단을 받은 병원에서 촬영한 진단 자료가 있음에도 불구하고 치료하는 병원에서 재촬영하는 경우가 많이 있습니다. 또한, 암의 치료 과정에서 너무 빈번하게 경과 관찰을 위한 촬영을 하는 때도 있습니다. 반대로 환자로서는 암 진단을 잘 믿지를 못하여 여러 병원에 다니며 자주 무분별하게 검사를 받기도 합니다.

이러한 잦은 검사는 새로운 2차 암을 유발할 가능성도 있으며 내재한 암을 악화시키는 요인이 될 수도 있습니다. 그래서 잦은 촬영에 대한 제한이 필요합니다. 그러나 아직 뚜렷한 규정이 없고 병원 간 정보 교류가 잘 되지를 않아 이를 적절하게 제한할 방법이 없는 것이 현실입니다. 그러나 이들에 대해 제한을 하는 방법을 시도치 않은 것은 아닙니다. 환자가 검사를 받을 시 노출되는 방사선량을 체크하고 기록을 남겨 연간 총피폭량을 제한하는 법률을 상정한 적이 있다고 합니다. 그러나 그 법은 통과는 되지를 않았다고 합니다. 그러나 이러한 논의가 있다는 것은 여기에 대한 필요성을 느끼고 있다는 뜻이며 앞으로 이를 제한하기 위한 의료진이나 환자들의 이해력이 높아져야 한다고 생각합니다.

지 암 지 기
백 암 백 승
02

통합 의학적 암 치료

통합의학에 의한 암 치료는 현대 의학적 암 치료의 한계를 극복할 수 있는 대안으로 발전하고 있습니다. 1971년 미국의 닉슨 대통령이 암과의 전쟁을 선포하고 "20년 내로 암을 지구상에서 없애겠다."라고 공언을 하고 어마어마한 자금을 들여 연구하고 치료제를 개발하였습니다. 그러나 미국 의학계가 20년이 지난 후 돌아본 결과 "암과의 전쟁에서 실패했다."라는 선언을 합니다. 그리고 통합의학이라는 용어를 만들어 암 치료의 한계를 넘고자 하는 시도를 합니다.

통합의학이란 현대 의학을 축으로 현대 의학에서 해결하지 못한 부분을 다른 의료체계나 보완·대체의학 중에서 과학적 근거를 가진 의료나 치료를 접목하여 만들어진 의학 체계를 말합니다. 특히 암 치료는 암 덩어리에만 국한된 치료는 한계에 도달하였습니다. 그 원인이 되는 전인적인 문제를 해결하고 암이 있는 환자를 치료해야 그 한계를 극복할 수 있다고 할 수 있습니다.

암 치료에 있어 통합 의학적인 접근은 표준치료만을 고집하는 현대의학적 치료를 보완하고 완치로 접근하는 기본적인 방향이라 생각합니다. 통합 의학적 암 치료는 암 덩어리에 접근하는 현대의학적인 표준치료와 암세포의 레벨로 접근하는 분자교정의학, 암이 있는 환자의 전인적 측면으로 접근하는 자연치료 또는 보완·대체의학 그리고 앞으로 미래에 첨단으로 개발되는 새로운 치료법에 대해 모두를 아우르는 해답이라 생각합니다.

1) 암 치료의 기초

우리가 집을 지으려고 하면 무조건 건물만 올리는 것은 아닙니다. 우선 설계를 하고 땅을 다지고 그 위에 집을 짓습니다. 사상누각이라는 말이 있습니다. 모래 위에 집을 지으면 아무리 훌륭한 집을 지어도 이 집은 온전하지 못하고 조그만 지진이나 태풍에 의해서도 금방 무너져 버릴 가능성이 큽니다. 암 치료도 마찬가지입니다. 무조건 암 덩어리만 없애려고 하는 치료는 사상누각과 같습니다. 즉 언제 무너질지 모르는 불안한 상태가 되는 것입니다. 언제 재발이 될지 전이가 될지 항상 불안하고 위태위태한 상황이지요.

현대 의학적 암 치료는 사상누각과 같은 결과를 초래할 가능성이 큽니다. 즉 암을 일으키는 원인이나 체내의 환경은 무시하고 무조건 암 덩어리만 제거하면 된다는 식의 치료법이 현대 의학적 치료의 기본 골격입니다. 왜 사상누각일까요? 암이란 그냥 우리 인체의 아무 곳이나 저절로 암이 자라는 것이 아닙니다. 즉 암 덩어리 하나가 생성된 배경을 보면 우리 인체에서는 수많은 문제와 변화가 일어났기 때문입니다. 정상 세포가 살 수 없는 환경이 만들어지고, 세포 내에서 수많은 산화물이 만들어지고, 유전자의 변이가 일어나고, 면역이 감소하고, 스트레스가 쌓이고, 식생활이 건강하지 못한 생활이 계속되는 이러한 부분들이 암을 일으키는 원인 요소를 제공한 것입니다. 이러한 부분을 그대로 남겨둔 채로 덩어리만 들어낸다면 이 환경은 다시 아니면 새로운 암 덩어리를 만들 수 있는 바탕은 그대로인 셈입니다. 이런 어리석은 짓이 어디 있습니까?

건축하는 잡부도 이렇게 집을 짓지는 않습니다. 우리 부모님들이 자녀교육을 할 때 자녀들이 어릴 때부터 열심히 공부를 시킵니다. 그때 부모님이 입이 닳도록 하시는 말씀이 "기초가 중요하다"란 말씀이었습니다. 아마 여러분들도 귀가 아프도록 학창 시절에 들었던 이야기일 것입니다. 그런데 이렇게 중요한 기초가 의료 현장에서는 무시되고 있습니다. 특히 목숨을 걸고 치료하는 암에서 말입니다.
암 치료는 기초가 중요합니다. 그리고 그 기초가 바로 통합의학입니다. 덩어리를 없애는 치료만 하고는 암 치료를 할 수 없고 통합 의학적 접목이 있어야 '암 치료의 한계를 극복할 수 있다.'라고 판단을 한 것입니다.

2) 통합의학은 과학적 근거를 갖춘 의학이다

의학이 발전하는데 많은 과정이 있습니다. 암을 치료하는 데도 많은 시행착오와 갈등이 있었습니다. 암은 유전자의 돌연변이가 일으킨다는 전제로만 접근하다 보니 수십 년 동안 암 덩어리에만 집착하는 현대 의학적 치료가 주류를 이루고 나머지 원인적인 치료, 환경적 요소, 생활습관, 스트레스 등과 같은 요소들은 치료에서 대체의학으로 치부되어 치료의 변방에 머물러 있었던 것이 사실입니다.
그러나 최근에 후성 유전학이라는 학문이 그 과학적 근거를 인정을 받으면서 지금까지는 대체의학으로 치부되던 통합의학이 후성유전학을 통하여 과학적인 근거를 바탕으로 만들어진 의학 시스템이라는 것이 인정되었습니다.
통합의학이 어떻게 인체에 변화를 일으키고 질병을 일으키는지 그 기전을 정확히 밝히고 있습니다. 우리 환경의 변화가 후성 유전학적인 발현을 조절하는 기전이 밝혀졌으며 암을 일으키는 원인 중 오히려 가장 결정적인 영향을 준다는 것이 밝혀지면서 암의 치료에 있어 새로운 접근법을 제시하고 있으며 새로운 치료 방향을 제시하고 있습니다.
이러한 과학적 근거를 가진 통합의학을 암의 치료에 접목함으로써 지금까지 넘지 못했던 암 치료의 한계를 넘을 수 있는 희망이 보인다고 할 수 있습니다.

3) 통합의학 암 치료의 분야

통합의학 암 치료란 현대 의학을 포함하고 첨단 의학을 모두 포함한다는 언급을 앞에서 하였습니다. 그리고 통합의학 암 치료의 중요한 한 축이 암이 있는 환자의 전신적인 또는 전인적인 치료가 이에 해당합니다. 여기에는 면역, 자연치료, 분자교정학, 그리고 후성유전학이 여기에 해당합니다. 그래서 이 장에서는 이 부분에 대해 다루어 보도록 하겠습니다.

A. 면역

암 치료를 위해서는 우선 환자의 면역을 올리는 것이 중요합니다. 면역이란 암과 싸우는 나의 무기이며 암 치료의 가장 기본이기도 하고 기초이기도 합니다. 현대 의학의 암 치료의 개념에는 면역이 없습니다. 대학병원에서 치료를 받고 나온 환자들에게 "혹시 대학병원에서 면역에 관해 검사를 받은 적이 있는지를 물어보면 그런 말은 전혀 들은 적이 없다."라고 말합니다.

그런데 최근에 면역 항암제가 나오고 있습니다. 그리고 이러한 면역 치료가 "꿈의 암 치료"라 칭송되고 있으며 암 환자들의 희망인 한 가닥 든든한 동아줄이 되고 있습니다. 지금까지 치료의 변방으로 밀려나 면역 치료를 대체의학으로 치부를 하고 과학적 근거가 없다고 터부시해왔던 면역 치료가 갑자기 암 치료의 희망으로 재조명되고 있습니다. 면역은 암으로부터 자신을 지키는 기초이면서 또한 최첨단 암 치료로 완치를 향한 첨병이 될 것입니다. 그럼 면역에 관한 다양한 통합의학적 암 치료 방법에 대해 살펴보겠습니다.

1) 약이 아닌 약으로 면역을 올리는 치료

우리는 암 치료라 하면 무조건 무언가 주사를 맞든 약을 먹든 투약을 하고 시술을 하여야 한다고 생각합니다. 이것이 제약회사가 우리를 세뇌해 놓은 결과입니다. 그러나 그 어떤 치료보다 중요한 것은 스스로 일상생활에서 자신을 가꾸는 가운데 자신을 지키는 방법을 찾는 것이 가장 중요합니다. 이러한 방법만 가지고 역부족일 때 약도 찾고 주사도 찾고 아니면 시술이 필요한 것입니다. 단지 급성기일 때 급한 상황에서 이들이 필요한 것이지요. 암이란 진단을 받고 나면 마음이 급해집니다. 가만히 있으면 금방 암이 커지고 전이가 되어 어떻게 될 것 같은 불안감이나 조바심이 생깁니다. 그래서 일단 빠른 방법을 찾습니다. 그리고 그러한 방법만이 해결을 할 수 있다고 생각을 합니다. 그래서 기초를 우습게 알고 소홀하게 됩니다. 그러나 급하면 급할수록 기본을 지켜야 합니다. 이러한 면역을 올리는 기초에 대해 알아보도록 하겠습니다.

① 체온을 올려야 면역을 올립니다.

면역을 올리는 가장 기본은 체온을 올리는 것입니다. 아침 체온 36.5도 오후 4시 체온 36.8도가 정상적인 체온입니다. 항상 아침저녁으로 체온을 재는 것을 습관화하여 체온이 낮으면 체온을 올리는 방법을 찾아야 합니다.

몇 가지 체온을 올리는 방법을 보면, 체온을 올리는 가장 좋은 방법은 운동입니다. 하루 약 1시간 정도의 유산소 운동은 미토콘드리아의 전자 전달계를 활성화하여 에너지 생산을 촉진하고 체온을 올립니다. 그리고 마무리 5분은 근력운동을 하여 암 치료하는 동안 약해진 근육을 강화하는 치료가 필요합니다. 근력을 강화하는 운동은 100m 달리기 운동이나 줄넘기 같은 것이 좋습니다. 운동 중에 유산소 운동은 세포에서 AMPK라는 단백질을 활성화하고 림프구를 활성화하고 NK세포를 활성화합니다. 즉 운동은 암을 억제하는 효과와 면역을 향상하는 일석이조의 효과가 있습니다. 여기에 마음을 상쾌하게 하는 마인드컨트롤의 효과까지 얻을 수 있습니다. 우리 암 환자들은 아무리 기력이 떨어지고 마음이 무겁고 힘이 없어도 자신의 체력에 따라 가능한 정도의 운동을 매일 꼭 하여야 합니다.

체온저하를 낮추기 위한 첫째는 갑상선 기능을 올리는 것입니다. 갑상선 기능을 올리는 방법으로는 수은과 같은 중금속 과다로 인할 때에는 중금속을 제거해야 하고, 환경적 스트레스가 주요인이면 마인드 컨트롤을 합니다. 둘째는 세포 내 산화물로 인한 체온저하는 항산화제를 투여하고, 셋째는 음식의 요오드의 부족으로 체온저하인 경우는 요오드를 공급하여야 합니다. 조절이 잘 안 되는 경우는 씬지로이드와 같은 갑상선 호르몬제를 소량 복용하는 것도 하나의 방법입니다. 넷째는 항암이나 수술 방사선으로 인하여 전반적인 컨디션의 저하나 근육량의 감소가 원인이 되어 체온저하가 발생합니다. 이때는 미토콘드리아의 기능을 올리기 위해 충분한 영양소를 공급하고 미네랄이나 비타민 그리고 항산화제를 공급하고 가벼운 운동을 하여 체력 회복이 되면 체온 상승이 가능합니다.

② 스트레스 줄여야 면역이 상승합니다.

암이 발병하는데 있어서 스트레스는 커다란 영향을 주는 인자로 작용합니다. 암 발견 전 6~18개월 사이의 스트레스는 특히 암의 성장에 영향을 크게 미치는 것으로 알려져 있습니다. 그리고 이 스트레스는 현재의 시점에서 원만히 해결을 하여야 치료에 도움을 줍니다. 지난 과거의 스트레스는 쓰레기장에 쌓여가는 쓰레기에 해당합니다. 이 쓰레기는 치우지 않으면 항상 냄새가 나고 불쾌하고 건강을 해칩니다. 암에 걸린 시점에서 이 쓰레기기 남아 있다면 암의 치료에 장해 요인으로 남게 됩니다. 이 쓰레기는 마음의 응어리로 남고 면역을 억제하고 결국 암 치료를 방해합니다. 이러한 스트레스는 그냥 일상생활에서 누구나 받을 수 있는 그러한 스트레스를 말하는 것은 아닙니다. 다시 꺾고 싶지 않거나 기억하고 싶지 않은 정도의 스트레스를 말합니다. 이러한 스트레스는 오랜 세월에 걸쳐 조금씩 쌓여가고 종래는 큰 응어리를 만들고 이 응어리는 마음의 벽이 됩니다. 이러한 마음의 벽이 된 스트레스는 암 치료를 하는 환자들에게는 암을 극복하고자 하는 의지마저 꺾어버리고 치료에 대한 자신감을 상실하기도 하며 면역을 떨어뜨리고 암의 약화요인으로 작용합니다.

암 치료에서 긍정적인 마음은 긍정적인 치료 결과를 도출합니다. 부정적인 마음은 바람직하지 못한 결과가 많습니다. 다른 어떤 질환보다 암은 정신적이고 심리적인 요소가 많이 작용하는 것 같다고 생각합니다.

스트레스를 없애기 위한 마인드컨트롤은 다양한 심신 요법을 통하여 가능합니다. 가장 기본적인 마인드컨트롤은 명상입니다. 명상이란 마음속의 모든 잡념을 없애고 모든 시선을 어느 한 곳으로 집중을 하는 것입니다. 이러한 집중은 긴장되거나 스트레스로 혼란스러운 마음을 안정시키면서 평화로운 상태로 만들어 줍니다. 즉 부교감 신경 항진을 유도하여 면역을 향상하는 효과를 가져옵니다.

그런데 실제로 명상을 하는 대부분 환자가 명상하면 집중을 하지 못하고 오히려 혼란스러워하는 환자들이 많이 있습니다. 그분들의 이야기는 평소에 생각하지 않은 생각까지 같이 떠올라 오히려 평소보다 더 혼란스러운 상태가 되기도 한다는 것입니다. 이런 경우 저는 아우토겐과 유도 심상을 권합니다.

아우토겐은 독일 의사인 요한슨 슐츠 박사가 개발한 이완 요법으로 몇 가지 멘트를 통하여 이완의 상태로 유도하는 방법입니다. 이 몇 가지 멘트가 자율신경에 영향을 주어 생리적인 이완을 유도합니다. 이때 이완은 무의식과 의식의 경계선인 의식 변성의 상태로 유도를 합니다. 여기서 형성된 의식 변성의 상태는 다음 유도 심상을 하는 동력으로 작용합니다.

유도 심상은 미국의 종양 방사선 전문의인 칼 사이먼튼이 개발한 마인드 컨트롤을 위한 방법으로 의식의 나와 무의식의 나 사이에 교감하여 치료에 이용하는 방법입니다. 즉 의식의 나는 암을 앓고 있다는 것을 알지만 치료 방법을 모르고 무의식의 나는 암을 앓고 있다는 것을 인지하지 못하나 암에 접근할 수 있으므로 암을 인식하면 쉽게 암을 치료할 수 있다는 전제하에 치료를 시작합니다. 우선 내 안에 무의식의 또 하나의 나를 만드는 과정부터 시작합니다. 무의식의 나는 암세포를 없애는 치료를 하고, 의식의 나와 치료 방법을 상의하는 대상이 되기도 합니다. 이는 주로 이미지를 연상하여 치료하는데 암세포를 두부나 가볍게 부술 수 있는 대상으로 만들고 무의식의 나는 강력한 무기를 갖춘 대단한 존재로 만들어 싸우는 대본을 계속 반복합니다. 즉 하나의 이미지를 자신의 마음속에 만들어 이 유도된 이미지가 스스로 자신이 가진 암을 치료하기도 하고, 치료 방법에 대해 의식의 자신에게 권유하기도 하고, 용기를 북돋우는 역할도 하고, 치료 방향을 결정하기도 하는 역할을 합니다.

미국의 많은 병원에서는 이 유도심상이 암 치료에서 중요한 부분으로 적용이 되고 있습니다. 암 치료에서 환자의 마인드가 중요하고 마인드 컨트롤이 치료에 커다란 역할을 한다는 것을 인정하고 있는 것입니다. 그 외에 요가, 국선도, 태극권, 최면, 사이코드라마 등도 스트레스를 해소하는 방법으로 도움이 되리라 생각합니다.

③ 음식은 NK세포의 기능을 향상하는 BRM으로 작용을 합니다.

환자들이 병원에서 퇴원할 때 항상 물어보는 말이 있습니다. '앞으로 자신의 면역을 올리기 위하여 어떻게 하여야 하느냐?'고 물어봅니다. 퇴원하고 나면 암을 억제하거나 예방하기 위한 무언가를 하여야 하는데 불안한 거지요. 환자 대부분은 퇴원해서 무슨 약을 먹어야 하는지 집에서 할 수 있는 치료는 무언지가 궁금한 것입니다. 저는 환자들에게 가장 강조하는 것이 음식입니다.

음식은 하루에 3번을 먹고 하루도 뺄 수 없는 일과 중의 하나입니다. 그리고 단순히 생명을 유지하기 위한 수단 뿐 아니라 건강을 지키는 마지막 보루입니다. 그런데 환자들은 음식에 대해 소홀한 경우가 많습니다. 음식은 매일 먹는 일상생활의 일부이기 때문에 자신을 지키는 첨병이라고 생각하지 않습니다. 그래서 저는 음식의 중요성을 항상 강조합니다. 그리고 암 관리에서 가장 중요한 관리는 음식이라는 점을 강조합니다.

암 환자들이 암에 걸린 가장 큰 이유 중의 하나가 음식 관리 때문입니다. 음식 속에는 자신의 건강을 지키는 물질도 있지만, 건강을 해치는 물질도 있습니다. 암 환자는 지금까지 건강치 못한 음식을 주로 섭취하였다는 의미입니다. 음식은 단순히 영양을 공급하기 위한 수단이 아닙니다. 이 음식 속에는 면역을 자극하는 물질이 있습니다. 이를 BRM(Biologic Response Modulator, 생물학적 반응 조절 인자) 이라고 합니다.

특히 영향을 많이 받는 면역 세포가 NK세포입니다. 음식 속의 파이토케미컬 들은 NK세포를 자극합니다. 어떤 음식은 NK세포의 능력을 향상하기도 하고 어떤 음식은 오히려 능력을 떨어뜨리기도 합니다. 우리가 항암 음식이라고 하는 음식은 바로 NK세포의 능력을 높이는 음식을 말합니다. 암 환자에게는 면역이 가장 중요하므로 면역을 올리는 음식이 잘 먹어야 하는 음식입니다. 대부분 면역을 향상하는 음식은 주로 채소에 많이 있습니다. 동물성 음식은 식물이 갖는 면역을 자극하는 화학물질을 많이 가지고 있지 않습니다. 그러므로 주로 식물성 음식이 해당이 됩니다. 그럼 어떤 음식이 자신에 맞는 항암 음식인지를 파악하여야 합니다. 항암 음식에 관한 자료는 서점에 가면 수많은 책이 있습니다. 이러한 책을 통하여 정보를 얻을 수도 있고 언론 매체를 통하여 정보를 얻을 수도 있고 검사를 통하여 정보를 얻기도 합니다. 과거에는 뚜렷한 과학적인 근거를 갖는 자료가 부족하였으므로 주로 경험을 통하여 얻는 자료에 의한 경우가 많았으며 전통적인 한의학적 논리에 의한 자료 또는 사상 체질 분석 그리고 영양소 분석에 의한 정보로 항암 음식을 선택하였습니다. 그러나 이러한 자료에 의한 정보는 통계학적인 근거라고 할 수 있습니다. 즉 많은 사람한테 이러이러한 효과가 있더라는 식입니다. 정확히 자신에 맞는 음식이라고 할 수는 없습니다. 사람의 체질이나 특성은 각자 모두 다르기 때문입니다. 예를 들어 마늘을 생각해 볼까요. 마늘은 타임지가 선정한 세계 10대 항암 음식 중에 제1번입니다. 그렇다면 이 마늘은 모든 사람에게 다 항암 작용이 있고 면역을 올리는 효과가 있을까요? 다 그렇지는 않다는 것입니다. 실제로 마늘이 효과를 올리는 정도가 10명에 6~7명 정도입니다. 그렇다면 단순히 항암 작용이 있다는 것만으로는 자신에 맞는 맞춤형 항암 음식이라고 할 수는 없습니다. 마늘뿐이 아니고 우리가 일반적으로 알고 있으며 건강식이라고 평소에 잘 먹는 음식인 토마토, 가지, 브로콜리, 배추, 부추 등의 음식들이 어쩌면 나 자신의 면역을 올리는 음식이 아닐 가능성 또한 다분합니다.

그렇다면 어떤 방법으로 면역을 올리는 음식을 확인 할 수 있을까요? 저는 LAM test(면역 활성도 측정, 개인별 맞춤형 항암 식단 검사)를 추천합니다. LAM test는 자신의 혈액을 채취하여 혈액 내의 NK세포를 배지에서 증식하고 이 증식된 배지에 대조군으로 준비된 암세포를 넣어줍니다. 그러면 배지의 NK 세포는 암세포를 살해합니다. 살해된 암세포의 개수는 피검자의 기본적인 면역 즉 NK 세포의 능력이 됩니다. 다음 다른 배지에서는 혈액 속의 NK세포에 음식을 같이 넣어주고 증식을 합니다. 이때 음식에 자극을 받은 NK세포는 암세포 살해 능력이 달라집니다. 이 달라진 암세포 살해 능력을 기본 검사상 NK세포의 능력과 비교함으로써 기본보다 암세포 살해 능력을 높인 음식들은 피검자의 면역을 올리는 음식 즉 그 환자에게 맞는 개인별 맞춤형 항암 음식이라 할 수 있습니다. 이 검사는 사상체질 검사나, 효소를 분류하는 유전자 검사 등과 비교하여 직접적인 NK세포의 암세포 살해 능력을 측정하였다는 점에서 가장 신빙성이 높은 검사라 할 수 있습니다.

면역을 올리는 약물이나 의학적 처치에 의한 치료법은 일시적일 수밖에 없습니다. 즉 급한 불을 끄는 데는 이러한 의학적 처치가 중요하지만, 암이란 5~10년 이상의 관리가 필요한 질환입니다. 어떻게 보면 평생을 관리해야 하는 질환이라고 할 수 있습니다. 그렇다면 이런 오랜 세월을 약에 의존할 수는 없는 것입니다. 암 치료에 있어서 면역관리를 위하여 가장 중요한 것은 음식이라 할 수 있습니다. 하루 3끼 평생을 같이하여야 하는 것이 음식이기 때문입니다. 음식은 영양을 위하기도 하지만 평생을 먹는 면역 약이기도 합니다. 암 치료에 있어 재발이나 전이를 막아주는 마지막 보루는 음식이라고 하여도 지나치지 않을 것입니다.

2) 약물이나 처치를 통하여 면역을 올리는 치료

① 싸이모신 알파(자닥신, 헤리, 이뮤닥신) 또는 싸이모 펜틴

싸이모신 알파와 싸이모 펜틴은 흉선에서 만들어지는 호르몬의 일종입니다. 이 호르몬은 우리 몸에서 면역 조절에 관여하는 호르몬으로 가장 중요한 기능은 골수에서 만들어진 T림프구의 미성숙한 세포를 성숙한 림프구 세포로 만드는 역할을 합니다. T림프구는 우리 몸에서 군인과 같습니다. 우리나라를 예로 들자면 성년이 된 건강한 남자는 모두 군대에 입대합니다. 입대하면 우선 훈련소에 입소하고 여기서 교관들에 의하여 교육훈련을 받고 정식 군인으로 탄생이 됩니다. 그리고 자대에 배치를 받아 고유의 임무를 수행합니다. 우리 몸에서 이러한 군인을 훈련하는 논산 훈련소와 같은 곳이 흉선이고 훈련을 시키는 교관이 싸이모신 알파나 싸이모펜틴과 같은 호르몬입니다.

흉선 호르몬 분비량은 20대에 최대치에 다다르고 50대가 되면 거의 50% 수준 이하로 떨어집니다. 즉 훈련을 시켜야 할 교관이 절반 이하로 감소하는 것입니다. 결국, 면역 세포를 훈련할 호르몬이 부족하게 되는 것입니다. 대부분 암 환자들이 50대 이후에 발병하는 것으로 보자면 이러한 흉선 호르몬의 감소와도 관련이 있습니다.

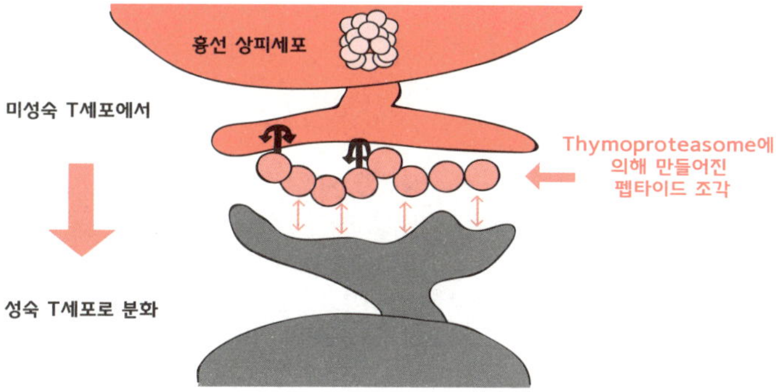

우리 몸에서 면역이라는 개념이 만들어지는 근본적인 개념은 흉선이 만들어지면서부터 입니다. 진화과정에서 흉선이 만들어지면서 자기(내 것)와 비자기(남의 것)를 구분하게 되었으며 자기는 보호하고 비자기는 제거하는 시스템이 만들어 진 것입니다. 정자와 난자가 수정되어 성장하는 과정에서 생명체가 면역이라는 시스템을 갖게 되는 시기도 바로 흉선이 발달하는 시기부터 입니다.

자가 면역질환은 이 자기와 비자기를 구분하지 못하여 발생하는 질환입니다. 즉 자기 자신의 세포를 남의 것으로 인식하여 파괴하는 것입니다. 이것도 흉선과 관련이 있습니다.

최근의 항암제 내성에 관한 동물 실험에서 항암제를 투여 후 내성을 보이는 경우 흉선을 떼어 확인해보면 흉선에 암세포가 꽉 찬 것을 확인하였습니다. 암세포들이 흉선으로 들어가 숨어 있었던 거죠. 흉선이 오히려 암세포를 보호하고 있다는 것입니다. 이때 흉선을 제거하고 항암제를 투여하니 다시 항암제가 효과가 나타나더라는 연구 결과였습니다. 이 결과는 흉선이 암세포를 자기로 생각을 하고 오히려 보호한 것이지요. 흉선이 비자기로 확인하는 기능이 떨어져 비자기(암)를 자기(자신의 정상 세포)로 인식한 결과입니다.

흉선의 기능은 면역에서 아주 중요한 역할을 합니다. 이러한 역할을 하도록 하는 것이 싸이모신 알파나 싸이모펜틴과 같은 호르몬이며 이를 약제화한 제품이 자닥신, 헤리, 이뮤닥신과 같은 상품명으로 나온 약제입니다.

② 미슬토(압노바, 헬릭소, 이소카도르)

미슬토는 우리말로는 겨우살이입니다. 겨우살이는 한약재로도 사용하는 식물입니다. 그런데 서양에서 미슬토를 약제로 개발한 배경에 인지 의학이라는 서양의학의 바탕이 있습니다. 서양에서 미슬토는 나무의 측면에서 보면 기생식물이고 암적인 존재이지요. 그래서 처음 미슬토를 약으로 개발할 당시 이러한 인지의학적인 면에서 치료에 적용하였습니다. 미슬토가 암적인 존재여서 오히려 이를 약으로 만들면 '암을 억제하지 않을까?' 하는 생각을 한 것이지요. 그리고 실제로 써보니 암에 효과가 있는 것으로 밝혀져 지금까지 암 치료에 사용되고 있습니다.

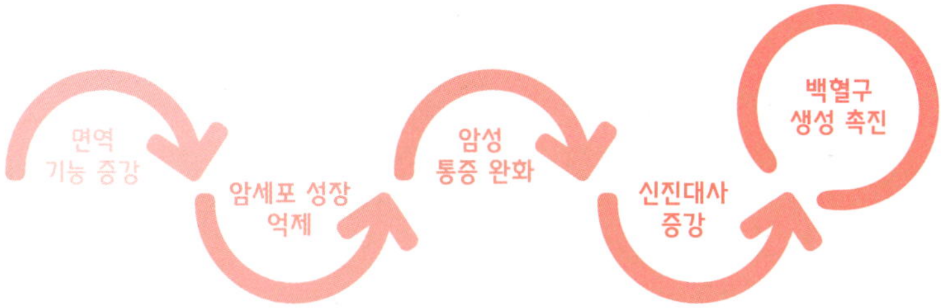

[미슬토의 효과]

처음에 스위스에서 개발되어 독일에서 가장 많이 활성화된 약인데 이 미슬토는 분자량이 너무 크고 위산에 약하여 먹는 약으로는 효과가 없는 것으로 밝혀져 주사제로만 개발되었습니다. 주 유효 성분은 렉틴이라는 성분과 비스코 톡신 그리고 다당체 등이 있습니다. 렉틴이 미슬토의 주요 작용물질인데 이 물질은 A 체인과 B 체인이 서로 연결고리를 형성하고 있어 암세포를 살해할 시 B 체인이 암세포 벽에 붙고 A 체인이 세포 안으로 들어가 RNA에 작용하여 단백질 합성을 억제하고 세포자살을 유도합니다. 그리고 면역을 높이는 효과도 가지고 있습니다. 비스코 톡신은 렉틴만큼의 효과는 아니나 면역 세포를 활성화하고 암 세포벽을 파괴하는 효과가 있습니다.

서양에서는 겨우살이나무 밑에서 사랑을 나누면 그 사랑이 이루어진다고 하는 믿음이 있습니다. 암 환자들도 겨우살이와 사랑을 맺으면 암이 사라지지 않겠냐는 생각을 해봅니다.

최근에 이 미슬토는 경구용으로 개발되어 나온 제품이 있습니다. 위에서 약하기 때문에 캡슐화하였으며 분자량이 큰 부분은 마이셀에서 흡수되도록 개발되어 나온 제품이 있어 미슬토의 부작용인 피부 발진이 심한 환자에게 적용하기 좋은 제품입니다. 장기적으로 투여할 수 있고 주사제의 단점인 지용성 성분도 흡수할 수 있으므로 나름의 장점이 있다고 할 수 있습니다.

주사제 미슬토의 가장 큰 단점은 용량이 증가함에 따라 피부의 발진이 심해지는 것입니다. 이 피부의 발진은 원래는 부작용은 아닙니다. 피하로 주사한 약제는 피하에 있는 수지상 세포를 자극하고, 자극을 받은 수지상 세포는 미슬토를 적으로 인식하여 이 정보를 전합니다. 이 정보를 받은 T림프구가 활성화되어 면역을 증가시킵니다. 수지상 세포의 반응이 높을수록 피부의 발진 현상이 증가합니다. 결국, 피부 발진이 심해지는 것은 효과가 잘 나타난다는 의미입니다. 그러므로 너무 심하지 않은 한 최대한의 효과를 위해서는 참을 수 있는

데까지 참는 것도 하나의 방법입니다. 환자들은 이 피부 반응을 부작용이라 생각하는데 이는 부작용이 아닌 효과 반응이라는 것도 염두에 두시기 바랍니다.

일반적으로 미슬토 주사는 피하로 놓습니다. 그 이유는 수지상 세포가 피하에 있기 때문입니다. 근육층으로 내려가면 수지상 세포가 없습니다. 그래서 피하주사로 투여를 합니다. 그리고 혈액 내에도 수지상 세포가 없습니다. 그래서 정맥 주사를 하지를 않습니다. 그런데 최근에 정맥용 미슬토 주사가 출시되어 사용하고 있습니다. 이는 수지상 세포가 하는 정보를 전달하는 역할을 호중구도 약간은 가지고 있습니다. 그래서 정맥용으로도 출시하고 있습니다.

③ 폴리 펩타이드 또는 폴리사카리이드

우리 몸의 비장은 전체 임파시스템의 약 25%를 차지하는 림프 조직입니다. 즉 면역을 관장하는 가장 중요한 장기라고 할 수 있습니다. 비장에서 만들어지는 면역 물질 중에 저분자 단백질인 폴리 펩타이드는 인체에서 면역 세포 즉 NK세포나 T림프구를 자극하는 물질로 IL-2, IL-3 또는 감마인테포론을 자극하여 BRM(Biologic Response Modulator)으로 작용을 합니다. 항암 보조 물질로 알려져 항암치료나 방사선 치료와 병행 시 항암 방사선 치료의 면역 감소를 억제하고 부작용을 줄여주며 삶의 질을 개선하는 효과가 있습니다.
또 하나 면역을 향상하는 물질로 다양한 기능식품의 재료로 이용되고 있는 물질이 폴리사카리이드(다당체)입니다. 이러한 다당체 중에서 면역을 향상하는 다당체는 베타 글루칸과 알파 글루칸이 있습니다. 이는 우리 인체에 투입할 때 이물질로 반응을 하고 주로 T림프구를 활성화하고 또한 TNF-alpha, IL-2, IL-12와 같은 사이토카인을 생성하고 NK세포를 활성화를 시킵니다. 주로 상황 버섯, 차가 버섯, 영지 버섯 등 버섯 종류에 많이 함유되어 있습니다.
이러한 다당체 중에 또 하나는 후코이단이 있는데 황산화 후코스를 주성분으로 하는 황산화 다당류로 암세포 자살을 촉진하고 신생혈관 생성을 억제하며 NK세포의 면역을 강화하는 효과가 있습니다.

④ 아연

면역과 관련이 있는 미네랄 중에 대표적인 미네랄이 아연입니다. 아연은 우리 세포 안에서 활동을 하는 효소의 조효소로 많이 관여합니다. 약 70가지의 효소에 관여하는 것으로 알려져 있습니다. 특히 면역과 관련된 효소들에서 중요한 역할을 합니다. 그리고 핵산의 합성, 단백질 대사, 면역 기능 활성화, 상처 회복, 그리고 미각 후각의 기능에 관여합니다. 아연이 면역하고 관련된 기전을 보면 아연이 부족하면 NK세포의 기능이 감소하고 T림프구의 정상적 기능이 손상을 받습니다. 또한, 아연이 부족하면 산화스트레스가 증가하고 이로 인해 DNA의 손상이 증가합니다.

암 중에서 전립선암은 특히 아연과 관련이 깊은데 전립선을 검사해보면 다른 조직에 비교해 아연의 농도가 아주 높습니다. 그런데 전립선암이나 전립선 비대증 환자에서는 아연의 농도가 아주 낮은 것으로 나옵니다. 아연 부족은 전립선암의 발생에 상당히 영향을 준다는 의미입니다. 그러므로 전립선암 환자는 특히 아연 보충이 중요합니다.

아연 부족에 대한 검사는 우리가 가장 간단하게 할 수 있는 방법이 미각 검사입니다. 아연이 부족해지면 제일 먼저 나타나는 반응이 미각이 떨어집니다. 젊은 사람들한테 아연을 혀에 뿌려주면 엄청 떫은 느낌을 받고 바로 뱉어냅니다. 그런데 아연이 부족한 사람은 밀가루 맛, 금속 맛 아니면 아무 맛도 없다는 반응을 보입니다. 이 방법으로 쉽게 아연 부족을 확인할 수 있습니다. 그러나 가장 정확한 아연에 대한 검사는 모발검사가 가장 정확합니다.

암 치료에 있어 아연 결핍은 반드시 교정해야 할 항목 중의 하나입니다.

⑤ 온열 치료

열을 이용한 질병의 치료는 역사적으로 아주 오래전부터 이용됐습니다. 동서양을 막론하고 질병의 치료에 열이 이용됐습니다. 우리나라는 온돌 문화가 있어서 특히 온열을 이용한 치료에 친숙하다고 할 수 있습니다. 감기 걸리면 소주에 고춧가루 타서 한잔 마시고 이불 덮고 한숨 자고 나면 좋아진다고 하지 않습니까. 바로 온열을 이용한 치료입니다. 서양도 마찬가지입니다. 그리스나 로마에서 온탕 목욕 요법으로 질병을 치료하였으며 중국이나 인도에서도 열을 이용한 치료를 하였습니다.

기원전 400년, 의성 히포크라테스는 온열치료와 관련해 '신체에 병이 발생하면 약으로 치료하고, 약으로 치료가 어려우면 수술로 치료하고, 수술로 치료가 안 되는 경우 열로 치료하며, 열로 치료가 안 되는 경우는 불치병이다.'라고 하였습니다. 온열 치료의 중요성이 역사적으로 인식되고 있었다는 의미입니다.

근대적인 온열 치료의 역사는 19세기 말 Coley는 종양 환자에 세균을 감염시키거나 세균의 독소(toxin)를 주입하여 인체에 열을 발생시키는 방법으로 종양 치료를 시도하고 많은 암 환자를 치료한 사례를 발표하였습니다. 이때부터 암 치료에 있어 적극적인 온열 치료가 적용되는 계기가 되었습니다.

온열 치료는 크게 적용방식에 따라 전신 온열 치료, 국부 온열치료, 국소 온열 치료 등으로 구분할 수 있습니다. 온열 치료의 가장 중요한 효과는 면역을 강화하는 것입니다.

1. 국부 온열 치료(고주파 온열 치료)

여기에서 말하는 고주파 온열 치료는 국부 온열 치료에 해당하며 암이 있는 국부에 열을 주입하는 방식으로 고주파를 이용하여 암세포 주변에 열을 전달하는 방식입니다. 인체에 열을 주는 방식은 다양합니다. 그러나 심부까지 열을 전달하기는 어렵습니다. 일반적으로 우리 인체에 열을 올릴 방법은 많이 있습니다. 가정의 온돌 바닥, 사우나, 목욕탕의 온탕이나 열탕, 찜질방, 원적외선 치료기, 주열기 등 우리 주변에는 열을 올릴 수 있는 수많은 방법이 있습니다. 그러나 이러한 방법 대부분이 피부 주변에만 열을 올리고 암이 있는 심부에는 열을 전달하지 못한다는 단점을 가지고 있습니다. 그런데 고주파는 피부 깊숙이 침투를 하여 인체의 심부 즉 암이 존재하는 부위까지 열을 전달할 수 있습니다. 이러한 고주파의 특성을 이용하여 만들어지는 온열 치료 방식이 바로 고주파 온열 치료입니다.

고주파 온열 치료의 항암 기전(현상)을 살펴보면 첫째로는 암 주변에 약 42.3도의 열을 주게 되면 정상 세포 주변에는 혈관이 풍부해 혈액 순환을 통해 열을 분산해 열로 인한 손상을 입지 않으나 암 조직 주변에는 혈관이 없어 오르는 열을 발산하지 못하고 암세포가 죽게 됩니다. 두 번째로는 우리 몸에 체온이 상승하게 되면 우리 몸에서는 면역 세포의 기능이 향상됩니다. 셋째로는 체온의 상승은 암세포의 자살을 유도하는 효과가 있습니다.

이러한 기전(현상)을 통하여 직접 암을 억제하는 기능을 하지만 고주파 온열 치료는 방사선 치료나 항암제 치료의 보조 요법으로 이용되기도 합니다. 항암 약물이나 방사선은 그 자체가 가지고 있는 약물의 효과나 직접적인 방사선이 암세포를 살해하는 것이 아닙니다. 이들 약물이나 방사선은 암세포에서 산화물을 만들어 이들 산화물이 암세포의 핵에 손상을 입히고 암세포를 살해합니다. 즉 직접적인 효과가 아닌 간접적인 효과에 의해서 항암 효과가 있습니다. 그러므로 산화물을 만들기 위한 산소가 없으면 항암 효과를 얻기가 어렵습니다. 이 산화물을 만들기 위해서는 암 조직에는 산소공급이 되어야 하는데 암 조직에는 너무 빠른 성장으로 인해 혈관이 미처 만들어지지 못하여 산소의 공급이 원활하지 못합니다. 그래서 어떻게 하든지 간에 암세포에 산소의 공급이 되어야 하는데 유일한 산소공급을 늘리는 방법은 기존의 혈관을 확장해야만 가능합니다. 이 혈관을 늘리기 위한 유일한 방법이 열을 주는 것입니다. 고주파 온열은 바로 혈관을 확장하기 위한 하나의 방법입니다. 원래 고주파 온열 치료는 처음에 방사선 보조 요법으로 개발되었습니다. 방사선이나 항암 약물치료를 여러 차례 나누어 실시하는 이유 중의 하나가 이 산소공급 때문입니다. 그래서 고주파 온열 치료는 항암 약물치료나 방사선 치료를 상승시키는 치료법입니다. 환자들이 궁금해하는 몇 가지 사항을 살펴보겠습니다.

방사선 치료 시 고주파 온열 치료를 같이하면 화상을 입는다.

고주파가 열을 만들어 치료하는 방법이라 방사선 치료와 병행 치료를 하면 화상을 입는다고 병행하지 못하게 하는 경우가 많이 있습니다.

고주파는 심부에서 열을 발생하는 것이지 피부에서는 전혀 열을 발생치 않습니다. 고주파는 우리 피부를 통과 시 열이 나지 않습니다. 우리가 어릴 때 돋보기 가지고 햇빛을 초점을 맞추게 되면 종이를 태우는 장난을 많이 하였습니다. 그런 효과처럼 고주파도 이러한 돋보기 효과처럼 초점을 맞추게 되면 열이 발생합니다. 이러한 열은 암이 있는 심부에서 초점이 맞추이지기 때문에 피부에서는 거의 열이 나지 않습니다. 단순히 고주파가 열을 발생시킨다는 이유로 방사선이 피부에 화상을 일으킨다고 하는 것은 잘못된 오해에서 비롯되었습니다.

방사선 치료를 장시간 하게 되면 피부가 검게 타고 나중에는 피부가 손상을 입어 피부가 헐고 진물이 나게 됩니다. 이러한 방사선 때문에 피부가 화상을 입는 것이지 결코 고주파 온열 치료로 인하여 화상을 입지는 않습니다.

그러나 고주파 온열 치료 시 피부에 수분이 많은 경우 피부에서 물방울에 의한 돋보기 현상으로 화상을 입을 수 있습니다. 만약 방사선으로 인하여 피부가 손상을 입고 피부에 진물이 발생한다면 이때 고주파를 할 경우는 방사선 치료로 인한 화상이 악화할 가능성은 있습니다. 그래서 고주파를 할 때 피부 손상이 있는 경우는 고주파를 금하고 있습니다.

어떤 경우에 고주파 온열 치료를 하지 못하는가요?

고주파 온열 치료의 가장 중요한 금기 사항은 몸 안에 이물질이 있는 경우입니다. 척추나 뼈에 고정된 금속성 물질이나 굵은 스텐트 등은 고주파를 투여 시 금속 부분이 뜨거워져 주변 조직 손상을 일으킬 수 있습니다. 굵은 스텐트도 같은 효과를 보일 수 있으므로 주의를 하여야 합니다. 그러나 가는 금속 스텐트나 금속이 아닌 비금속 스텐트는 가능합니다. 유방암 환자는 유방 전 절제술을 받은 후 여성 성징의 상실을 보완하기 위하여 보형물을 삽입하거나 근육을 이용한 복원술을 시행하는 때도 있는데 근육을 이용한 복원을 한 경우는 고주파 온열 치료를 하여도 무방합니다. 그러나 실리콘을 이용한 복원술의 경우 실리콘의 탄력이 떨어져 미용상 문제가 될 수 있습니다. 그래서 실리콘 복원술의 경우 선별적으로 실시를 합니다.

복부에 복수가 차는 경우 복수가 약간 있는 경우는 경과를 관찰하며 실시를 해도 무방합니다. 그러나 복수가 많은 경우 가능하면 하지 않는 것이 바람직합니다. 복수가 있으면 고주파에서 발생하는 열을 분산시킬 수가 없으므로 시행이 어렵습니다. 흉수도 복수와 같은 개념으로 생각하면 됩니다.

그 외 의식이 없는 환자나 감각이 둔한 경우 간질의 경우 등은 상태의 변화에 대한 관찰이 어려워 금기하고 있습니다. 피부에 병변이 있는 경우나 장루가 있는 경우는 화상이 우려되어 금하고 있습니다.

고주파는 최소한 2일에 한 번씩 하라고 하는데 그 이유는?

우리 몸은 외적 환경 변화에 대한 방어력을 가지고 있습니다. 고주파라는 열이 인체에 들어오면 우리 인체에서는 이를 위험신호로 받아들입니다. 그리고 이 위험 신호에 대해 방어를 하기 위하여 HSP(Heat Shock Protein, 열충격단백질)라는 물질을 만들어 냅니다. 이 열충격단백질은 열로 인한 손상으로부터 세포나 조직을 보호하는 역할을 합니다. 이 열충격단백질은 정상 세포도 보호하지만, 암세포도 보호합니다. 그러므로 이 열충격단백질이 활동하는 동안은 이 단백질이 암세포를 보호하므로 고주파의 효과가 감소합니다. 이 단백질이 활동하는 시간이 48시간입니다. 그래서 최소한 하루는 건너뛰고 하는 것이 바람직합니다.

2. 전신 온열 치료

고주파 온열 치료는 암이 있다고 생각하는 부위에 중점적으로 열을 올리는 방법으로 직접적 암을 괴사하는 효과와 면역을 올리는 목적으로 시행하지만, 전신 온열 치료는 전체적인 체온을 상승시켜 면역 상승을 주목적으로 실시를 합니다. 체온의 상승은 1도 상승에 면역이 100% 증가를 합니다. 즉 체온을 약 39도 이상 상승을 시키면 면역을 높일 수 있습니다. 전신 온열 치료는 수 천 년부터 이용한 가장 많이 환자들이 사용하는 방법입니다. 온돌방을 사용하는 우리의 문화는 항상 온열 치료를 하고 있습니다. 그 외 여러 가지 전신 온열 치료 등이 있는데 여기서 제가 설명하고 싶은 전신 온열은 이처럼 일반적인 방법의 온열 치료가 아닌 집중적 온열 치료를 말합니다. 즉 전체적인 체온을 39도 이상 상승을 시키는 방법을 말합니다. 일반적으로 단순한 방법으로 체온을 39도 이상 상승시키기는 어렵습니다. 특수한 전신 온열 치료기를 이용하여야 합니다. 요즘에는 수입 제품도 있고 국산 제품도 나와 있어서 활용도가 넓어지고 있습니다.
전신 온열 치료의 문제점은 치료를 받는 동안 상당한 체력 소모가 일어납니다. 땀을 많이 흘리고 체온의 상승으로 인한 몸살이나 답답함과 종종 어지러운 증상이 있을 수 있어 수액 요법과 병행 치료가 필요할 수도 있으며, 집중적 경과 관찰이 필요할 수 있습니다. 그래서 자주 시행하기 어려운 단점이 있습니다. 그러나 전신 온열 치료는 면역을 상승시키는 효과 면에서는 상당히 권장할만한 치료법이라 할 수 있습니다.

B. 해독 치료

해독은 암 치료에 있어 중요한 부분입니다. 암은 세포 내에서 발생한 산화물이 세포핵의 유전자를 산화시키고 산화에 의한 유전자의 돌연변이나 비정상적인 발현으로 발생을 합니다. 그리고 대사과정 중에 발생하는 노폐물 즉 대사산물 그리고 유해 중금속 등은 암을 치료하는 데 있어 장해 요인으로 작용을 합니다. 이러한 인체에 유해한 물질을 제거하는 과정이 해독입니다.
암하고 관련해서 가장 중요한 해독 대상은 세포 안에서 만들어진 산화물이라고 할 수 있습니다. 이는 세포에서 칼이나 창과 같은 역할을 합니다. 이러한 칼과 창은 아무 곳이나 찌르고 베고 손상을 일으킵니다. 그래서 일단 가장 급한 것은 이 칼이나 창의 날카로운 부분을 구부려 무디게 만들어 놓는 것입니다. 비타민 C가 주로 이 기능을 합니다. 그리고 이 과정이 1단계 해독입니다. 그리고 이렇게 일시적으로 무디게 만들어진 물질을 ROS(Radical Oxygen Species)라고 하는데 임시로 무디게 만들어 놓은 이 ROS는 시간이 지나면 다시 날카로워지고 다시 주변에 상처를 내고 손상을 주게 됩니다. 이 ROS가 암을 유발하는 진짜 주범입니다. 그래서 이 ROS는 최대한 빨리 다음 단계의 해독을 통하여 격리해야 합니다. 다음 단계의 해독은 이 ROS를 수거하여 더 사고를 치지 못하도록 격리 차량에 싣는 과정입니다. 대표적으로 이 과정에 관여하는 물질이 글루타치온입니다. 그리고 3단계 해독에서는 이 ROS를 실은 차들을 빨리 간이나 콩팥을 통해 대변이나 소변으로 배

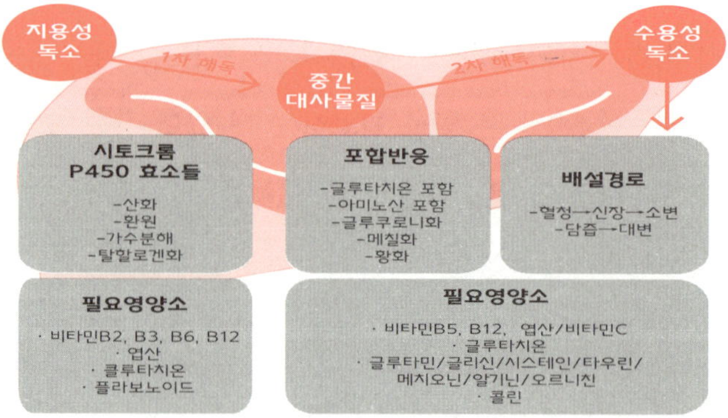

출하는 것을 말합니다.

1단계에 효과를 나타내는 항산화제는 비타민C가 대표적인 1단계 항산화제입니다. 그리고 알파리포익산(치옥타시드로 당뇨환자의 손발 저림에 사용하는 약), 비타민A, 비타민E(토코페롤), 셀레늄, 파이토케미컬 등의 다양한 항산화제들이 여기에 관여를 합니다.

2단계 해독에 관여하는 물질은 글루타치온이 가장 대표적인 성분입니다. 2단계 해독에서는 황을 함유한 물질이 2단계의 해독에 중요합니다. 글루타치온도 황을 함유한 물질이며 이러한 황을 함유한 성분으로 MSM, 설포라판, N-아세틸 시스틴 등이 있습니다.

3단계 해독은 2단계를 거친 노폐물을 지용성은 간을 통하여 대변으로 배출을 하고 수용성은 콩팥을 통하여 소변으로 배출을 합니다. 장 해독은 3단계 해독에 해당합니다.

1) 해독에 관여하는 물질

① 비타민C

항산화제 하면 가장 먼저 떠오르는 것이 비타민C입니다. 인체에서 직접 만들어지지 않아 외부에서 공급이 필요한 영양소이면서 필수적인 요소이기 때문에 더욱 강조되는 비타민이며 1단계 해독에 가장 중요합니다.

비타민C는 항산화제이면서 항암 작용을 하고 있어 암치료에 더욱 강조되는데 비타민C 고용량 투여는 암세포 내에서 과산화 수소를 만들고 암세포는 이를 물로 분해를 하는 카탈라제라는 효소가 없어 이 과산화 수소에 의해 암이 사멸되는 효과를 발휘합니다. 이때 이러한 효과를 보기 위해서는 혈중 농도가 400ng/dl 이상 되어야 하므로 고용량을 투여하여야 합니다.

또 하나 비타민C의 효과는 암세포 자살을 유도하는 P53이라는 유전자를 활성화하는 효과가 있습니다. 암 환자의 80%에서 P53유전자의 변이가 일어납니다. 그러므로 비타민 C는 암치료에 중요한 치료제가 됩니다.

② 비타민A

비타민A는 지용성 비타민으로 강력한 항산화제로 작용을 합니다. 비타민A가 항산화제로 작용하는 외에 중요한 기능은 핵에서 분화를 촉진하는 기능 때문입니다. 암세포는 정상 세포에서 미분화 상태로 전환합니다. 그리고 미분화가 심할수록 악성 암으로 전환합니다. 비타민A는 암세포가 미분화로 전환되는 것을 차단하여 암을 억제하는 효과가 있습니다.

임신 때 비타민A 제품 복용을 절대 금하는 이유는 태아가 아직 미성장 상태에서 비타민A가 과량 공급이 되면 성장보다

분화가 먼저 일어나 기형이 발생하기 때문입니다. 그만큼 비타민A는 분화를 촉진하는 기능을 합니다. 그리고 비타민A는 세포에서 핵을 안정시키는 효과가 있어 암으로 전환을 차단하는 효과도 가지고 있습니다.

그런데 주의해야 할 점은 비타민A를 직접 복용하는 것은 그 부작용이 심하여 금하고 있으며 그 전구물질인 베타 카로텐을 복용하거나 섭취하여야 합니다.

③ 비타민E(토코페롤)

토코페롤은 비타민C, 비타민A와 더불어 강력한 항산화제입니다. 특히 세포막에서 지단백질이나 불포화지방산의 산화를 막는 데 큰 역할을 하는 물질로 알려져 있습니다. 암과의 관계를 살펴보면 세포의 신호전달에 관여하여 면역 세포의 기능을 높이고 NF-kB를 억제함으로써 암 줄기세포의 전환을 억제하고 세포자살을 촉진하는 효과를 가지고 있습니다.

④ 셀레늄

셀레늄은 강력한 항산화 기능을 가진 미네랄입니다. 인체에서 셀레늄의 가장 중요한 기능은 갑상선 호르몬의 활성화와 해독에 중요한 성분인 글루타치온 대사에서 glutathion peroxidase라는 효소의 성분으로 작용을 하여 2단계 해독에 관여합니다. 셀레늄의 항암 작용으로는 암세포 자살을 촉진하고 면역 자극제로서 작용하고 발암 물질을 해독하는 효과가 있습니다. 특히 수술이나 항암 약물치료나 방사선 치료 때 셀레늄의 소모가 많아 셀레늄 부족이 발생할 수 있으므로 충분한 투여가 필요합니다.

⑤ 알파리포익산

알파리포익산은 미토콘드리아에서 지방 대사에 관여하는 물질로 강력한 항산화 작용을 합니다. 암과 관련해서는 암세포의 성장 신호를 촉진하는 유전자를 억제하는 효과가 있으며 특히 암 줄기세포로의 전환을 차단하는 효과가 있어 재발이나 전이암에 도움을 줄 수 있습니다.
특히 항암 약물치료에서 부작용을 감소시키는 효과가 있는데 독소루비신이나 사이클로포스파마이드의 심장 독성을 예방하는 효과가 있으며 시스플라틴이나 도세탁솔이 일으키는 다발성 신경염을 예방하는 효과가 있습니다.

⑥ 글루타치온

2단계 해독에 가장 중요한 성분으로 간에서 생산되는 물질입니다. 1단계 해독에서 형성된 ROS를 빨리 제거하여 ROS가 핵이나 세포를 손상하는 것을 차단하고 안전하게 간이나 콩팥을 통하여 배설하도록 도와주는 역할을 합니다.

암하고 관련해서는 강력한 항산화제 역할을 하고, 암세포에서 셀레늄과 글루타치온의 결합으로 암세포를 괴사시키는 효과를 가지고 있으며, 항암 약물치료로 인한 말초 신경 손상을 예방하는 효과가 있습니다.

2) 해독시 유의해야 할 점은 어떤 것들이 있을까요?

① 해독은 균형이 중요합니다.

특히 1단계와 2단계 해독의 균형이 중요합니다. 1단계 해독을 통하여 만들어진 ROS는 2단계의 해독을 통하여 빨리 제거되어야 합니다. 만약에 1단계에서 만들어진 ROS가 2단계 해독을 통하여 빨리 제거되지 않으면 이 ROS는 더욱 강력한 산화작용을 하여 세포막을 손상하고, 미토콘드리아를 파괴하고, 노화를 촉진하고 암을 유발하거나 악화시키는 요인으로 작용을 합니다.

그럼 우리 암 환자들 관점에서 한번 볼까요? 암 환자는 산화물이 많이 만들어집니다. 정상적인 대사를 하지 못하므로 산화물이 다른 어떠한 질환보다 많이 생성됩니다. 그래서 항산화제를 많이 투여하는 것은 일리가 있습니다. 그래서 강력한 항산화제를 많이 투여합니다. 아마 우리 환자분들 항산화제 많이 가지고 계시지요. 그런데 이 과정은 2단계 해독이 원활하게 이루어지지 않으면 오히려 강력한 항산화제가 독으로 작용할 수도 있다는 것을 염두에 두어야 합니다. 즉 위태위태하게 만들어진 ROS가 문제를 일으키기 전에 빨리 차에 실어 격리를 해야 하는데 2단계 역할을 하는 글루타치온이나 글루쿠로니드, 또는 기타 황을 함유한 해독 물질이 부족하면 ROS를 격리하지를 못하게 되고 결국 ROS가 몸 안에 축적되게 되어 혹 떼려다 혹 붙이는 꼴이 될 수 있습니다.
그래서 해독은 균형이 중요하다고 말합니다. 즉 1단계 해독과 2단계 해독은 항상 균형을 잘 맞추어야 합니다.
여기서 한가지 염두에 두어야 할 부분은 예를 들어 비타민C 고용량을 투여받은 환자는 가능한 글루타치온을 같이 병용하는 것이 도움이 될 수 있으며 간 기능이 약한 환자는 글루타치온 생산 능력이 감소하므로 글루타치온 보충에 좀 더 신경을 써야 합니다.

② 너무 과한 항산화제의 사용은 면역을 떨어뜨린다.

요즘 해독에 관해 관심이 너무 많다 보니 의사나 환자 모두 항산화제가 만병통치약인 것처럼 여기고 있습니다. 그리고 수많은 제품이 나오고 무조건 많이 먹으면 좋은 것으로 생각을 합니다. 그러나 여기서 정말 항산화제는 많이 먹을수록 좋을까? 한번 생각을 해보아야 합니다. 조물주가 왜 인간을 만들면서 쓸데없는 산화물이 만들어지도록 불완전하게 세포를 만들었을까요? 무언가 필요한 데가 있기 때문이 아닐까요? 맞습니다. 우리의 면역 세포는 산화물을 이용하여 면역 작용을 합니다. 즉 면역 세포는 바이러스나 세균 또는 암세포를 죽일 때 이 산화물을 가지고 있다가 이 산화물로 죽입니다. 그리고 갑상선에서는 산화물을 이용하여 갑상선 호르몬 생산을 합니다. 이렇듯 산화물이 다 나쁜 것만은 아닙니다. 그러므로 강력한 항산화제를 사용하여 산화물을 너무 없애는 것은 오히려 면역을 떨어뜨릴 수 있습니다. 너무 과한 항산화제 사용은 피하는 것이 좋습니다.

③ 항암 약물치료나 방사선 치료 시 비타민C 고용량 요법을 병행하는 것은 괜찮은가요?

여기에는 상충하는 많은 의견이 있습니다. 어떤 논문은 병행해도 된다고 하는 논문도 있고 하지 말라고 하는 논문도 있습니다. 일단 하지 말라고 하는 경우는 항암 약물이나 방사선이 직접 암세포를 살해하는 것이 아니고 암세포 내에서 산화물을 만들어 이 산화물이 세포를 파괴하는데 이때 항산화제인 비타민C를 주게 되면 오히려 산화물 생산을 줄이는 결과를 낳게 됩니다. 즉 항암 약물이나 방사선 효과를 떨어뜨리는 결과를 가져올 수 있다고 보는 것입니다. 그런데 반론도 만만치 않습니다. 반론하는 근거로는 비타민C 고용량을 투여 시 비타민C가 암세포 내에서 과산화수소를 만들어 암세포를 괴사를 시키기 때문에 오히려 항암 약물이나 방사선 치료 시 상승효과를 발휘할 수 있다고 보는 것입니다.

이 중에서 어느 논리가 맞는지는 논란이 있습니다. 그런데 항암이나 방사선 치료는 아무 때나 하는 것이 아니며 정상적인 세포에도 타격을 주지만 어쩔 수 없는 경우 하는 치료입니다. 만약 비타민C 치료로 인하여 항암이나 방사선 치료의 효과가 감소할지도 모른다면 저는 이를 권하고 싶지 않습니다. 그래서 저는 항암 약물치료 시는 항암제 투여 전날까지 그리고 항암 투여 후 항암 약물 반감기가 일반적으로 2~3일이므로 3일이 지난 후 비타민 요법을 하라고 권합니다. 그리고 방사선을 하는 경우는 시술하는 그날만 피하고 투여하도록 권합니다.

④ 비타민C와 셀레늄 제제를 같이 투여하지 않는 이유는?

비타민C는 중금속에 대한 킬레이션 작용이 있습니다. 모발 검사상 수은 과다로 나왔을 때 비타민C를 투여하면 수은을 킬레이션 할 수가 있습니다. 그렇듯 셀레늄에 대해서도 같은 작용을 할 수가 있어 비타민C와 셀레늄을 같이 투여를 하면 비타민C가 셀레늄을 킬레이션 시켜 셀레늄의 효과를 떨어뜨릴 수가 있습니다. 그래서 비타민C와 셀레늄 제제를 가능하면 병행하지 말 것을 권하는 것이고 당일 같이 투여해야 할 경우는 약 3시간 정도의 시차를 두는 것이 좋습니다.

⑤ 암 환자의 해독은 어떤 방법이 좋을까요?

암 환자는 다른 일반인들보다 체력이나 기력이 떨어져 있습니다. 그러므로 기력이나 체력을 떨어뜨리는 단식과 같은 방법은 가능한 피하여야 합니다. 암 환자가 단식하면 기력과 체력도 떨어지지만 명현 현상으로 인하여 면역이 감소하여 오히려 암이 악화할 수도 있습니다. 또 암 환자에게 너무 무리한 해독 관장을 하는 때도 있는데 잦은 관장은 전해질 감소를 초래할 가능성이 큽니다. 특히 통증 억제를 목적으로 잦은 관장을 하는 경우를 보곤 하는데 이때 관장으로 인하여 통증이 억제되는 것은 전해질 감소로 오는 신경 장애가 초래되어 통증이 사라지는 것이지 절대 호전 반응이 아닙니다. 이러한 무리한 관장을 피하여야 합니다. 그러나 적절한 해독 관장은 장내 환경을 개선하고 장내 세균의 분포를 유익균으로 전환하여 면역을 올릴 수 있습니다.

C. 영양 및 식이요법

암 치료에 있어 음식이 중요합니다. 음식에 대한 부분은 영양학적인 부분과 식이요법을 같이 고려하여야 합니다. 암 치료를 시작하려는 환자가 음식에 관한 질문은 대학병원이나 암 센터에서 수술을 마치고 나오면서 주치의에게 물어보는 내용이 환자들에게 가장 많은 영향을 주리라 생각합니다. 그런데 이때부터 환자의 영양에 대한 오해가 시작됩니다. 그리고 이 오해를 불식시키기가 참으로 어렵습니다. 주치의 대부분은 환자들의 질문에 그냥 "잘 먹으면 된다."라고 합니다. 그런데 환자들은 "잘 먹으면 된다."라는 말을 아무거나 잘 먹거나 고기를 잘 먹으라는 말로 해석을 합니다.

그런데 암 환자의 영양 및 식의 기본은 우선 에너지를 만드는 미토콘드리아를 활성화하는 식단, 면역을 올리는 식단, 암세포를 굶기는 식단, 항암 작용을 하는 식단이어야 합니다.

1) 암 식단은 미토콘드리아를 활성화하는 음식

암세포는 미토콘드리아가 많이 소실되어 기능하지 못하고 오히려 세포질에서 포도당을 이용한 발효를 통하여 에너지를 생산하여 사용합니다. 그런데 이 발효는 효율이 많이 떨어지므로 많은 재료가 필요합니다. 그래서 평소에 먹는 음식량을 가지고는 암 성장에 필요한 만큼의 에너지를 만들지 못하므로 내 몸에 있는 지방이나 근육을 빼어다가 사용을 합니다. 암 환자가 체중이 감소하는 주된 원인이 바로 이것입니다. 그래서 암을 소모성 질환이라고 하는 것입니다.

미토콘드리아를 활성화하는 것은 정상 세포가 암세포로 바뀌는 것을 막아주는 효과가 있습니다. 그래서 미토콘드리아를 활성화하는 재료나 부속품들을 많이 넣어주는 것은 암을 억제하는 효과를 얻을 수 있습니다. 비타민B군, 비타민C, 마그네슘, 아미노산, 오메가3 등이 많이 함유된 음식이 이에 해당합니다. 비타민B군이나 마그네슘은 미토콘드리아에서 에너지를 만드는 전자 전달계에 관여하는 부속품입니다. 이에 해당하는 음식은 야채류, 콩류, 잡곡류 그리고 효모 등이 이에 해당합니다. 아미노산은 효소를 만들고 오메가3는 미토콘드리아 막을 튼튼히 합니다.

2) 면역을 올리는 음식

면역을 올리는 음식은 한마디로 면역 세포를 활성화하는 음식을 말합니다. 면역 세포는 그 자체로 암이나 바이러스 세균과 싸우는 세포를 말하니 이 세포에 영향을 주는 다양한 물질들이 있습니다. 면역 세포에 영향을 주는 인자들이 바로 BRM입니다. 일반적으로 BRM이라 하면 내적 인자와 외적 인자로 구분할 수 있습니다. 내적 인자는 IL-2, 3, 6, 10, 12 TNF TGF

등등으로 표시되는 인터류킨이나 인터페론 또는 사이토카인이라는 용어를 사용합니다. 외적 인자는 음식이나 기능식품 그리고 약제들이 이에 해당합니다. 이러한 BRM들은 면역 세포를 활성화하기도 하지만 억제하기도 합니다.

내적 인자는 인체 내에서 만들어지는 물질이므로 우리가 어떻게 조절을 할 수는 없습니다. 그러나 외적 인자는 조절할 수 있습니다.

외적 인자 중에 식물성 다당체로는 버섯, 효모, 미슬토 그리고 곡류 등에 많이 함유된 베타글루칸이나 알파글루칸이 있으며, 미역이나 다시마에 많은 후코이단 그리고 동물의 비장에 많은 폴리펩타이드 등이 여기에 속합니다.

우리가 먹는 음식에는 이외에도 면역을 올리는 효과가 있는 성분을 많이 가지고 있습니다. 그런데 여기서 중요한 것은 이러한 성분이 모든 사람에게 공통으로 작용하지는 않으며 면역에 미치는 영향은 사람마다 다 차이가 납니다. 똑같은 음식이라도 어떤 사람에게는 면역을 상승시키는 효과가 있는 반면에 또 어떤 사람에게는 오히려 면역을 억제하기도 합니다. 또한, 체질에 따라 반응하는 정도도 다 다릅니다. 심지어는 혈액형에 따라 다르기도 합니다. 그러므로 책에 항암 음식이라 하거나 언론이 암 치료에 좋은 음식이라고 소개를 하는 많은 음식이 모두 자신에게 맞지는 않습니다. 즉 항암 음식이라고 나와 있는 음식은 많은 사람에게 항암 음식일 수는 있지만 모든 사람에게 맞는 음식은 아니라는 것입니다.
그러면 어떤 음식을 먹어야 면역을 올리고 암을 제거할까요? 그에 대한 답은 어떤 음식이 면역을 올리는지를 검사하는 것이 중요하다고 생각을 합니다. 그래서 저는 앞에서 설명한 LAM test를 권장합니다. 지금까지 나온 검사 중 가장 맞춤형 항암 식단을 찾는 방법이 LAM test라고 생각합니다.

3) 암세포를 굶기는 식단

암세포가 성장을 위해 이용하는 에너지는 세포질에서 발효를 통하여 대부분 얻습니다. 암세포는 미토콘드리아가 대부분 소실되어 있으므로 호흡에 의한 에너지를 이용하지 못합니다. 그러나 정상 세포는 탄수화물, 지방, 단백질 등 모든 영양소를 다 이용을 할 수 있습니다. 즉 포도당을 공급하지 않더라도 정상 세포는 에너지를 만들 수 있습니다. 그런데 암세포는 탄수화물 즉 포도당이 아니면 에너지를 만들 재료가 없어져 버리는 것입니다. 그래서 암 환자들에게 포도당이 많이 함유된 음식인 설탕, 쌀밥, 밀가루 음식, 당분이 많은 과일 등을 줄이라고 하는 것입니다.
대부분 암 환자들도 이와 같은 사실을 다 알고 있습니다. 그런데 알고 있으면서도 많은 환자가 잘 지키지를 못합니다. 그것은 그동안 습관화된 음식 습관을 바로 고치기가 어렵기 때문입니다. 수십 년 된 음식 습관을 하루아침에 고치기란 참 어렵습니다. 산부인과에서 신생아가 처음 먹은 분유에 길들면 다른 분유를 먹지 않습니다. 그래서 분유 회사에서는 신생아에게 처음 자사 제품을 먹이기 위해 산부인과에 납품하려고 큰 노력을 합니다.

암을 이겨내기 위해서는 환자 본인이 스스로 음식 습관을 고치는 노력을 하여야 합니다. 그러려면 본인이 절실해져야 합니다. 즉 암을 이기기 위해서 포도당을 왜 줄여야 하는지를 필히 깨달아야 합니다. 그리고 당위성을 느껴야 합니다. 그래야 식습관을 바꿀 수 있습니다.

어떤 환자분이 어디선가 암을 굶겨야 치료가 된다는 이야기를 들었다면서 식사를 거의 안 먹다가 쓰러져 온 적이 있습니다. 그 환자는 굶는다는 것을 자신이 안 먹으면 암이 굶어 죽는다고 생각을 한 것입니다. 그러나 그런 의미와는 다릅니다. 암은 환자가 안 먹는다고 암도 굶는 것은 아닙니다. 자신의 뱃살이나 피하에 있는 지방을 꺼내다가 쓰기도 하고 아니면 근육을 빼다가도 사용을 합니다. 그렇듯 무조건 굶어서 해결되는 것은 아닙니다. 오히려 나는 잘 먹고 암만 굶기는 치료를 하여야 합니다. 그러므로 굶으라는 의미는 암세포의 밥인 포도당을 줄이라는 것입니다.

암세포를 굶기는 극단적인 치료법인 케톤식이라는 것이 있습니다. 이는 탄수화물 섭취를 아예 중단하고 지방만을 음식으로 먹는 방법입니다. 지방만을 먹게 되면 정상 세포는 지방을 케톤으로 바꾸어 미토콘드리아에서 에너지원으로 작용을 하지만 암세포는 쓸 수 있는 에너지원이 없어져 암은 굶게 되는 것입니다. 최근에 암 치료의 하나의 방법으로 유행이 되는 방법입니다. 그러나 이 방법은 다른 모든 것을 중단하고 지방만을 먹어야 하는 단점이 있어 장시간 실천하기가 쉽지 않습니다. 또한, 이 방법은 케톤이 신장에 손상을 주는 부작용이 있을 수 있어 주의를 필요로 하는 방법이고 또한 영양 불균형을 일으키는 문제도 유의해야 합니다.

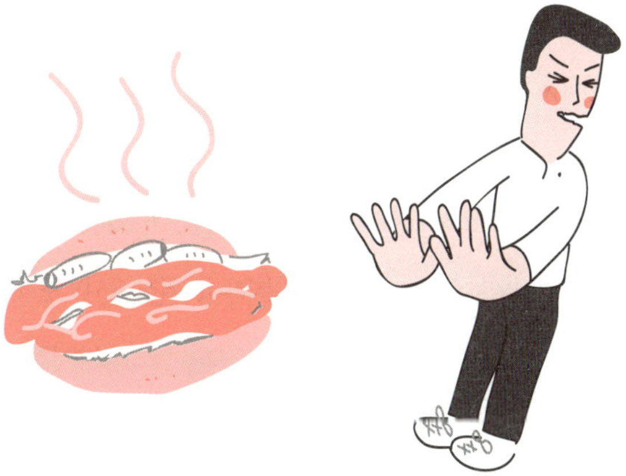

암 환자는 암세포를 굶게 해야 한다는 것은 항상 염두에 두어야 합니다. 즉 암을 이겨내야 한다고 생각을 한다면 '입에 단 음식은

몸에 쓰고 입에 쓴 음식은 몸에 달다.'라는 생각을 하여야 합니다. 그리고 '암을 치료하기 위해 그 힘든 항암제나 방사선도 참아가며 하는데 음식 하나 고치지 못하겠나?' 하는 독한 마음을 가져야 합니다. 음식이 암에는 독이고 자신에게는 약이 되어야 합니다.

4) 항암 작용을 하는 식단

현재 암 환자들이 치료받는 항암제 중에는 식물에서 추출하여 만든 약이 많이 있습니다. 탁솔은 주목에서, 빈카알칼로이드(빈블라스틴, 빈크리스틴) 계통은 빈카라는 식물에서 추출한 약입니다. 이렇듯 우리가 사용하는 항암제가 많은 식물에서 추출하듯이 우리가 먹는 음식에는 이러한 항암 작용을 하는 많은 성분이 있습니다.
식물에 있는 파이토케미컬 즉 카로티노이드, 폴리페놀류, 테르펜류 그리고 다당체 등이 이에 해당하며 이들이 많이 함유된 음식이 항암 음식이라고 할 수 있습니다.

D. 심신 요법

암 환자들은 정신적으로 상처를 많이 입은 사람들입니다. 암이 발생하는 원인에 정신적인 스트레스가 영향을 많이 미칩니다. 그리고 암을 투병하면서 얻는 스트레스도 상당히 많습니다. 암과 관련된 스트레스는 암을 일으키는 데 영향을 주는 스트레스, 암을 진단받은 후 암을 어떻게 받아들이느냐로 인한 스트레스, 암으로 인한 예후에 대한 스트레스, 그리고 암으로 단절된 자신의 미래에 대한 스트레스 등을 들 수 있습니다.

1) 암의 발병에 영향을 주는 스트레스를 푸는 방법

여기에 관련된 스트레스는 어렸을 때 부모로부터의 학대, 형제간의 편애로 인한 상처, 왕따, 극심한 시집살이, 남편으로부터의 폭행, 성폭행……. 등등의 스스로 견디기 어렵고 기억하기조차 싫은 스트레스가 여기에 해당합니다. 이런 스트레스를 우리는 억압이라는 용어를 사용합니다. 즉 기억에 떠올리면 견디기 어려우므로 잠재의식 속에 갈무리하는 것입니다. 그러나 잠재의식 속에 갈무리된 이 스트레스는 면역을 떨어뜨리고 이 떨어진 면역은 암세포의 성장을 억제하지 못하여 결국 암이라는 엄청난 결과를 초래합니다.

이러한 스트레스를 푸는 방법은 이 억압을 해결해야 합니다. 환자를 상담하다 보면 이러한 부분을 이야기하고 이를 해결하려고 노력하는 사람도 있지만, 억압을 떠올리는 것조차 거부하는 사람들도 있습니다. 이러한 억압은 환자 혼자 해결하기는 참으로 어렵습니다. 즉 의사나 심리치료사의 도움을 받아야 합니다. 또한, 이러한 억압을 끌어 올려서 도움이 될지 해가 될지도 판단을 하여야 합니다. 특히 잠재의식 속에 갈무리된 억압은 그것을 표면으로 끌어 올림으로써 오히려 악화시킬 수 있으므로 판단을 잘하여야 합니다. 하지만 많은 환자가 이러한 억압으로 인한 스트레스를 해결함으로써 치료에 도움을 받곤 합니다. 즉 이 스트레스의 해결이 면역을 높이는 촉진제가 되는 것입니다. 대개 싸이코 드라마나 최면요법 등이 도움이 되고 흘려보내기나 아우토겐 등도 도움이 될 수 있습니다.

그런데 암에 가장 영향을 많이 주는 스트레스는 암 발견 6개월에서 18개월 사이에 받은 스트레스입니다. 이 스트레스가 암을 유발하는 것은 아닙니다. 그러나 만약 몸 안에 조그만 암이 있지만 이러한 스트레스가 없었다면 성장을 하지 않고 잠재되어 있을 암을 성장시키는 결정적인 역할을 할 수도 있습니다.

이러한 경우는 주로 심신 요법을 이용하면 많은 도움이 됩니다. 즉 아우토겐, 칼 사이먼튼의 유도심상, 점진적 심상요법, 요가, 국선도, 명상, 호오포노포노, 흘려보내기 등이 도움을 주리라 생각합니다.

그런데 이러한 심신 요법의 중요한 부분은 꾸준히 하여야 효과가 있습니다. 며칠 해보고 "별로 효과를 모르겠네."하고 포기해 버리는 경우가 많은데 심신 요법이란 장기적으로 자신을 세뇌하는 것입니다. 일종의 뇌를 속이고 훈련을 시키는 것입니다. 본인이 꾸준히 노력하지 않으면 효과를 보기 어렵습니다.

여기서 제가 우리나라 사람들의 특징을 하나 보자면, 우리나라 사람들은 특히 환자들은 이러한 심신 요법을 실제로 잘 실행에 옮기지를 못합니다. 우리나라 사람들의 급한 성격이 문제가 됩니다. 무조건 빨리 빨리의 문화가 몸에 배다 보니 무엇이든 빨리 효과가 나야 한다고 생각하기 때문입니다. 심신 요법은 번갯불에 콩 볶아 먹듯이 해서는 아무 효과가 나지 않습니다. 최소한 몇 개월 정도의 시간을 할애하여 차분히 스스로 심취하여야 효과가 나옵니다. 그런데 우리나라 사람들은 그것을 견디지 못합니다. 그래서 한 1주일 내지는 2주일 해보고 별로 반응이 없으면 중단해 버립니다. 심신 요법은 자신이 자신을 안아주고, 사랑해주고, 자신을 돌보고, 자신의 상처 치료를 꾸준히 하여야만 진정으로 효과를 얻을 수 있습니다.

2) 암을 받아들이는 법

우리나라 사람들은 암을 무언가 잘못한 것에 대한 벌을 받는다고 생각을 합니다. 그리고 부끄러워하고 감추는 경향이 있습니다. 그리고 원망을 합니다. “내가 무얼 잘못했단 말인가?"하고 억울해합니다. 그런데 정말 무언가 잘못한 것에 대한 벌로 암이 생길까요? 아닙니다. 오히려 그 반대입니다. 실제 암 환자 중에는 이타주의가 강한 환자들이 많습니다. 오히려 남을 위해 자신의 욕망이나 욕구를 억제한 삶을 산 사람들이 암에 이환이 잘 된다는 뜻입니다. 누군가를 위하여, 이는 가족일 수도 있고, 친구일 수도 있고, 여하튼 자신의 욕구를 억제하거나 희생을 하여야 하는 경우가 많습니다. 자신의 욕구나 욕망의 억제는 스스로 인내를 동반한 스트레스로 작용할 수밖에 없습니다. 이 스트레스는 면역을 억제하는 요인이 됩니다. 결국, 암을 불러들이는 요인으로 작용을 합니다.

암에 걸린다는 것은 어떤 잘못에 대한 벌이 아닙니다. 반대로 심성이 좋은 사람들이 암에 잘 걸린다고 말을 바꿔야 맞지 않나 생각합니다. 암 환자들에게 저는 "이타주의를 버리고 이기주의가 돼라"라는 말을 자주 합니다. 일단 암 환자들은 자신을 위하는 방법을 찾는 것이 중요하다고 생각합니다. 자존감을 회복해야 다음 자신을 위한 치료가 시작됩니다. 자존감을 찾지 못하는 환자들은 치료에 소홀한 경우가 많습니다. 이타주의에 젖어 자신보다는 남아 있는 가족의 생계에 더 관심을 두고 신경을 쓰는 경우를 자주 봅니다. 자신이 처한 상황보다는 자신이 암을 치료함으로 인해 피해나 불편을 겪을 수 있는 가족이나 직장 동료 그리고 친지들을 오히려 걱정하여 제대로 치료에 임하지 못하는 경우가 많습니다.

반면에 암으로 인한 보상심리가 만들어지는 때도 있습니다. 즉 지금까지는 자신의 생활 영역에서 소외되어 있었으나 자신이 암에 걸림으로써 자신이 관심의 중심이 되었으며 자신에 대한 무언가를 주장하여도 관용이 되리라는 생각을 하게 됩니다. 지금까지 자신에 소홀한 부분을 후회하고 자신에게 미안해합니다. 지금까지 죽음이라는 것을 의식하지 않았기 때문에 자신을 위한 시간은 먼 훗날로 기약을 하였지만 갑작스러운 삶의 절벽에 다가옴은 자신을 돌봐야 하게 하는 동기로 작용을 합니다. 이러한 동기가 오히려 보상심리로 작용을 한 것입니다.

저는 일반외과 의사인데 일반외과는 수술하는 과입니다. 수술하고 난 후 환자가 회복단계에 들어섬을 확인하는 상황이 있는데 남자 환자는 면도하고 여자 환자는 화장합니다. 이러한 상황은 환자의 회복을 의미하는 것입니다. 암에 대한 치료의지의 상황은 보상심리라고 생각을 합니다. 이러한 보상심리는 권장해야 합니다. 자신을 위한다는 것은 치료의 의지이며 삶의 의지이고 번식의 증가를 의미합니다.

3) 암으로 인한 죽음 및 투병에 대한 스트레스 대처법

암을 진단받은 환자들은 다양한 반응을 보입니다. 이러한 반응 중에는 암을 극복하기 위한 긍정적이고 도전적인 반응을 보이는 환자도 있지만, 대부분 환자는 어느 정도의 기간동안 거의 죽음이라는 절망을 우선 떠올립니다. 암 진단을 받고 죽음에 대해 생각해 보지 않은 사람은 거의 없다고 생각합니다. 이 죽음이라는 명제를 어떻게 받아들일 것인가? 우선 암에 대하여 어느 정도 알고 이해를 하느냐가 이러한 스트레스에 대처 방법을 찾는 지름길이라고 생각합니다.

우선 암을 이겨낼 수 없다는 믿음의 부족에서 시작한다고 생각을 합니다. 이러한 믿음의 부족은 스트레스를 유발합니다. 암에 걸리면 처음에는 분노, 억울함, 불안감, 소외감, 절망감 등으로 인하여 사실 우리가 상상하는 것 이상으로 그리고 글로 표현하기 어려울 정도의 극단적인 감정 상태에 빠집니다. 환자는 검사를 받고 치료에 대한 계획이 세워지면서 조금씩 암에 대해 알아갑니다. 그러면서 극단적인 감정이 조금씩 안정을 찾고 나름대로 분석하면서 희망이라는 불씨가 지펴져 마음의 안정을 찾습니다. 그러나 약 20~40%의 환자는 이러한 심리적 고통이 지속한다고 합니다.

다음의 문제는 암에 걸리면 심리적 고통은 당연하다고 생각하는 것이므로 그냥 두거나 스스로 이겨내야 한다고 생각하는 것입니다. 이런 잘못된 생각을 환자뿐만 아니라, 가족, 의료진까지 가진 것이 우리의 현실입니다. 그리고 이러한 스트레스를 극복하려고 노력하지 않는 것이지요. 이러한 스트레스는 암 환자들의 면역을 더욱 떨어뜨리는 요인으로 작용을 합니다.

스트레스 상태의 환자가 이를 극복하기 위해 우선시 되는 부분은 환자 스스로 스트레스 상태에 있다는 것을 알아야 합니다. 이러한 사실을 인지하는 것만으로 약 80%의 스트레스가 완화되거나 해결이 됩니다. 이를 파악하는 방법은 스스로 깨닫는 방법도 있고 주변의 의사나 친지 가족의 관찰에 의해서도 확인할 수 있습니다.

많은 암 환자들은 부정적 생각 혹은 불안한 생각에 사로잡혀 거의 온종일 같은 생각을 반복하는 '생각의 되새김질 혹은 뇌의 되새김질(rumination)'에 빠져있기 일쑤입니다. 불안은 미래를 예측하고 대비하는 뇌의 필수적인 기능이기 때문에 불안 자체를 없앨 순 없습니다. 그래서 이것이 흘러가는 대로 두는 것이 좋습니다. 그리고 그것은 그대로 두고 다른 무언가에 집중하는 것이 좋습니다. 재미와 흥미를 느낄 수 있고 쉽게 할 수 있는 것이라면 무엇이든지 상관없습니다. 이는 이러한 불안감을 희석할 수 있는 좋은 도구가 됩니다. 불안은 우에 자신을 극복하고 새로운 도전과 긍정적 사고를 끌어낼 수 있는 원동력이 됩니다.

사랑하는 가족과 친구, 치료를 함께 했던 환우들과 대화는 큰 도움이 됩니다. 암에 걸리면 고립감을 쉽게 느낄 수 있는데, 이를 극복하기 위해서는 대화가 중요합니다. 실질적인 이야기도 좋습니다만 마음 깊은 곳의 감정을 이야기하는 것이 도움이 되기도 합니다. 대화를 통해 혼자가 아님을 깨닫게 하는 것입니다. 아니면 신경정신과 의사와 만나 자기 스스로와 대화하고 타인과 대화하며 감정을 다스리는 방법을 배우는 것도 하나의 방법입니다. 최근에는 이러한 스트레스를 다루는 정신 종양학과가 있어 전문적인 상담을 통한 치유를 할 수도 있습니다.

여기에 심신 요법을 가미하면 훨씬 치유에 도움을 줄 수 있습니다. 명상, 점진적 근육 이완 요법, 칼사이먼튼의 유도심상 요법, 최면 그리고 요가나 국선도, 아유르베다 등의 방법을 이용하여 항진된 시상하부와 교감 신경계를 안정시킴으로써 치료에 도움을 줄 수 있습니다.

4) 암으로 단절된 자신의 미래를 극복하는 방법

많은 암 환자들이 암 치료에 대한 스트레스나 암으로 인하여 자신이 죽을지 살지에 대해 많은 스트레스를 받고 고민을 하지만 또 하나 암 환자를 괴롭히는 요소가 바로 암울한 자신의 인생에 대한 미래의 불확실성입니다. 암을 극복한다고 하더라도 암은 자신감을 상실하게 하는 부분이 있습니다. 암을 극복하지 못하면 자신이 부양하던 가족들이 겪을 경제적 불안감, 자신으로 인한 가족의 희생, 암으로 인한 자신의 경력 단절, 경쟁에서 패한다는 패배감 등이 스트레스를 첨가하는 하나의 요인으로 작용을 하고 치료를 포기하거나 적극적인 치료에 임하지 못하도록 하는 주요 요인이 되기도 합니다.

이런 분들에게 드리고 싶은 말씀이 있습니다. 암이란 걸리고 싶다고 해서 걸리고 안 걸리고 싶다고 해서 안 걸리는 질환이 아닙니다. 또한, 암에 걸리고 난 후 지난날을 후회한다고 해서 바뀌는 것은 하나도 없습니다. 많은 암을 극복한 환자들이 하는 말 중의 하나가 "암은 낫는다는 보장만 있다면 한 번쯤 앓아 볼 만한 병이다."거나 "암으로 인하여 제2의 인생을 얻었다."라고 하는 환자들이 많이 있습니다. 즉 암은 무조건 절망적이거나 비관적으로만 생각할 필요가 없습니다. 암의 5년 생존율이 70%를 넘는 세상입니다. 불치병 또는 죽음을 연상하던 시절은 지났습니다. 또한, 워낙 과학이 빨리 발전을 합니다. 의학의 발전으로 수많은 암 치료법이 개발되고 있습니다. 저는 환자들에게 종종 "어떻게든 버티면 곧 당신을 치료할 치료법이 나온다. 지금 치료법이 없다고 비관할 필요가 없다."라는 말을 합니다.

앞으로 환자들은 죽음을 걱정하는 것보다는 앞으로 암을 극복 후 어떻게 사회에 복귀할 것인가를 더 생각하게 될 것입니다. 그런데 많은 사람이 암으로 인하여 많은 것을 잃는다고 생각을 합니다. 그러나 꼭 그렇지 않다고 생각합니다. 즉 암을 앓는 동안 새로운 계기를 마련하고, 새로운 동력을 일으키고, 생각의 전환을 통하여 오히려 자신을 발전시키는 경우도 많이 있습니다.

죽을 둥 살 둥 모르고 돈을 버는 데만 전념한 환자가 암에 걸린 후 돈보다 중요한 것이 있다는 것을 깨닫고 암을 치료 후 새로운 인생을 설계하는 경우도 많이 보았습니다. 암에 걸리기 전에는 가족의 중요성을 알지 못하던 환자가 암을 앓는 동안 헌신적인 가족의 노력을 보고 새로운 가족 사랑을 깨닫는 것도 보았으며, 암을 앓고 난 후 암 투병 동안 배운 지식으로 암에 관한 새로운 사업을 하는 것도 보았습니다.

설령 암을 극복하지 못한 사람일지라도 교통사고나 뇌혈관, 심혈관 질환으로 갑작스러운 죽음을 맞이하는 상황에 비교해 암이라는 질병은 자신의 인생을 돌이켜 볼 여지도 있고 가족들과 이별의 준비를 할 수 있는 아름다운 마무리가 가능한 질환이기도 합니다.

암이라는 질환은 급성 질환이 아니고 만성 질환입니다. 그래서 암에 걸리면 무조건 암을 치료하는 동안 아무 일도 하지 못하는 것도 아닙니다. 암에 대하여 자신 스스로 치료 계획을 세우고 관리를 잘하면 경력의 단절도 막을 수 있으며 자신이

하는 일에 얼마든지 종사할 수 있습니다. 오히려 어떤 경우는 자기 일을 계속하는 것이 스트레스를 덜 받아 치료에 도움이 되는 때도 있습니다. "무조건 암 환자는 아무것도 할 수 없다."라는 아닙니다.

5) 암으로 인한 가족 간의 문제에 대한 해결

암 환자가 한 명 발생하면 그 환자 한 명의 문제가 아닌 가족 전체의 문제가 됩니다. 가족 간의 문제는 참 어려운 일입니다. 경제적인 문제와 가족 간 신뢰의 문제가 가장 대두되는 문제일 것입니다. 특히 가장이라면 많은 어려움을 생각하여야 합니다. 자신의 경제적 능력의 상실은 가족에게는 많은 어려움과 고통을 줄 수 있습니다. 많은 환자가 이로 인하여 가족에 대한 책임을 다하지 못하는 점에 대해 미안해하고 어떤 경우는 죄책감까지 가질 수도 있습니다. 그래서 자신의 치료를 거부하거나 자신 있게 치료에 대하여 가족과 협의를 하지 못하는 경우가 있습니다. 반대로 가족으로서는 경제적으로 어려움이 있어도 환자에게 이러한 어려움을 드러내지 않으려고 혹시라도 환자가 서운해할까 봐 쉬쉬하고 말을 피하지요. 결국, 환자와 가족 간에 거리감이 발생하고 이러한 거리감은 서운한 마음을 갖게 하고 결국 가족 간 갈등으로 비화하기도 합니다. 이는 환자나 가족 서로에게 상처를 안겨주게 됩니다.

환자에 대한 치료도 중요하고 또한 가족의 생계도 중요합니다. 환자의 처지에서 보면 환자는 자신이 암을 앓음으로 인해 가족의 경제적 문제에 대해 책임감을 느끼고 미안하고 가장으로서의 소임을 다하지 못한 점에 대해 자책을 합니다. 그러나 한편으로 가족들이 좀 더 자신에 관심을 두고 치료에 신경을 써주기를 원합니다. 그래서 가족에 대한 미안한 마음도 갖지만, 한편으로 가족이 자신에 대해 많은 관심을 두기를 바랍니다. 그러다 보니 약간의 소홀이나 조그마한 불평에도 쉽게 상처를 입습니다.

가족으로서는 환자에 대한 가족으로서 관심과 배려를 한다고 합니다. 그러나 어느 정도의 관심이 환자가 만족할 만한지는 상당한 차이가 있습니다. 배려하는 가족의 입장과 배려를 받는 환자 간에는 받아들이는 정도가 다릅니다. 가족이 최선을 다한다고 하더라도 환자는 부족함을 느낄 수 있습니다. 특히 경제적으로 어려운 경우 환자가 원하는 치료와 가족이 원하는 치료에 경제적인 문제가 관여되어 서로의 입장 차가 달라질 수 있습니다. 환자로서는 배려의 부족이라 여기고 섭섭해하게 되고, 가족으로서는 최선을 다하였고 오히려 가족이 환자를 위해 희생을 한다고 생각할 수 있습니다. 이러한 차이가 환자와 가족 간에 감정의 불씨를 만들 수 있습니다. 그리고 시간이 갈수록 서로의 갈등은 심해지고 불신으로 발전할 수 있습니다.

이러한 가족 간의 문제는 항상 일어날 수 있는 문제입니다. 처음에는 사소한 일이지만 시간이 지날수록 문제가 눈덩이처럼 커질 수 있습니다. 그래서 이러한 문제는 많이 악화하기 전에 가족과 환자와의 허심탄회한 대화가 필요합니다. 서로의 상황을 이해해야 하고 상대편의 관점에서 고려할 필요가 있으며 왜 그렇게밖에 할 수 없는지를 서로 알려야 합니다. 그리고 무엇을 서로 원하는지를 피력하고 서로 이해할 수 있는 공감을 만들어야 합니다. 이러한 진솔한 대화가 빠를수록 서로의 상처 치유가 빠릅니다. 시간이 늦으면 늦을수록 상처가 아물더라도 미봉책이 될 수 있으며 커다란 흉터를 남기게 될 수 있습니다.

이러한 상처는 환자의 치료를 더디게 만들고 서로 후회를 남길 수 있습니다. 환자에게는 암을 악화시키는 요인이 되고 가족에게는 나중에 후회를 할 수 있는 자책이 될 수 있습니다.

이 문제에 대한 답은 대화뿐입니다. 가족 간의 대화는 사랑의 대화입니다. 결코, 타협의 대화가 아니라는 것을 명심하여야 합니다.

E. 후성유전학적 치료

암의 원인은 지금까지 유전자의 돌연변이에 의해 발생하는 것으로 알려져 있었습니다. 그래서 치료도 암은 돌이킬 수 없다는 전제하에 무조건 제거가 최선의 치료라고 생각을 하였습니다. 그래서 현대 의학에서 하는 수술, 항암, 방사선 치료만이 답이라고 생각하였습니다. 이 논리는 1950년대 당시 유전자의 돌연변이가 원인이라고 하는 주장과 돌연변이만이 아닌 여러 주변 환경, 음식, 생활 습관, 스트레스 등 다양한 원인이 관련이 있다는 주장이 서로 대립이 되던 시절이 있었습니다. 그러나 당시 암의 원인이 유전자적 돌연변이에 의한다는 주장이 좀 더 설득력이 있어 보이고 이에 동조하는 과학자들이 이를 적극 추진을 하게 되어 현대 암 치료의 방향으로 자리를 잡게 되었습니다. 그러나 유전자적 돌연변이가 암의 원인이라는 주류방법의 한계를 인식하게 이르렀습니다.

미국에서는 통합의학이라는 새 방법을 탐색하여 현대 의학과 과학적 근거를 가진 보완·대체의학을 접목하게 됩니다. 이와 더불어 유전자를 연구하는 가운데 돌연변이가 아닌 유전자의 발현에 문제가 발생하여도 암으로 진행될 수 있다는 연구들이 나오기 시작을 합니다. 이 변화는 후성 유전학이라는 새로운 학문 분야로 발전을 하고 암의 원인을 밝히고 치료를 하는데 새로운 지평을 열게 되었습니다. 유전자 발현의 문제로 인한 암 발생이 80~90%에 해당한다고 밝혀지고 있음은 우리의 암 치료에 희망을 주는 부분입니다. 돌연변이로 인해 발생하는 암은 돌이킬 수 있는 부분이 별로 없지만, 후성유전학적 변이는 가역적이라는 것이 중요합니다. 즉 원인 제거와 발현을 조절함으로써 치료할 수 있다는 의미입니다.

1) 후성 유전학적 유전자의 변이

후성 유전학적 변이를 보면 메칠레이션, 히스톤 modification, 마이크로 RNA의 변이가 가장 주된 원인으로 작용을 합니다. 특히 가장 대표적인 변이가 메틸레이션입니다. 우리 유전자는 정보를 가지고 있으며 이 정보를 RNA에 전달하고 이 정보를 라이보솜에 전달하여 단백질을 만들어 냅니다. 이 단백질이 우리 모든 세포에서 생리적 기능을 하는 것입니다. 그리고 이러한 정보를 가진 DNA가 작동하기 위해서는 유전자의 시작부인 포로모터라고 하는 부분에 스위치가 켜져야 합니다. 즉 유전자는 스위치의 on-off에 의해 작동이 결정됩니다. 그런데 이 on-off 스위치가 어떠한 원인에 의해 오작동을 하면 문제가 발생합니다. 즉 켜져야 할 스위치가 꺼져 있거나 꺼져 있어야 할 스위치가 켜진다면 세포의 생리적 작용은 교란을 일으킵니다. 예를 들어 암을 유발하는 유전자가 스위치가 켜지거나 암을 억제하는 유전자가 꺼진다면 이는 암을 유발하게 되는 것입니다.
이러한 유전자 스위치의 교란은 주로 환경적인 요인, 담배나 알코올, 음식이나 식습관, 생활 습관, 스트레스 그리고 감염 등에 의해 일어날 수 있습니다. 즉 이러한 요인이 유전자 스위치 교란을 일으키고 암을 일으키게 됩니다. 이러한 요인을 개선하고 보완을 한다면 암을 예방할 수도 있고 암을 치료할 수도 있습니다. 환경을 개선하고, 담배와 알코올을 끊고, 영양소가 풍부하고 파이토케미컬이 충분한 식단을 구성하고, 올바른 식습관을 실천하고, 스트레스를 줄이고, 과로를 줄이고, 감염을 예방한다면 암을 예방할 수도 있고 암 환자가 재발이나 전이를 예방할 수 있습니다.
암 환자들은 암 치료나 예방은 약이나 주사 의료기에 의존하는 것으로만 생각하는데 이것보다
더욱 중요한 것은 바로 이러한 유전자 발현을 조절하는 이러한 요소들이 암 치료의 보조라고 생각하지 말고 가장 중요한 요소로 생각을 하여야 합니다. 이것이 통합 의학적 암 치료의 기본입니다.

2) Methylation(메칠화) and demethylation(탈메칠화)

유전자의 변이는 유전자 프로모터에 스위치인 메칠기(CH3)가 붙으면(Methylation) 이 유전자는 비활성형이 되고 메칠기

가 떨어지면(demethylation) 활성형이 됩니다. 대부분 암 유전자는 프로모터에 Methylation 이 되어있고 body 부위에 demethylation 이 되어 있습니다.

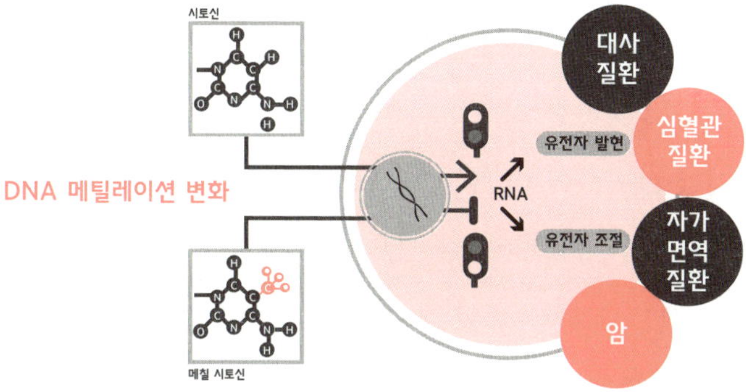

이러한 유전자의 잘못된 스위치를 수정하는 것이 후성 유전학적 암 치료입니다. 메칠레이션에 대한 치료뿐 아니라 이러한 유전적 변이는 히스톤 modification 또는 마이크로 RNA 에 대한 교정도 후성학적 유전자 치료에 해당합니다.

암 환자가 수술을 받고 나면 조직검사를 합니다. 이 조직검사 결과지에 보면 많은 변이된 유전자에 관한 정보가 나옵니다. 일반적으로 하나의 암이 발생하는 데 관여하는 변이된 유전자가 최소 20개 이상이라고 합니다. 그러나 실제로 조직 검사상 나올 수 있는 유전자가 다 기록되지는 않습니다. 우리가 표적 치료라고 하는 치료는 바로 이러한 변이된 유전자를 억제하는 치료입니다. 표적 치료제가 처음 나왔을 때는 변이된 유전자만 선택적으로 타깃으로 삼기 때문에 상당히 획기적인 치료였습니다. 그러나 표적 치료제의 단점은 우선 모든 변이된 유전자를 타깃으로 삼아 표적 치료를 할 수 없다는 것입니다. 만약 여러 개의 표적 치료제를 동시에 투여하면 암이 치료되기 전에 사람이 먼저 사망할 가능성이 큽니다. 또 하나 문제점은 하나의 표적을 타깃으로 표적 치료제를 투여하면 나중에는 이 표적이 된 유전자의 일을 다른 유전자가 보완하여 이 표적을 대신하게 됩니다. 즉 내성이 생긴다고 할 수 있습니다.

그래서 최근에는 이를 보완하는 치료를 통합의학에서는 하고 있습니다. 즉 변이된 유전자에 대한 표적 치료제가 있는 경우는 표적 치료제를 투여하고 표적 치료제가 없는 경우는 이러한 변이된 유전자를 억제하는 천연물을 투여하는 방법을 사용합니다. 우리 천연물에는 이러한 변이된 유전자를 억제하는 성분이 많이 함유되어 있습니다. 그리고 이러한 천연물은 단일 성분이 아니고 복합 성분이므로 여러 가지 천연물을 같이 사용하여도 크게 부작용이 나오지 않습니다. 앞으로 이러한 천연물에 관한 연구가 계속된다면 유전자 천연물 치료가 암 치료에 있어 중요한 영역을 차지하리라 생각합니다.

3) 조직 검사상 변이 유전자의 정보 활용

암을 수술하고 나면 대부분 조직검사를 하게 됩니다. 그리고 이 조직검사 결과지에 보면 변이 유전자 정보에 관한 내용이 나옵니다. 이 유전자 정보는 치료에 이용하기도 하지만 그 외 암에 관한 다양한 정보를 제공합니다. 즉 암의 분화 정도. 암세포 성장 속도, 암 줄기세포 발생 여부, 그리고 재발이나 전이에 관한 예측 정보를 알 수도 있습니다.

예를 들어 3중 음성 유방암이라는 진단을 받은 환자는 주치의로부터 유방암 중에서 가장 예후가 좋지 않다는 소견을 받을 것입니다. 그리고 그 이유로 치료제가 없어서라고 설명을 들으셨을 것입니다. 3중 음성이라는 것은 여성 호르몬인 에스트로젠과 프로게스테론 그리고 HER2라는 유전자가 음성이라 하여 3중 음성입니다. 그런데 이는 치료제가 없어서 문제라기보다는 이러한 유전자가 발현되기 전 단계로 암이 퇴행하였기 때문에 더욱 문제입니다.

최근의 암 연구에서 암이란 몸 안에서 새로운 물질로 만들어진 덩어리가 아니라 자신의 세포가 퇴행하여 과거의 세포 상태로 돌아가는 것이 암이라고 생각을 달리하고 있습니다.

에스트로겐이나 프로게스테론 그리고 HER2 유전자가 발현되는 시기는 정자와 난자가 수정 후 배아를 거쳐 분화를 시작하는 단계에서 발현되는 유전자입니다. 그런데 이러한 유전자가 전혀 안 나온다는 것은 이 유전자 발현 전 단계로 넘어간 것을 의미합니다. 즉 배아 때의 상태로 퇴행한 것이고 이때는 이러한 유전자는 발현이 되지를 않습니다. 배아 때로 퇴행한 경우는 암 줄기세포가 주를 이루는 암이라 할 수 있습니다. 즉 가장 악성인 암일 수 있다는 것입니다.

Item	Result
Cytokeratin-Pan	Focal positive
Vimentin	Positive
AMACR	Positive
CD10	Positive
RCC	Negative
CA9	Focal positive
PD-L1	Negative
TGase-2	Positive
p63	Negative

(암 조직 면역 화학 검사 소견 예)

또 다른 예로는 ki 67이라는 유전자는 암세포의 성장 속도를 알려주고, CK5/6은 재발이나 전이를 예측할 수 있으며 암 줄기세포의 발현을 예측할 수 있습니다.

현재까지는 조직 검사상 다양한 유전자 정보가 나오지 않고 있습니다. 그러나 앞으로 더 다양하고 많은 유전자에 대한 자료가 나오리라 생각합니다. 지금까지는 막연한 복불복으로 암 환자는 미래를 기다렸습니다. '혹시나 재발하지 않을까? 전이가 되지 않을까?' 하는 불안감을 가지고 살았습니다. 그러나 이러한 유전자 정보가 다양해지면 앞으로 환자의 경과를 미리 파악하고 대비를 함으로써 환자의 생존율은 더욱 상승할 것입니다.

4) 후성유전학적인 암의 개념

암을 분류하는 데 있어서 현대의학적인 분류를 보면 well differentiated(분화도가 좋음), moderate differentiated(적당한 분화도), poorly differentiated(빈약한 분화도), 그리고 undifferentiated(미분화) 등으로 구분을 하고 있습니다. 즉 암의 정도는 분화도를 가지고 그 악성의 정도를 가늠합니다. 그러나 조직 검사상 이러한 분화도가 어떠한 원인에 의해 달라지는지에 대해서는 규명이 되지 않았습니다.

그러나 후성유전학이 규명되면서 이러한 암의 분화도에 대한 기전이 밝혀졌습니다.

여기서 암이란 퇴행이라는 것이 밝혀졌습니다. 즉 자신의 과거의 상태로 돌아가는 것이 암이라는 것입니다.

예를 들어 50대의 사람이라면 50대의 세포를 가지고 있고 30대의 사람이라면 30세의 세포를 갖는 것이 정상입니다. 그런데 암세포는 제 나이에 맞지 않는 세포로 변합니다.

50대의 사람이 암에 걸렸다고 할 때 이 사람의 암세포가 퇴행하여 30대 세포가 활동하는 것하고 10대의 세포가 활동하는 것하고는 다릅니다. 30대 세포보다 10대의 세포를 퇴행한다는 것은 10대의 암세포가 훨씬 악성이라는 것입니다. 만약 엄마 뱃속에서 활동하던 세포로 퇴행을 한다면 더욱 악성이 되는 것이고 만약 배아 세포의 상태로 퇴행을 하면 이것이 바로 암 줄기세포가 되는 것입니다.

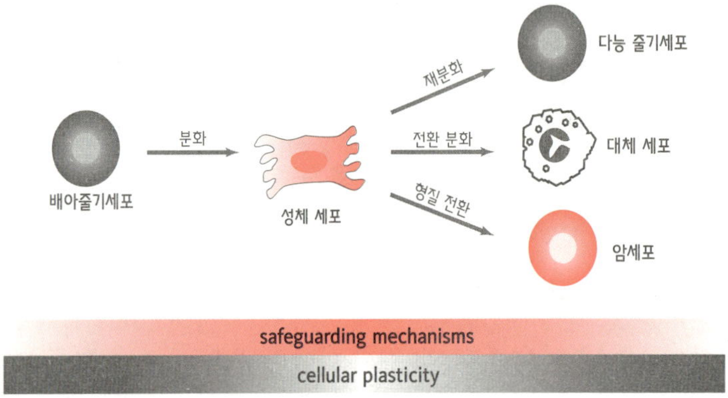

분화도로 본다면 예를 들어 30대로 퇴행은 well differentiated, 1살로 퇴행을 한다면 moderately differentiated, 배아세포를 퇴행한다면 poorly differentiated 그리고 만약 배아 이전의 상태로 퇴행을 한다면 undifferentiated가 될 수 있습니다.

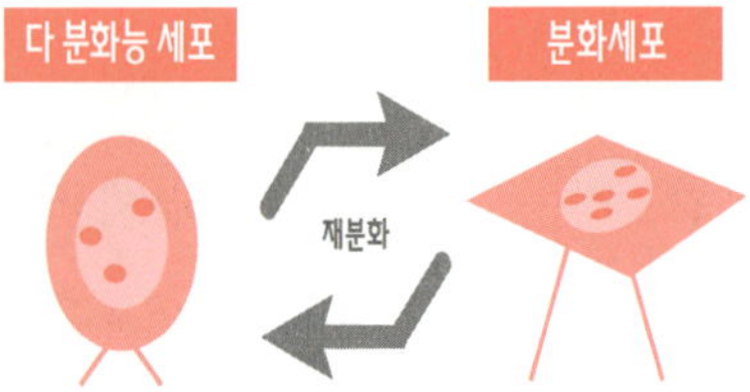

이 부분에 대해 일본의 교토대 신야 야마나카 박사는 체세포에 몇 가지 배아 유전자(oct4, sox2, nanog, klf4)를 조작하여 체세포가 줄기세포로 변할 수 있다는 것을 규명하였습니다. 이 연구를 통하여 암세포는 정상 세포가 퇴행하여 만들어진다는 것을 이해하는 근거가 되었습니다. 암세포의 현미경 소견을 보면 퇴행을 할수록 정상 세포의 분화도가 약해지고 미분화 상태로 진행을 하고 암 줄기세포가 되면 배아세포와 같은 구형의 형태로 바뀌는 것을 보면 암 줄기세포는 배아세포 그 자체라는 것을 알 수 있습니다. 배아세포와 암 줄기세포와의 차이는 단지 배아세포는 수명이 유한하지만 암 줄기세포는 죽지 않고 무한하다는 차이입니다.

그러면 여기서 몇 가지 암 치료에 있어 새로운 가능성을 엿볼 수 있습니다. 우선 이렇게 암세포가 퇴행하는 데 관여를 하는 유전자를 정상으로 개선을 한다면 암을 억제할 수 있다는 것입니다. 암세포를 퇴행시키는 것은 그 암세포가 퇴행하도록 하는 과거의 유전자를 깨워 그 상태로 가는 것이므로 이러한 유전자를 찾아 제거하면 치료가 될 수 있다는 뜻입니다.

또 하나는 이렇게 암이 퇴행하여 만들어진다면 역으로 이제는 유전자를 이용하여 암을 역분화시켜 정상 세포로 바꾸는 치료도 가능하다는 것입니다. 지금까지 암 치료는 무조건 암 덩어리를 없애는 방향으로만 추진이 되었습니다. 그런데 역으로 암세포를 유전자를 이용하여 정상 세포로 바꾼다면 인체의 일부 장기나 조직 손상이 없으며, 인체의 성징을 없애지 않으며, 장애를 일으키지 않으며, 부작용을 최소한으로 줄이며 치료하는 방법이 가능하다는 것을 의미합니다. 앞으로 이러한 치료법도 개발되어 나오리라 기대를 해봅니다.

후성유전학적인 암 치료는 우리에게 무한한 희망을 주고 이것이 가장 이상적이고 첨단의 치료가 된다는 것을 의미합니다.

5) 후성 유전학은 암을 예방할 수 있게 한다.

우리가 암의 원인으로 담배, 음식, 알코올, 오염된 환경, 환경호르몬, 스트레스, 생활습관, 그리고 방사선 등 다양한 원인을 꼽고 있습니다. 그런데 이러한 원인이 단순한 추측으로 암을 일으키는 원인일 것이라는 가능성만을 가지고 설명되었지만 후성 유전학이 규명되면서 그 암을 일으키는 기전이 밝혀졌습니다. 즉 우리의 유전자의 스위치를 이러한 원인적 요소가 교란한다는 것입니다.

이러한 기전이 규명됨으로써 이제는 암을 어떻게 하면 걸리지 않도록 할 수 있는가에 대한 해답도 나온 것입니다. 이러한 원인적 요소를 제거한다면 유전자의 변이가 발생하는 것을 막을 수 있다는 것입니다. 즉 암을 일으키는 기전을 차단함으로써 암으로의 진행을 막을 수 있다는 것이며 바로 이것이 암을 예방하는 방법이라는 것입니다.

6) 천연물이 답이다.

현대 의학을 하는 의사가 '천연물이 답이다.'라고 하면 조금 이상하리라 생각을 합니다. 그러나 여기서 말하는 천연물이란 한방적인 개념의 한약제를 지칭하는 것은 아닙니다. 제가 말한 천연물이란 파이토케미컬을 말하는 것입니다. 그런데 이러한 파이토케미컬이 특히 약성을 가진 파이토케미컬은 한약제에 많은 것은 사실입니다.

후성유전학적 암 치료에서는 유전자의 발현을 조절하는 것이 가장 치료의 핵심입니다. 즉 암을 유발하는 유전자의 프로모터인 스위치는 꺼버리고 암을 억제하는 유전자의 스위치는 켜는 물질, 히스톤을 조절하고 마이크로 RNA를 조절하는 물질이 파이토케미컬입니다.

천연물은 표적 치료제의 내성을 일으키는 단점을 보완할 수 있습니다. 천연물은 변이된 여러 개의 유전자를 동시에 억제할 수 있습니다. 억제된 유전자가 억제되면 다른 유전자를 통하여 기능을 회복하려고 하는데 천연물은 이를 원천적으로 차단을 할 수 있습니다. 천연물은 여러 개를 같이 사용하더라도 인체에 크게 위해를 끼치지 않는 장점이 있습니다. 그 이유는 유전자를 억제하는 약성을 가진 성분은 파이토케미컬이 갖는 독성 때문입니다. 표적 치료제는 이 독성만을 추출하여 만든 약제이지만 천연물은 이 독성을 보완하는 물질을 동시에 가지고 있습니다. 그래서 이 보완물이 여러 개를 같이 사용하더라도 정상 세포의 손상을 예방하기 때문입니다. 그러나 천연물에도 한계는 있습니다. 천연물이 갖는 이 보완하는 물질이 약효를 감소시키는 역할을 합니다. 그래서 표적 치료제 만큼의 강력한 효력을 나타내지는 못합니다.

이 천연물을 이용한 변이된 유전자를 억제하는 치료가 가장 이상적으로 효과를 발휘하려면 이를 표적 치료제와 병행을 하는 방법입니다. 약성이 강한 표적 치료제를 사용하고 천연물은 암세포가 내성을 일으키고자 우회하는 유전자들을 억제한다면 표적 치료제의 효과가 극대화할 수 있으며 다양한 표적 치료제로 인한 부작용을 줄일 수 있으리라 생각합니다.

7) 양한방 협진이 중요하다.

최근에 암 치료에 있어 근본적인 치료는 암을 유발하는 유전자적 접근이나, 면역, 전인적인 접근 그리고 발병 요인의 제거 등이 현대의학적 치료와 함께 이루어져야 해결이 됩니다. 이것이 통합 의학적인 암 치료라 할 수 있습니다.

우리나라는 암치료에 있어 중요한 하나의 의료 시스템인 한

의학 시스템을 가지고 있으며 오랜 전통과 유능한 한의사들이 있습니다. 과거에는 너무 통계적 데이터에 의한 그리고 과거 고전적인 의료체계로 그 중요성을 인정받지 못하였지만, 저자가 보는 관점에서는 한의학도 암 치료의 중요한 한 축이라 생각합니다.

특히 최근에 후성유전학이 암의 원인으로 대두되면서 이에 대한 치료에 천연물을 다루는 한의학적 접근이 더욱 강조되고 있으며 암 환자의 전인적인 접근이나 면역 개선 등에도 큰 도움이 되리라고 생각합니다. 이러한 접근법은 외국에서도 많은 시도를 하고 있습니다. 미국, 일본, 독일, 스위스, 등 서구 여러 나라에서도 한의학적 약물, 침, 프로그램에서 이를 활용한 치료로 큰 효과를 보고 있습니다. 우리나라는 다른 어떤 나라보다 잘 발달한 한의학이 있어 양한방 협진이 암 치료에 있어 커다란 영향을 주리라 생각합니다.

8) 자연치료는 어떻게 하여야 하는가?

암 환자 중에 많은 분이 자연치료를 이야기합니다. 자연치료를 원하는 환자들이 가장 주장하는 지론이 현대의학적 치료로 암 치료가 되지 않고 오히려 암이 악화된다고 생각하는 관점입니다.

많은 환자가 책이나 언론에서 자연치료로 암을 치료하였다는 사례를 접하고 여기에 매료되어 선택하게 되는데 자연치료를 선택하려는 경우 여러 가지를 고려하여 결정하여야 합니다. 우선 이런 사례로 보고된 자료는 몇 명을 치료하였는데 이러한 효과가 나왔는지에 대한 자료인가를 염두에 두어야 합니다. 100명 치료해서 나온 결과인지 아니면 천명을 치료하여 나온 결과인지에 대한 결과를 확인하여야 합니다. 사례의 위험성은 바로 그러한 통계가 부족하다는 단점이 있습니다. 다음은 효율성을 따져 보아야 합니다. 일반적으로 치료 효율을 보자면 수술은 가장 단시간에 가장 큰 효율성을 갖습니다. 항암. 방사선 치료도 약간의 높은 효율성이 있습니다. 이것과 비교하여 자연치료는 효율성이 낮습니다. 수술이 굴착기라고 하면 자연치료는 호밋자루로 하는 치료라 할 수 있습니다. 다음은 치료 기간입니다. 자연치료는 장기적인 치료 기간을 요구합니다. 만약 빠른 성장을 하는 암일 때 그 성장 속도를 자연치료가 따라가기 어렵습니다. 또 하나 자연치료를 하다 암 조직이 너무 성장하여 현대 의학으로 전환을 하려고 하는 경우 전이가 되거나 암 줄기세포와 같은 강한 악성 암으로 전환되어 치료 시기를 놓치는 우를 범할 수 있습니다. 이런 부분들을 자연치료를 하려고 하는 환자들은 심사숙고하여야 합니다.

그렇다고 무조건 자연치료가 안 된다고 하는 것은 아닙니다. 자연치료는 통합의학에서 중요한 영역을 차지하는 치료입니다. 자연치료가 필요한 경우는 수술할 수 없는 경우, 더는 치료가 없다고 하는 경우, 항암 약물에 대한 내성이나 부작용이 나오는 경우 또는 현대 의학과 병용 치료를 하고자 하는 경우라 할 수 있습니다.

저자가 권하는 자연치료는 표준치료와 병행하는 자연치료를 권합니다. 암치료에 있어 급성기 상태는 표준치료로 하고 여기에 자연치료가 이를 보완하고, 또 표준치료가 이제는 효력이 없다고 판단이 되는 경우 과감히 자연치료로 전환을 권합니다.

그래서 현대 의학만을 고집하는 것도 바람직하지 않고 자연치료만을 고집하는 것도 바람직하지 않습니다.

F. 앞으로 완치를 향한 첨단 암 치료

많은 암 환자들이 이제는 적용할 치료법이 없다는 주치의의 말에 절망하고 치료를 포기하는 경우가 많이 있습니다. 이러한 환자들에게 해주고 싶은 말은 앞으로 많은 치료법이 개발되어 나오고 임상 중인 많은 치료법이 있다는 것입니다. 저는 환자들에게 '앞으로 수년이 지나면 암은 거의 완치할 수 있는 치료가 나온다, 그때까지 악착같이 버텨라, 그러면 완치할 방법이 나온다.'라는 말을 종종 하곤 합니다.

여기에서 몇 가지 암 환자들에게 희망이 되는 치료법 또는 약물을 소개하겠습니다.

1) CAR-T(Chimeric Antigen Receptor- T lymphocyte) 치료법

이 방법은 앞으로 가장 기대가 되는 치료법으로 환자의 면역 세포를 직접 활성화해 암세포를 공격하고 사멸시키는 방법으로 "개인별 맞춤형 항암치료"라 할 수 있습니다.
이는 암세포에만 있는 특별한 항원으로 작용을 하는 변이된 유전자를 끄집어내 실험실에서 이에 대한 항체를 만들고 이 항체를 만드는 유전자를 환자의 T세포 유전자에 붙여넣어 이 T세포가 암세포를 공격하게 하는 방법으로 암세포만 선택적으로 융단 폭격하듯이 공격을 퍼붓는 방법입니다. 반면에 정상 세포는 거의 영향을 주지 않음으로 꿈의 암 치료라 할 수 있습니다. 현재 미국에서 CAR-T 치료제는 백혈병과 림프종에 중점적으로 사용하고 있으며 급성 림프 백혈병의 완치율을 83%까지 끌어올릴 정도로 치료율이 높습니다. 앞으로 고형암에 대해서도 개발이 되리라 기대되는 치료제입니다. 그러나 아직은 미국에서만 상용화되어있습니다. 그러나 아직 우리나라에서는 연구단계입니다. 우리나라의 많은 제약회사에서도 이에 대해 관심이 많아 앞으로 활발한 연구 및 임상이 되고 있어 조만간 상용화가 되리라 생각합니다. 그런데 문제는 치료비용이 엄청 비싸다는 단점이 있습니다. 그러나 앞으로 여러 제약회사에서 상용화가 되면 가격이 어느 정도는 가벼워지리라 생각을 합니다.

2) 융합 세포 치료(Fusion cell therapy)

면역 세포가 암세포를 억제하지 못하는 가장 큰 이유는 면역 세포가 암세포를 찾지 못하는 데서 비롯됩니다. 이 치료방법은 수술이나 조직검사 시 채취한 암 조직의 일부를 직접 환자의 수지상 세포에 접합을 시켜 이 수지상 세포가 스스로 접합된 암세포에서 항원을 찾도록 하고 이 항원에 관한 정보를 T림프구에 전달하여 암세포를 공격하도록 하는 치료법입니다. 이 방법은 맞춤형 면역 항암 치료에 해당합니다. CAR-T에 준하는 만큼의 맞춤형은 아니지만, 일반적으로 많이 하는 면역 세포 증식 요법하고 비교해서는 훨씬 한 단계 Up-grade 되고 맞춤형에 가까운 치료법이라 할 수 있습니다. 이 치료법은 현재 미국과 일본에서 상용화하여 임상에 적용하고 있는 치료법입니다.

3) 광역동 암치료(Photo-dynamic therapy)

광역동 치료는 빛을 이용하여 암세포를 괴사시키는 치료로 광감작제, 특정 파장의 빛 그리고 산소를 이용한 치료입니다. 광감작제와 산소를 암세포가 있는 곳에 넣어주고 여기에 특정 파장을 가진 빛을 쪼이게 되면 광감작제에 에너지가 전달되고 이 에너지는 산소를 프리라디칼로 유도하여 암세포를 괴사시키는 치료입니다. 더불어 암에 공급하는 혈액 순환을 차단하여 암을 억제하고 면역을 증가시키는 효과도 얻을 수 있다는 장점이 있습니다. 적용하는 암종을 보면 주로 빛을 투입할 수 있는 지역의 암이 적용 가능한 암인데 식도암, 위암, 유방암, 뇌암, 두경부암, 대장·직장암 그리고 췌장암 등이 해당합니다.

이 치료법은 우리나라에서 모 대학병원에서 임상을 마쳐 곧 상용화가 가능한 치료법이며 외국에서는 실제 상용화하여 임상에 적용하고 있는 치료법입니다.

4) 바이러스 면역 항암치료(oncovirotherapy)

바이러스는 그 자체로 증식을 하거나 성장을 하지 못합니다. 그래서 자신을 성장이나 증식을 시켜줄 숙주가 필요합니다. 이러한 숙주는 성장 속도가 빠른 숙주일수록 바이러스가 선호하는 대상이 됩니다. 암세포가 바로 바이러스가 좋아하는 숙주의 대상이 될수 있습니다. 그래서 이 바이러스를 이용하여서 하는 치료법이 바이러스 면역 항암치료가 되겠습니다.

유전자 조작으로 병원성을 없앤 바이러스나 처음부터 병원성이 없는 바이러스를 이용하는데 바이러스를 인체에 투입하면 이 바이러스는 성장이 빠른 세포로 들어가 증식을 하게 됩니다. 바이러스는 성장 속도가 빠른 정상 세포나 암세포에 들어가 성장할 수 있는데 정상 세포는 IL2와 같은 사이토카인이 있어 증식하지 못합니다. 그러나 암세포는 이를 방어할 능력이 없어 바이러스는 쉽게 암세포 안에서 증식을 합니다. 증식한 바이러스는 결국 암세포를 파괴하게 됩니다. 그리고 파괴된 암 조각은 수지상 세포에게 암이라는 정보를 주게 되고 결국 정보를 얻은 T-림프구는 암을 공격하게 됩니다. 이러한 두 가지 기전에 의한 암 치료가 바이러스 면역 항암치료입니다. 미국에서는 이미 FDA 인증을 허가받고 제품으로 출시되어 치료에 적용하고 있습니다. 우리나라도 임상하고 있으며 곧 상용화를 기다리고 있습니다.

여기에 이용하는 바이러스로는 다양한 바이러스를 이용하는데 현재 병원성 바이러스를 이용하는 경우가 많은데 헤르페스 바이러스, 아데노바이러스, 폭스바이러스 등을 이용합니다. 그러나 유럽에서는 유전자 조작을 하지 않은 장내 바이러스를 이용한 바이러스 치료를 합니다. 우리나라에서는 아직 상용화는 되지 않았으나 유럽에서 사용하는 바이러스를 이용한 치료를 적용하는 병원들이 있습니다. 그 효과가 알려진 논문에 의하면 약 40%의 효과를 나타낸다고 보고하고 있습니다.

5) 냉동 동결 암 치료법(cryotherapy)

이 치료법은 암 조직에 직접 세침을 넣고 아르곤 가스를 주입하여 암 조직을 급속 냉동시켜 괴사시키는 치료법인데 주변 정상 조직에 손상을 주지 않으며 암 조직만 선택적으로 제거할 수 있으며 접근할 수 있는 모든 암 조직에 적용할 수 있다는 장점이 있습니다. 특히 다발성 암 전이가 있어 수술이 어렵고 항암이나 방사선에 반응치 않는 재발 전이암이 좋은 적응증이라 할 수 있습니다. 단점으로는 세침을 직접 환부에 넣어야 하므로 종종 이로인한 부작용이 있을 수 있으며 고도의 숙련된 시술자의 테크닉이 필요하다고 할 수 있습니다.

이 방법은 국내에서는 잘 시술하지 않는 방법이나 중국에서 많이 시술하고 있습니다. 전이암으로 더는 시행할 방법이 없는 경우나 암으로 인한 통증이나 호흡곤란 등의 힘든 증상을 호전시키는 방법으로 고려해 볼 만한 방법이라 생각합니다.

G. 암을 알고 자신을 알고 치료에 임하면 치료에 성공할 가능성이 커집니다.

1) 꿩 잡는 것이 매다.

암 치료에 있어 무엇이 정석일까요? 현대 의학에서는 아직 표준치료라고 하는 수술 항암 약물 치료 그리고 방사선 치료를 주 치료로 하고 있습니다. 요즈음은 면역이라는 영역이 넓혀지고 그 근거가 밝혀지면서 면역 항암제 나 면역 세포 증식 치료와 같은 치료법이 현대 의학의 영역으로 포함되어 가고 있습니다. 그러나 아직 통합 의학적인 의료에 대해서는 주류 의료계는 배타적인 것은 사실입니다.

또 한편으로 자연치료를 추구하는 사람들이 있습니다. 현대 의학적인 치료는 그 부작용으로 인하여 오히려 완치도 시키지 못하면서 고생만 하다 최악으로 간다고 생각하는 환자들입니다. 이것도 약간의 일리는 있습니다. 수술하면 원발암이 사라지면서 지금까지 원발암이 억제하고 있던 전이암들에 대한 억제력이 없어져 오히려 수술로 인해 전이가 잘된다는 주장이 있으며, 항암 약물치료나 방사선은 암세포를 100% 죽이지를 못하고, 내성을 일으키고, 오히려 더욱 악성의 암을 유도한다는 주장, 그리고 항암 약물이나 방사선으로 인하여 자신의 면역을 떨어뜨려 스스로 치유하려는 힘을 잃게 만들어 치료를 어렵게 한다고 생각을 합니다. 그러므로 비침습적인 자연치료가 답이라고 주장을 합니다.

암 치료는 무엇이 답인지 아직 정확히 규명되어 있지 않습니다. 수많은 원인이 있으며, 암이 성장할 수 있는 환경의 조성, 유전자의 변이, 암의 조직학적인 악성도, 암의 전이 여부에 따른 병기의 변화, 환자의 전신적인 컨디션, 면역의 정도, 영양의 상태 그리고 심리적인 스트레스의 정도에 따라 치료의 방법, 치료의 정도, 예후 등은 달라질 수밖에 없습니다.

그런데 현대 의학에서는 표준치료만을 고집하고 다른 한편으로는 자연치유만을 고집하는 경향이 있는데 이는 무언가 큰 것을 놓치고 있지 않나 생각합니다. 암 치료는 하나의 방법을 이용한 치료로는 답이 없습니다. 암 치료는 "꿩 잡는 게 매다."라고 말하고 싶습니다. 즉 어떤 방법이든 암만 잡으면 될 거라는 것입니다. 지금까지 어떠한 방법도 완벽한 방법이 없다는 것은 다 알고 있는 주지의 사실입니다. 그런데 "이 방법으로 치료를 해야 한다." "아니 저 방법으로 해야 한다"라고 고집하는 것은 암에 대한 근본적 접근은 아니라고 생각합니다.

암 치료는 다양한 각도에서 접근해야 합니다. 이러한 다양한 접근에서 근본적 원인에 접근하고 치료에 접근하는 방법이 나온다 생각합니다. 아직 정확한 접근법이 아직은 확립이 되어있지 않으며 같은 암이라도 환자마다 치료에 대한 반응은 너무 다양하게 나옵니다. 물건 찍어내듯이 치료제를 획일적으로 하는 방법은 모든 환자에게 적절하지 않습니다.

그러나 무조건 아무거나 적용한다는 것은 또한 위험한 발상입니다. 중요한 것은 과학적 근거가 있느냐 없느냐의 근거에 입각한 다양한 치료가 조합이 되어야 합니다. 그러나 이 과학적 근거를 어디까지 할 것인가 이 문제도 짚어보아야 합니다.

2) 과학적 근거

암 치료는 목숨을 걸고 하는 치료입니다. 항상 과학적 근거에 입각한 치료를 하여야 하는 것이 그 치료의 타당성을 가지며 믿고 접근하는 길입니다. 그런데 이 과학적 근거가 어디까지 인지도 상당한 논란의 대상이 됩니다.

제약회사 특히 다국적 제약회사에서는 3상이라는 3가지 단계의 임상 시험을 거친 결과물에 대해서만 그 과학적 근거를 인정합니다. 그리고 이 과학적 근거에 입각한 약제나 치료만 제도권은 적용합니다. 그러나 이러한 3상이라는 과학적 근거는 엄청난 자금과 시간이 있어야 합니다. 그런데 효과가 있다고 생각하는 치료나 의약품이 이러한 과정을 거치지 못하는 경우도 많이 있습니다. 또한, 이러한 3상 임상을 할 수 없는 때도 있습니다. 즉 이러한 3상 임상이라는 것은 대조군이 있어야 합니다. 이러한 대조군을 만들지 못하는 때도 있습니다.

이러한 3상 임상을 거치지 않는 약제나 치료법은 현대 의학에서는 그 치료법이나 약제가 '효과가 없다, 근거가 없다, 믿을 수가 없다.' 등의 이유로 전혀 받아들이지 않으며 환자들에게 적용하지 못하도록 합니다.

그러나 실제 이들이 과학적 근거가 없는 것과 과학적 근거를 찾지 못하는 경우는 다릅니다. 과학적 근거가 없는 것은 치료에 적용하면 안 됩니다. 그러나 과학적 근거를 못 찾는 경우는 대개는 임상 case report에 의존하는 경우가 많습니다. 이러한 케이스 리포트에 의한 경우는 그 사례가 아주 많다면 굳이 3상 임상이라는 과정이 아닌 또 다른 근거를 갖춘 부분으로 인정을 하고 치료에 적용할 필요가 있습니다. 외국 특히 유럽에서는 이러한 적용이 우리나라보다는 훨씬 자유로운 것 같습니다. 무조건 3상 임상에 의해서만 과학적 근거가 아닌 사례에 의한 적용을 많이 하고 있습니다. 이러한 좀 더 넓은 개방적 사고가 우리 의료에도 적용이 되어야 합니다. 그래야 암이라는 난해하고 복잡한 암 치료가 발전을 할 수 있습니다.

3) 암 치료는 병행 치료가 답이다.

최근 암 치료는 하나의 방법으로 되지 않는다는 것이 많은 과학자에 의해 인정되고 있습니다. 특히 미국이나 유럽 그리고 일본 등의 암 치료를 살펴보면 우리의 암 치료와 상당한 차이점을 보입니다. 그들은 모든 암 치료에 현대 의학의 표준 치료와 많은 다양한 방법의 치료를 병행하고 있습니다. 표준 치료에 해당하는 국소 암 덩어리에 대한 치료와 병행 치료는 그 환자의 면역 기능 개선, 각 장기의 정상적 기능 개선, 해독

기능 개선, 심리적 안정 등과 치료를 병행하여 치료하는 개념을 말합니다.

요즘 컴비네이션 치료라 하여 현대 의학에서도 많은 병행 치료를 선호하고 있습니다. 과거의 표준치료만으로는 되지 않는다는 것을 이제는 깨달은 탓입니다. 면역 세포 증식치료, 면역 항암제, 바이러스 항암 면역 치료, 백신 치료 등 조금씩 통합의학의 영역으로 치부하던 면역에 관한 치료가 제도권으로 들어가고 있습니다. 머지않아 통합 의학적 치료들이 그 과학적 근거를 확보하면서 이들 표준치료와 병행을 하리라 생각합니다. 그때가 진정으로 암 환자들을 위한 표준치료가 되리라 생각합니다.

백승

백 번 이긴다

지 암 지 기

백 암 **백 승**

통합의학은 동아줄이다

현대 의학은 암 환자라면 누구나 가장 먼저 접하는 치료입니다. 그리고 암 치료의 기본입니다. 그리고 많은 환자가 이 현대의학적 암 치료로 혜택을 보았습니다. 그런데 문제는 현대 의학은 근본적인 원인 치료가 아니라는 데서 함정이 있습니다. 현대 의학은 암을 제거하는 데 모든 초점이 맞춰져 있습니다. 암을 만든 사람에 대한 치료가 빠져있습니다. 이 부분을 메울 수 있는 것이 통합의학입니다.

50세 여자 환자로 후복막 암으로 폐와 복막 전이가 있어 복수가 심하게 차 있었으며 흉수 또한 심하여 약간의 호흡곤란도 호소하였습니다. 계속 복수가 차서 1주일 간격으로 복수 천자를 하고 흉수를 빼내는 시술을 받고 있었습니다. 알부민 수치가 2.3mg%로 알부민이 저하된 상태였으며 체중이 40kg이 안 될 정도로 마르고 초췌한 상태였습니다. 그런데 이 환자는 당시에 항암치료를 계속하고 있었습니다. 항암치료를 계속하는 동안에도 계속 복수가 차고 흉수가 찬다는 소견은 항암이 듣지 않는다는 것을 의미합니다.
당시 환자를 분석한 결과 이 환자는 항암제 내성이 있는 상태였으며 특히 복막 전이는 암 줄기세포가 만들어졌다는 것을 의심할 수 있는 소견이었습니다. 환자에게 항암제 투여를 중단할 것을 권유하였으나 환자는 항암제에 대한 미련을 버리지 못하였습니다. 그래서 항암제 투여는 계속하면서 암 줄기세포를 억제하는 데 초점을 맞추고 치료를 시작하였습니다. 면역을 올리는 치료와 셀레늄과 면역을 올리는 아연을 투여하였으며 암 줄기세포를 억제키 위하여 비타민C와 HDAC inhibitor 억제제를 함유한 유산균 제제를 투여하였습니다.
처음 치료를 시작하고 약 2주부터 약간씩 복수가 차는 정도가 줄어든다는 느낌이었습니다. 그래도 환자는 배가 답답하다고 복수를 빼내는 시술을 받고 흉수도 1차례 빼는 시술을 받았습니다. 그리고 1개월 반이 지난 후 복수가 눈에 띄게 줄어들었으며 그후에 복수는 1차례 더 뽑았으나 흉수는 더는 뽑지 않았습니다. 약 6개월 후 CT 촬영상 복막 전이된 암이 없어지지는 않았으나 다시는 진행이 되지 않았으며 복수도 없는 소견이 나왔습니다.
이 환자는 그 후 아직 더는 악화하지 않았으며 현재 복막 전이를 제거하기 위한 또 다른 최근에 개발된 치료를 적용하여 치료 중입니다.
이 환자의 경우는 항암제 내성이 발생한 환자이지만 항암제에 대한 미련을 버리지 못한 환자입니다. 그러나 대개 항암제 내성이란 여러 가지 원인에 의해 발생을 하지만 복막 전이는 항암제를 계속 투여 시 NF-kB라는 단백질이 만들어지고 이 NK-kB가 암 줄기세포를 유도 할 수 있습니다. 여기에 착안을 하여 통합의학적 접근을 시도하였던 케이스입니다. 즉 통합의학이 표준치료를 극복하도록 도와준 경우입니다. 이 환자에게는 통합의학이 동아줄이었습니다.

암 치료는 퍼즐 맞추기입니다

암이 발생하는 원인은 수없이 많습니다. 그리고 지금도 계속 과학자들은 다양한 원인을 찾아내고 있습니다. 너무 많아 의사들도 다 기억을 하지 못하고 들어보지도 못한 정보들이 많이 있습니다. 또한, 이러한 원인으로 인해 우리 인체가 어떻게 반응하여 암이 발생하는지도 정확히 알려지지 않고 많은 가능성만 이야기하고 있습니다. 치료도 마찬가지입니다. 많은 치료가 개발되고 적용되고 있지만, 아직 단 한 번으로 암을 없앨 방법은 없습니다.
암에 대한 원인, 진단, 그리고 치료까지 3D 입체로 이루어진 퍼즐들이 있다고 생각합니다. 이 퍼즐을 맞추기 위한 노력이 암 치료에 꼭 필요한 것 같습니다. 대부분 환자는 하나의 치료가 끝나면 또 다른 치료로 진행을 합니다. 이러한 진행이 자신의 퍼즐과는 상관없이 진행됩니다. 그러다 보니 우연히 잘 맞추어지면 좋아질 것이고 잘 맞지 않으면 치료가 안 될 수밖에 없습니다. 대부분 암을 잘 극복한 환자들을 보면 많은 환자가 나름대로 계획된 자신만의 프로그램을 만들어 관리한 경우가 많습니다. 즉 자신의 치료와 부족한 점과 원인적 요소를 분석하여 암과 관련된 퍼즐을 맞춘 결과입니다.

환자분들에게 권하고 싶은 부분이 바로 나름의 퍼즐을 찾으라고 권합니다. 스스로 찾을 수 있는 데까지 찾고 부족한 부분은 의사에게 도움을 받도록 하십시오. 암 치료의 결과는 180도 달라지리라 생각합니다.

암은 불치가 아닌 만성 질환입니다.

지금까지 암이라는 진단을 받고 죽음을 생각지 않는 사람은 별로 없을 것입니다. 그만큼 암이란 불치병이라는 생각을 하게 하는 질병입니다. 그래서 닉슨 대통령은 암과의 전쟁도 선포했었습니다. 당시 암은 5년 생존율이 40% 정도밖에 되지 않았죠. 그러나 지금은 5년 생존율이 71%에 달하는 정도가 되었습니다. 이제 암은 죽는다는 생각보다 오랜 투병 기간을 거쳐야 한다는 걱정을 하는 환자들이 더 많습니다. 그리고 죽음의 공포보다는 치료에 필요한 돈과 시간 그리고 자신의 진로에 대한 공백을 더 걱정하는 것 같습니다.

약 50세 정도의 여자 환자입니다. 약 1년 전 제가 상담을 했던 환자인데 이 사람은 10년 전 유방암 3기로 수술을 받고 항암 방사선 치료를 받고 항호르몬제를 투여하면서 별다른 치료 없이 2년간 무사히 잘 지냈는데 2년 후 가슴에 약간 뻐근한 느낌이 있어 검사를 해보니 늑골에 전이가 발생한 것을 발견하였습니다. 그래서 뼈 전이에 대하여 방사선 치료를 받았으나 크게 반응치 않았습니다. 이때부터 이 환자는 지금까지 무언가 잘못되었다는 것을 깨달았습니다. 그래서 그때부터 자신이 투병한 과정을 돌이켜 보았습니다. 그리고 여러 가지 검사를 하였습니다. 검사 결과, 갑상선 기능이 감소한 것을 발견하였고 이로 인해 자신이 비만이 오고 면역이 저하되었다고 생각을 하고 갑상선 기능을 올리고 면역을 올리는 다양한 방법을 강구 하였으며 음식 관리를 철저히 하고 특히 이 환자가 제 기억 속에 남는 것은 체온 감소에 민감해서 겨울철에는 따뜻한 곳으로 이동하여 생활을 한다는 것입니다. 이 환자의 직업이 원래 스튜어디스여서 외국을 많이 다녔다고 했습니다. 그래서 겨울에는 미국의 따뜻한 곳에서 지낸다고 하였습니다. 이러한 방법으로 정기적으로 검사를 하며 지금까지 철저히 관리를 잘하고 있는데 아직 뼈에 전이된 암은 커지지도 작아지지도 않으면서 그대로라고 하였습니다. 저한테 왔을 때도 치료를 원해서 온 것이 아니라 면역에 대한 검사를 받으러 왔었습니다. 검사상 면역이 아직 낮은 것으로 나와 치료를 권유하였고, 몇 가지 관리가 부족한 것에 대해 조언을 하였습니다. 그때 그 환자는 이런 이야기를 하였습니다. "나는 암이 완전히 없어지기를 바라지 않는다. 다만 항상 나와 동반하여 친구처럼 지내주었으면 좋겠다."라고 말하였습니다. 그로부터 약 1개월간 치료를 받은 후 미세 먼지가 심하고 날이 추워서 다시 미국으로 갔습니다. 이 환자는 그 후 가끔 한국에 들어오면 외래로 들리는데 항상 명랑하고 두려움 없는 표정이었습니다. 이 환자에게 암이란 불치의 병이라기보다는 친구처럼 지내고 평생 지병으로 안고 가는 만성 질환으로 여긴다는 생각을 하였습니다.

암은 완치가 가능한 병입니다.

암은 과거에는 불치의 병이지만 최근에는 만성 질환이라는 말을 많이 합니다. 그렇다면 미래에는 어떨까요? 저는 완치가 가능한 질환이라 생각합니다. 많은 사람은 암은 영원히 풀지 못하는 수수께끼와 같을 거라는 말을 하기도 합니다. 이런 판단을 하는 것은 현재에서 들여다보는 관점이 아닌가 생각합니다. 수술은 미세 전이에 대한 방법이 없으며, 항암제에 내성이 일어나고, 항암제를 피해 가는 방법을 스스로 터득하여 오히려 성장하고, 표적 치료제는 또 다른 신호전달 경로가 만들어지면서 안 듣게 되고, 면역 항암제는 일시적인 효과만 있어 단지 생명 연장이라고 하고, 아직 암에 대한 정확한 실체는 파악이 안 되는 등의 현실적으로 보면 암은 안개 속에 있으며 의학은 암이라는 코끼리 뒷다리 만지기 아닌가 한다는 것입니다. 그러나 미래를 보면 암 치료는 완치할 수 있으리라 생각합니다.

그 이유를 살펴보면, 우선 암과 관련된 유전자에 대한 분석이 점점 정밀해져 최근에는 단순한 단백질을 코딩하는 유전자에 대한 변이뿐만 아니라 마이크로 RNA나 코딩을 하지 않아 정크 유전자라고 취급했던 long non-coding RNA의 암에 대한 역할까지 밝혀지면서 암의 유전적 영향이 점점 정확히 밝혀지고 이에 대한 치료법이 연구되고 있습니다. 앞으로 모든 유전자의 변이에 대한 접근이 가능하고 다양한 각도에서 신호전달을 억제하는 치료제가 나오리라 생각합니다.

다음은 지금까지는 수술이 가장 가성비가 좋은 치료였으며 일부 적용되는 시술이 보조적인 역할을 하였습니다. 그러다 보니 다발성으로 전이된 암이나 중요 장기에 근접한 암 그리고 접근이 어려운 암에 대해서는 시술이나 수술로는 어려운 경우가 많았는데 이런 부분에 접근하여 치료가 가능한 방법이 많이 개발되고 있습니다. Photo-dynamic therapy, 마그네슘 나노물질 온열 암 치료, 아르곤 가스를 이용한 세침 냉동 요법, 하이푸 암 치료, 헬리칼 토모 테라피 그리고 로봇 수술 등은 지금까지 접근이 어려운 암에 대한 대안으로 떠오르고 있습니다. 앞으로는 이보다 더 정교한 수술이나 시술 방법이 나와 원발암이나 재발 전이암 등 모든 암에 접근할 수 있고 치료할 수 있다고 생각합니다.

다음은 면역 치료입니다. 면역에 대한 부분은 통합의학에서는 가장 중요한 영역으로 강조되었지만, 지금까지 현대 의학에서는 기본 치료의 영역에서 소외됐습니다. 그러나 최근에는 면역 항암제가 개발되면서 그 중요성이 더욱 강조되고 앞으로 암 치료의 희망으로 자리를 잡기 시작하였습니다. 가장 최근에 이 면역 항암제를 개발한 제임스 엘리슨 엠디엔더슨 암센터 교수와 혼조 다스쿠 교토대 교수가 노벨상을 받아 더욱 주목을 받았습니다. 앞으로 이 면역 항암제는 CAR-T나 융합 세포 백신 치료와 같은 맞춤형으로 접근을 한다는 점에서 더욱 완치에 대한 희망을 품게 하고 있습니다.

또 다른 희망으로는 암이 있는 환자에 대한 전인적인 검사가 시행되므로 인해 암을 일으키는 환자의 문제점을 파악하고, 후성 유전학의 발달로 유전자 변이를 일으키는 원인을 정확히 규명하여 영향 요소를 제거하거나 회피할 방법을 제시함으로써 암 치료나 예방을 가능케 하는 점입니다. 여기서 통합의학의 중요한 역할이 관여합니다. 분자 교정학, 영양과 항암식이, 발암의 원인, 암에 영향을 주는 인체의 미세 환경, 면역, 해독 그리고 스트레스 등에 관한 과학적 연구가 암 예방과 재발 전이를 예방하는 차원에서 더욱 과학적으로 접근이 되고 있다는 점입니다. 앞으로 이러한 노력과 연구는 암 환자에게 완치라는 희망을 주는 것이며 조만간 이것이 실현되리라 생각합니다.

제가 아는 모 대학 교수로 나이는 약 55세로 폐암 및 다발성 전이 상태로 발견이 되었습니다. 이미 전이가 되어 수술은 불가능한 상태였고 대학에서 항암을 권하였습니다. 그런데 그 교수는 자신의 암에 대한 자료를 조사하고 항암이나 표적 치료제 등으로 자신이 암을 없앨 가능성이 작다는 판단을 하였습니다. 그래서 이 교수는 항암치료를 거부하고 외국의 새로운 암 치료 방법을 찾아 수많은 외국 정보 사이트를 뒤졌습니다. 그리고 유럽으로 건너가 PDT와 바이러스 치료를 선택하였습니다. 그리고 철저한 항암 식단 관리를 하였습니다. 그로부터 1년 후 자신의 폐와 전이된 모든 암 조직이 사라지고 관해가 되었다는 결과를 얻었습니다. 앞으로 어떤 방향으로 진행될지는 모르지만 일단 원발암과 전이암이 모두 보이지 않는다는 것은 대단한 결과라 생각을 합니다. 모든 환자가 다 이런 선택을 하여 성공한다고 할 수는 없습니다. 그러나 이 환자처럼 새로운 첨단의 치료가 새로운 희망을 줄수 있다는 것입니다. 앞으로 이러한 첨단의 치료는 수없이 개발되고 연구되리라 생각합니다. 그리고 완치를 이루고 암을 정복하리라 생각합니다.

암은 또 하나의 생명을 안겨준다

암을 앓고 난 사람들은 새로운 세상을 만난다는 말을 많이 합니다. 암을 앓기 전과 후는 새로운 생명체가 된다는 것입니다. 지금까지 보이지 않았던 세상이 보이고, 지금까지 느끼지 못햇던 새로운 느낌을 가져다주고, 자신의 주변에 모이던 사람이 모두 다른 사람으로 보이고, 자신이 가치를 부여한 모든 것에 대한 가치가 달라진다는 말을 합니다. 그리고 많은 암을 극복한 사람들이 '암이란 낫는다는 보장만 있다면 한번 앓아 볼 만한 병이다'라는 말을 합니다.

50세 여자 췌장 두부암 환자로 직업이 초등학교 교사인데 성격이 소심하고 내성적이며 말이 별로 없었습니다. 제가 만났을 때는 약 2년 정도 암 투병을 하고 있었습니다. 상담할 당시에는 허리의 통증이 심한 상태로 빨아 먹는 마약 진통제를 항상 물고 다니고, 미세 위장 출혈이 계속되어 1달에 1번 주기적으로 수혈을 받으러 다니던 환자였으며 삶에 미련이 별로 없는 듯한 표정으로 상담도 적극적이지 않았던 환자이었습니다. 그 환자는 암 진단을 받은 후 암 수술 중에서 가장 힘든 수술 중의 하나인 PPPD 수술(보통 Whipple 수술이라고 함)을 받아야 하고 수술 후 힘든 항암치료를 해야 하고 수술 후에 후유증으로 인한 오랜 고생을 하여야 함에도 5년 생존율이 10% 미만이라는 이야기를 들은 후 치료도 거의 포기하고 절망하였다고 합니다. 그러나 가족들의 권유로 마지못해 수술하고 항암치료를 수차례하고 수술 후유증이 심하여 마약 진통제로 근근이 버티며 지내던 차에 저자와 만나게 되었습니다. 이 환자는 당시 재발이나 전이는 없었으나 주변 림파선에 퍼져 있던 암이어서 항상 재발 전이를 불안해하였습니다.

이 환자의 바람은 암을 낫는다는 것에 대하여는 별 관심이 없고 단지 허리 통증 없이 잠을 제대로 잤으면 한다고 하였습니다. 저는 이 환자를 설득하였습니다. "벌써 수년간을 잘 버텼으며 변이된 유전자는 그리 나쁘지 않은 것 같다. 그리고 암 줄기세포는 만들어지지 않은 것 같으니 좀 더 자세히 검사하고 제대로 치료를 한번 해보자."라고 제안을 하였는데 별로 시큰둥힌 빈응이었습니다. 좀 디 설득이 필요했습니다. 그래서 저는 환자에게 "당신은 선생인데 병이 나은 후 누군가에게 당신의 경험을 나누어 당신과 같은 사람을 구제하는 역할을 하고 싶지 않으냐"라고 수차례에 걸쳐 설득하였습니다. 어떻게 어떻게 하여 마지못해 허락을 받고 전신적인 검사를 하였습니다. 면역을 파악하고, 미세 환경을 파악하고, 출혈의 원인을 찾고, 그 환자의 주변 환경을 조사하였습니다. 그리고 이를 바탕으로 치료를 시작하였는데 가장 힘든 부분이 그 사람의 성격과 암에 대한 두려움을 극복하는 일이었습니다. 그래서 심신 요법을 하게 하였으며 미래의 자신을 스스로 설계하는 상상을 하게 하였습니다. 그리고 수개월 후 그 환자는 통증이 많이 사라졌으며 미세 위장 출혈도 더는 수혈을 안 받고 비타민C와 클로렐라로 빈혈을 조절하는 단계에 이르렀습니다. 그런데 그보다 가장 큰 그 환자의 성공은 세상이 새롭게 보인다는 것입니다. 그 후 이 환자는 병원에서 주변에 힘든 환자들을 스스로 돌보는 일을 서슴지 않고 하고 환자가 병원에 가면 같이 병원에 부축해서 동행해주고 항암치료로 힘들어하는 환자들의 간호를 도맡아 하였습니다. 퇴원 후에는 "자신의 경험을 나누어 주는 일을 하면서 이를 책으로 출간을 하겠다."라고 하였습니다. 지금도 이러한 일에 전념하고 있으며 무탈하게 잘 지내고 있습니다.

암 치료는 자신을 알고 암을 알고 치료에 임하면 치료 못 할 암이 없다.

제가 학교에 다닐 때 선생님이 항상 하시는 말씀이 "공부를 잘하려면 기초가 중요하다. 기초를 닦는 것을 소홀히 하면 안 된다."라고 하셨습니다. 기초가 부족하면 절대 공부를 잘할 수 없다. 저는 이 말을 암 환자들에게 시간이 있을 때마다 합니다. 공부는 하다가 지치면 그만두면 됩니다. 조금 사회적으로 뒤처질 수도 있고, 경제적 부를 얻지 못할 수도 있습니다. 그런 목숨을 거는 것은 아닙니다. 그런데 암이란 목숨을 걸고 하는 치료입니다.

그런데 공부보다 중요한 암치료를 하면서 암에 관한 기초조차 제대로 모르고 치료를 받는 사람이 대부분이라는 것은 정말 아이러니라 할 수 있습니다. 이 책을 집필하는 중 바로 오늘 어느 환자가 바로 이 점을 질문하였습니다. 50세 난소암으로 양측 난소와 자궁 제거 수술을 받은 환자인데 현재 암이 재발하고 복막에 전이가 있으며 복수가 차서 항암을 받고 이제는 복수는 없으나 검사상 암은 그대로 있으며 언제 다시 문제를 일으킬지 폭탄을 안고 있는 그런 환자입니다. 이 환자가 저에게 상담을 청하며 하는 말이 자신에게 암을 가리켜 달라는 것입니다. 자신의 암이 그 정도 진행이 될 때까지 암이란 무엇인지도 모르고 자신에게 암이 생기게 된 원인도 모르고 지금까지 받은 치료가 정말 자신에게 맞는 치료였는지 모르겠다는 것입니다. 지금부터라도 자신이 암에 대해 알고 무엇이 잘못되었는지를 알아 스스로 치료에 대해 이해를 하고 선택을 하겠다는 것입니다. 이 환자의 상담에서 이제는 무언가를 할 수 없는 환자가 너무 자신의 현실에 답답하여서 하는 소리라 생각할 수도 있습니다. 그러나 이러한 생각이 앞으로 자신의 치료 방향을 새로운 방향으로 이끌고 새로운 해답을 찾을 수 있다고 생각합니다.

암이란 정말 어려운 병입니다. 그러나 암에 대한 실체를 알고 특히 자신의 암에 대해 알고 또한 암을 앓는 자신을 객관적으로 분석을 하고 판단을 한 다음, 치료에 임한다면 결과에 대해 후회를 하지 않으며 결과를 겸허히 받아들일 수 있다고 생각을 합니다. 그리고 그 결과는 자신이 예측하는 결과보다 보람된 방향이라 생각합니다. 그리고 완치에 가까워지는 가능성을 높이리라 생각합니다.

초판 2쇄 발행 2024. 01. 22.
초판 1쇄 발행 2020. 01. 14.

글 문창식

발행인 윤혜영
디자인 박현지 · 이성현
편집 구낙회 · 김은식

펴낸곳 로앤오더
주소 (우)04778 서울시 성동구 왕십리로 8길 21-1
전화 02-6332-1103 | **팩스** 02-6332-1104
이메일 lawnorder21@naver.com
블로그 blog.naver.com/lawnorder21
포스트 post.naver.com/lawnorder21
페이스북 · 인스타 dalflowers
ISBN 979-11-6267-083-5

담아Books 는 로앤오더의 출판 브랜드입니다.